RECURSOS MANUAIS E INSTRUMENTAIS EM FISIOTERAPIA RESPIRATÓRIA

Recursos manuais e instrumentais em fisioterapia respiratória

2ª edição revisada e ampliada

Raquel Rodrigues Britto

Tereza Cristina Silva Brant

Verônica Franco Parreira

Manole

Projeto gráfico e editoração eletrônica: Fred Aguiar e JLG Editoração Gráfica
Ilustrações: Raphael Martins e Mary Yamazaki Yorado

Dados Internacionais de Catalogação na Publicação (CIP)
(Câmara Brasileira do Livro, SP, Brasil)

Britto, Raquel Rodrigues
Recursos manuais e instrumentais em fisioterapia respiratória / Raquel Rodrigues Britto, Tereza Cristina Brant, Verônica Franco Parreira. -- 2. ed. rev. e ampl. -- Barueri, SP : Manole, 2014.

Bibliografia.
ISBN 978-85-204-3848-0

1. Fisioterapia 2. Pulmões - Doenças I. Brant, Tereza Cristina. II. Parreira, Verônica Franco. III. Título.

CDD-616.24062
-615.836
13-10750 NLM-WF 145

Índices para catálogo sistemático:
1. Fisioterapia : Pulmões : Medicina 616.24062
2. Fisioterapia respiratória : Medicina 615.836

1ª edição – 2009
2ª edição – 2014

Editora Manole Ltda.
Av. Ceci, 672 – Tamboré
06460-120 – Barueri – SP – Brasil
Tel.: (11) 4196-6000 – Fax: (11) 4196-6021
www.manole.com.br
info@manole.com.br

Impresso no Brasil
Printed in Brazil

Dedicatórias

Dedico este livro: aos meus pais, Britto e Cleusa, exemplo de união e perseverança; a Letícia, Natália e Luíza, sentido da minha vida; e ao Rogério, pelo apoio incondicional.

Raquel

Este livro é:
Uma homenagem a meu pai, Daltro
Um tributo a minha mãe, Hilda
Um incentivo para meus afilhados, Lorena e Lauro.

Tereza

Dedico este livro: aos meus pais, Maria e Parreira, exemplos de caráter e trabalho; ao Miguel, presente maior que a vida me deu; e à Marina, que me fez uma pessoa melhor.

Verônica

Dedicamos ainda à fisioterapeuta Hilda Angélica Iturriaga Jimenez, por ter cruzado nosso caminho profissional com tanta paixão, dedicação e serenidade.

Raquel, Tereza e Verônica

Sobre os editores

Raquel Rodrigues Britto

Fisioterapeuta, Doutora em Fisiologia pela Universidade Federal de Minas Gerais (UFMG), Belo Horizonte. Pós-doutorado na York University, Toronto, Canadá. Professora Associada do Departamento de Fisioterapia da Escola de Educação Física, Fisioterapia e Terapia Ocupacional da UFMG. Orientadora do Programa de Pós-graduação em Ciências da Reabilitação da UFMG.

Tereza Cristina Silva Brant

Fisioterapeuta, Especialista em Fisioterapia e Mestre em Ciências da Reabilitação pela Universidade Federal de Minas Gerais (UFMG), Belo Horizonte. Doutoranda em Fisiopatologia Experimental pela Faculdade de Medicina da Universidade de São Paulo (FMUSP), São Paulo. Professora Assistente do Departamento de Fisioterapia da Escola de Educação Física, Fisioterapia e Terapia Ocupacional da UFMG.

Verônica Franco Parreira

Fisioterapeuta, Doutora em Fisioterapia e Reabilitação pela Université Catholique de Louvain, Louvain, Bélgica. Pós-doutorado na University of Toronto, Toronto, Canadá. Professora Associada do Departamento de Fisioterapia da Escola de Educação Física, Fisioterapia e Terapia Ocupacional da Universidade Federal de Minas Gerais (UFMG), Belo Horizonte. Orientadora do Programa de Pós-graduação em Ciências da Reabilitação da UFMG.

Colaboradores

Ariane Fadul de Carvalho Reis
Fisioterapeuta, Especialista em Fisioterapia pela Universidade Federal de Minas Gerais (UFMG). Mestre em Ciências da Reabilitação pela UFMG.

Armèle Dornelas de Andrade
Fisioterapeuta, Doutorado em Pneumoalergologia pela Université de Aix-Marseille, França. Pós-doutorado na University of British Columbia, Canadá. Professora Associada da Universidade Federal de Pernambuco (UFPE). Orientadora do Programa de Pós-graduação em Fisioterapia da UFPE.

Clarisse de Oliveira Luttembarck Vieira
Fisioterapeuta, Especialista em Fisioterapia pela Universidade Federal de Minas Gerais.

Danielle Aparecida Gomes Pereira
Fisioterapeuta, Doutora em Ciências da Reabilitação pela Universidade Federal de Minas Gerais (UFMG). Professora Adjunta da UFMG. Orientadora do Programa de Pós-graduação em Ciências da Reabilitação da UFMG.

Danielle Soares Rocha Vieira
Fisioterapeuta, Doutora em Ciências da Reabilitação pela Universidade Federal de Minas Gerais. Professora Adjunta da Universidade Federal de Santa Catarina.

Dayane Montemezzo
Fisioterapeuta, Mestre em Ciências da Reabilitação pela Universidade Federal de Minas Gerais (UFMG). Doutoranda em Ciências da Reabilitação pela UFMG.

Fabiana Barroso Rocha Moreira

Fisioterapeuta, Especialista em Fisioterapia Respiratória pela Universidade Federal de Minas Gerais (UFMG). Mestre em Ciências da Reabilitação pela UFMG. Fisioterapeuta Efetiva do Hospital Eduardo de Menezes da Fundação Hospitalar do Estado de Minas Gerais (FHEMIG).

Geórgia Miranda Tomich

Fisioterapeuta, Mestre em Ciências da Reabilitação pela Universidade Federal de Minas Gerais. Professora da Faculdade de Ensino Superior da Amazônia Reunida.

Guilherme Augusto de Freitas Fregonezi

Fisioterapeuta, Doutor em Neurociências pela Universitat Autònoma de Barcelona, Espanha. Pós-doutorado no Instituto Politecnico di Milano, Itália. Professor Adjunto da Universidade Federal do Rio Grande do Norte (UFRN). Orientador dos Programas de Pós-graduação em Fisioterapia e em Biotecnologia da UFRN.

Hilda Angélica Iturriaga Jimenez

Fisioterapeuta, Mestre em Reabilitação pela Queen's University, Canadá. Membro do Conselho do Grupo Brasileiro de Estudos de Fibrose Cística.

Jocimar Avelar Martins

Fisioterapeuta, Mestre em Ciências da Reabilitação pela Universidade Federal de Minas Gerais. Técnica em Espirometria pela Sociedade Brasileira de Pneumologia e Tisiologia. Coordenadora do Serviço de Fisioterapia do Hospital Arnaldo Gavazza, Ponte Nova, MG.

Josiane Alves Caldeira de Vasconcellos

Fisioterapeuta, Mestre em Ciências da Reabilitação pela Universidade Federal de Minas Gerais. Professora da Pontifícia Universidade Católica de Minas Gerais, Belo Horizonte.

Lidiane Aparecida Pereira de Sousa

Fisioterapeuta, Mestre em Ciências da Reabilitação e Doutora em Ciências da Saúde pela Universidade Federal de Minas Gerais (UFMG). Professora do Centro Universitário Newton Paiva, Belo Horizonte, MG. Coordenadora Clínica do Centro de Telessaúde do Hospital das Clínicas da UFMG.

Liliane Patrícia de Souza Mendes
Fisioterapeuta, Mestranda em Ciências da Reabilitação pela Universidade Federal de Minas Gerais.

Luciana Chaves Alves Brandão
Fisioterapeuta, Especialista em Fisioterapia pela Universidade Federal de Minas Gerais.

Marcelo Velloso
Fisioterapeuta, Mestre em Reabilitação e Doutor em Ciências pela Universidade Federal de São Paulo. Professor Adjunto do Departamento de Fisioterapia da Universidade Federal de Minas Gerais (UFMG). Orientador do Programa de Pós-graduação em Ciências da Reabilitação da UFMG.

Maria Ignêz Zanetti Feltrim
Fisioterapeuta, Doutora em Reabilitação pela Universidade Federal de São Paulo. Diretora Técnica do Serviço de Fisioterapia do Instituto do Coração (InCor) do Hospital das Clínicas da Faculdade de Medicina da Universidade de São Paulo.

Maria Thereza Camisasca
Fisioterapeuta, Especialista em Fisioterapia pela Universidade Federal de Minas Gerais (UFMG). Mestre em Ciências da Reabilitação pela UFMG.

Patrícia Érika de Melo Marinho
Fisioterapeuta, Mestre em Antropologia Cultural pela Universidade Federal de Pernambuco (UFPE). Doutora em Ciências da Saúde pela Universidade Federal do Rio Grande do Norte. Professora Adjunta da UFPE.

Regina Márcia Faria de Moura
Fisioterapeuta, Especialista em Fisioterapia pela Universidade Federal de Minas Gerais (UFMG). Professora do Centro Universitário Newton Paiva, Belo Horizonte. Doutora em Ciências da Reabilitação pela UFMG.

Roberta Berbert Lopes
Fisioterapeuta, Mestre em Ciências da Reabilitação pela Universidade Federal de Minas Gerais. Professora da Pontifícia Universidade Católica de Minas Gerais, Belo Horizonte.

Sandra Ribeiro Pires

Fisioterapeuta, Mestre em Ciências da Reabilitação pela Universidade Federal de Minas Gerais (UFMG). Fisioterapeuta do Centro de Fibrose Cística do Ambulatório São Vicente do Hospital das Clínicas da UFMG.

Valéria da Silva Caldeira

Fisioterapeuta, Mestre em Ciências da Reabilitação pela Universidade Federal de Minas Gerais. Professora da Pontifícia Universidade Católica de Minas Gerais, Belo Horizonte.

Vanessa Regiane Resqueti

Fisioterapeuta, Doutora em Medicina Interna pela Universitat Autònoma de Barcelona, Espanha. Orientadora no Programa de Mestrado em Fisioterapia da Universidade Federal de Pernambuco.

Sumário

Prefácio à segunda edição

Esta segunda edição apresenta-se consideravelmente aumentada em relação à primeira: em parte pela atualização dos textos anteriores, mas principalmente pela inclusão de novos capítulos. Além disso, toda a estrutura do livro foi reorganizada, sendo a primeira parte destinada aos métodos de avaliação e a segunda, aos métodos de intervenção.

Ficamos honradas e agradecemos as diferentes e ricas avaliações, por parte dos leitores, em relação à primeira edição. Várias sugestões foram incorporadas nesta nova obra, o que criou um espaço de construção coletiva, no qual a avaliação crítica se transformou em produto.

O crescimento na área de Fisioterapia Respiratória nos motiva a indicar a leitura desta obra como iniciação ao tema. Nosso objetivo é possibilitar o acesso às evidências mais recentes disponíveis nos portais de literatura científica.

Agradecemos, mais uma vez, a cada um que contribuiu para o lançamento desta nova edição.

Raquel Rodrigues Britto
Tereza Cristina Silva Brant
Verônica Franco Parreira

Prefácio da primeira edição

A Fisioterapia Respiratória é uma especialidade ainda recente, embora existam na Antiguidade registros de obras chinesas e indianas relatando o uso da cinesioterapia e de ginástica respiratória, respectivamente, no tratamento das disfunções respiratórias.

Para traçar o histórico da Fisioterapia Respiratória, devemos citar Ms. Winifred Linton, uma enfermeira inglesa que serviu na Primeira Guerra Mundial e tornou-se conhecedora das complicações respiratórias. Em 1921 ela terminou seu treinamento em Fisioterapia e em 1934 desenvolveu técnicas de exercícios respiratórios localizados no Brompton Hospital. Durante a Segunda Guerra Mundial, ela ensinou essas técnicas aos fisioterapeutas e aos cirurgiões.

Esses fatos históricos fizeram com que em 1948 a Fisioterapia Torácica fosse reconhecida na Inglaterra e, em 1949, Mr. Sellar sugeriu que o fisioterapeuta torácico fosse considerado um especialista com seus próprios direitos.

Atualmente, todos os grandes centros de tratamento de saúde reconhecem a relevância do fisioterapeuta especialista em Fisioterapia Respiratória, tornando-o presença obrigatória no atendimento hospitalar nas especialidades clínicas e cirúrgicas, além dos serviços de urgência, de terapia intensiva, ambulatorial e assistência domiciliar, o que propicia uma recuperação mais rápida e diminui o tempo de internação e as complicações decorrentes da hospitalização, buscando o retorno do paciente a suas atividades sociais e produtivas o mais breve possível.

Nas últimas décadas, a Fisioterapia Respiratória apresentou um grande crescimento, começou a buscar embasamento científico para respaldar sua prática clínica, o que propiciou uma reflexão sobre as técnicas tradicionais, o desenvolvimento de novas técnicas, além da criação e aprimoramento de equipamentos projetados para aumentar a eficácia na eliminação das secreções, na expansão pulmonar e no treinamento dos pacientes com pneumopatias.

Para que haja sucesso no emprego da Fisioterapia Respiratória é extremamente importante que o fisioterapeuta tenha um conhecimento aprofundado da monitorização cardiorrespiratória para realizar uma avaliação adequada do paciente e dos resultados da terapêutica empregada, bem como dos recursos manuais e instrumentais disponíveis para sua prática clínica.

Este livro, que tenho o prazer e o privilégio de prefaciar, agrega uma extensa revisão da literatura nos mais diversos assuntos abordados, buscando o embasamento científico e a evidência das práticas fisioterápicas, além de congregar autores com relevante experiência clínica e científica. Dessa forma, acredito que esta obra é uma importante contribuição para a formação dos acadêmicos de Fisioterapia, bem como uma importante fonte de consulta para os profissionais que atuam na área de Fisioterapia Respiratória.

Marcelo Velloso
Fisioterapeuta. Professor Adjunto do Departamento de Fisioterapia da
Universidade Federal de Minas Gerais – UFMG

Introdução

Diversos são os desafios que se apresentam aos fisioterapeutas especialistas em Fisioterapia Respiratória. Sua prática clínica abrange diferentes áreas do conhecimento. A ideia de construir este livro nasceu da percepção de que, apesar dos muitos recursos manuais e instrumentais que fazem parte dos conhecimentos deste especialista, faltava um livro que abordasse especificamente este tema.

Assim, o objetivo fundamental desta publicação é, além de apresentar uma descrição aprofundada dos recursos disponíveis, abordar, de maneira detalhada, suas indicações e contraindicações, dentre outros aspectos, considerando conhecimentos de Fisiologia, Fisiopatologia e Mecânica Respiratória, o que contribuirá para uma boa escolha terapêutica a partir das melhores evidências disponíveis e de sua concreta possibilidade de utilização em nosso meio. Procuramos adotar uma linguagem objetiva e coesa, meta principal das editoras, realçando os aspectos mais relevantes e sumarizando o estado da arte em cada capítulo.

A elaboração deste livro não teria sido possível sem a participação dos diferentes autores que disponibilizaram seu tempo, seus conhecimentos e suas reflexões. Nossos sinceros agradecimentos a estes colegas por sua disponibilidade e decisiva colaboração. Agradecemos especialmente às fisioterapeutas Juliana Melo Rodrigues e Danielle Soares Rocha Vieira pela organização do banco de referências e leitura crítica, respectivamente. Nosso reconhecimento ao Departamento de Fisioterapia da Universidade Federal de Minas Gerais, do qual somos professoras, pelo uso de parte do tempo de trabalho em sua confecção.

Esperamos que as noções aqui contidas permitam aos acadêmicos e profissionais conjugar de forma harmoniosa a prática clínica, a ciência e a arte, fornecendo informações que permitam o aprendizado e o enriquecimento de sua prática profissional. Desejamos também que este livro seja um estímulo à constante atualização, tendo em vista que os conhecimentos estão sempre se renovando.

Raquel Rodrigues Britto
Tereza Cristina Silva Brant
Verônica Franco Parreira

MONITORIZAÇÃO CARDIORRESPIRATÓRIA

1

SUMÁRIO

Esta seção tem o intuito de discorrer sobre a monitorização cardiorrespiratória. Para isso, ela foi dividida em oito capítulos.

1

Capítulo 1

OXIMETRIA DE PULSO

Verônica Franco Parreira

SUMÁRIO

Definição

Oximetria é a medida da saturação da hemoglobina (Hb) em oxigênio no sangue arterial (SaO_2). A oximetria de pulso é uma medida realizada de forma contínua e não invasiva. Foi desenvolvida comercialmente na década de 1970 e é também conhecida como saturometria, fornecendo uma medida da chamada saturação periférica da hemoglobina em oxigênio (SpO_2), estimativa da SaO_2.[1-3] O uso da oximetria de pulso tem sido considerado um avanço significativo na monitorização cardiorrespiratória na atualidade.[3] Essa tecnologia apresenta vantagens em relação à medida transcutânea do oxigênio que requer uma preparação especial da pele no local da medida para prevenir lesões, além de calibração frequente.[4]

Princípios físicos

A oximetria está baseada em dois princípios:

- a presença de um sinal pulsátil do sangue arterial, que não está presente no sangue venoso ou nos capilares;
- a absorção de luz pela hemoglobina combinada ao oxigênio, a oxiemoglobina (HbO_2), e a hemoglobina reduzida (Hb), com espectros diferentes, cujos tamanhos de onda variam de 660 a 940 nm. O sensor do equipamento tem de um lado uma fonte emissora de luz, um LED (do inglês, *light emitting diode*) com os dois comprimentos de onda, e do outro lado um fotodiodo detector.

Acurácia da medida

Em relação à acurácia da medida, existe uma variação de 3% em indivíduos saudáveis com $SaO_2 > 90\%$. A acurácia diminui quando pacientes apresentam a $SaO_2 < 80\%$. Em pacientes críticos, com saturação muito baixa, pode haver uma variação de -12 a -18%, mas existe sempre uma subestimação quando a SaO_2 está abaixo de 80%.[5-7] Uma correlação de alta magnitude e significativa ($r = 0,98$; $p < 0,0001$) foi demonstrada entre a saturação arterial e periférica da hemoglobina em oxigênio medida por meio da gasometria e da oximetria de pulso, respectivamente, em indivíduos saudáveis apresentando SaO_2 entre 70 e 100%.[8]

A comparação com a gasometria é a base da calibração dos oxímetros de pulso.[8] Recentemente foi desenvolvido um calibrador testado em aparelhos de cinco diferentes marcas. Os autores defendem a ideia de que este calibrador poderá ser utilizado em todas as marcas de oxímetros.[9]

Realização da medida

A medida é mais frequentemente realizada no dedo indicador, porém pode-se utilizar também o lóbulo da orelha, que apresenta resposta mais rápida nas situações de queda abrupta da SaO_2.[10] Outro local em que a medida pode ser realizada é o septo nasal, onde ocorre a persistência de pulso em situações mais extremas.[8]

Equipamentos e sensores

Estão disponíveis no mercado diferentes tipos de oxímetros de pulso. Os oxímetros mais simples apresentam a representação numérica da SpO_2 e do batimento cardíaco, e são geralmente utilizados no atendimento ambulatorial ou durante a realização de atividades como o teste de caminhada de 6 minutos. Nas situações que envolvem mais movimento, como a caminhada, é recomendável a utilização de um aparelho mais estável e que permita facilmente a visualização (Figuras 1.1A e 1.1B). Os oxímetros mais complexos possibilitam a visualização da curva pletismográfica, que demonstra que o equipamento está detectando um pulso adequado.[1] Estes equipamentos dispõem de alarmes a serem ajustados em função dos níveis de SpO_2 e frequência cardíaca considerados adequados para cada paciente, sendo muito utilizados nas unidades de terapia intensiva (Figura 1.1C).

Existe uma grande variedade de sensores que podem ser utilizados na oximetria de pulso. Sensores específicos são utilizáveis somente em um local de medida, frequentemente digital, e sensores ditos universais podem

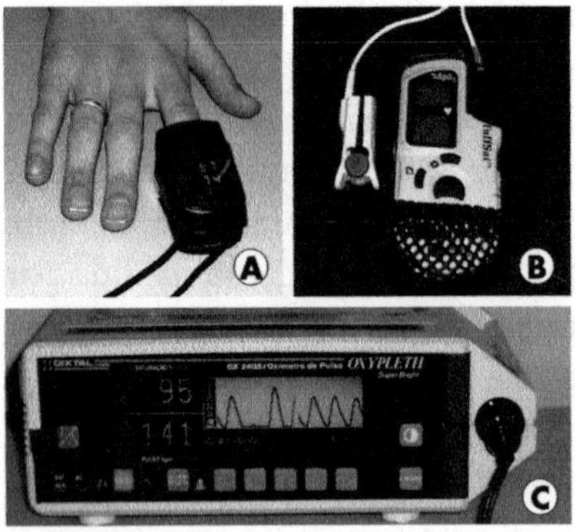

Figura 1.1 Oxímetros que podem ser utilizados durante atendimento ambulatorial (A), ou mais especificamente durante o procedimento de avaliação com deslocamento, como o teste da caminhada de 6 minutos (B) ou, ainda, com a presença de alarmes (C).

ser utilizados na medida digital, no lóbulo da orelha ou na região do septo nasal, para adultos e crianças, incluindo os recém-nascidos (Figura 1.2). Cada aparelho tem sensores específicos que podem ser utilizados. Não necessariamente o sensor de um determinado fabricante serve para diferentes oxímetros. O uso de sensores inadequados pode ocasionar choques ou queimaduras.[1] Durante o exercício, a utilização de sensores auriculares é preferível aos de dedo, em função dos artefatos que podem se originar com o movimento do corpo e com a posição da mão na bicicleta ou na esteira.[11]

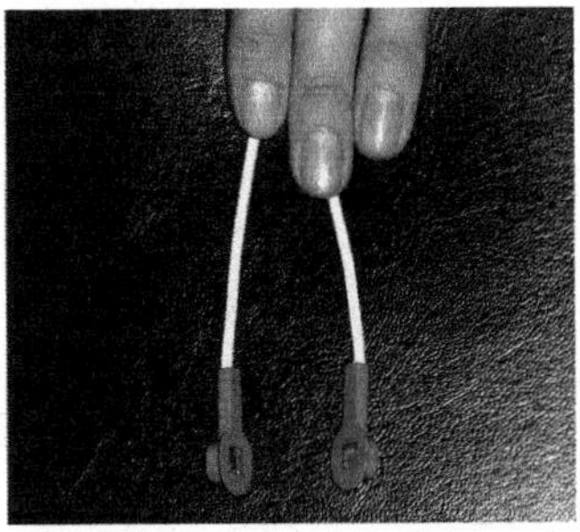

Figura 1.2 Exemplo de sensor específico para recém-nascidos.

Indicações clínicas

A oximetria de pulso tem sido utilizada em diversas situações clínicas em que é necessário monitorar de forma adequada a SaO_2, entre as quais:

- na avaliação fisioterápica no pré-operatório de cirurgias ou no acompanhamento a pacientes internados, portadores de distúrbios de diferentes origens que possam apresentar alteração de oxigenação;[12-14]
- no atendimento a pacientes na unidade de terapia intensiva, sob ventilação invasiva[3] ou não invasiva;[15,16]
- durante o desmame da ventilação artificial, possibilitando uma redução significativa do número de gasometrias;[17]
- na presença de hipoxemia, real ou potencial, visto que ela não pode ser detectada, a olho nu, antes que a saturação seja menor que 80%;[18]
- durante a realização de procedimentos cirúrgicos e diagnósticos com necessidade de anestesia;[19]
- durante a realização de polissonografia para diagnóstico de distúrbios do sono;[20]
- no acompanhamento de pacientes em atendimento domiciliar;[1]
- no acompanhamento de pacientes pediátricos e adolescentes;[21,22]
- durante o teste de caminhada[23] e exercício.[24,25]

Contraindicação

Uma contraindicação relativa à oximetria de pulso é a necessidade de medida de outros parâmetros, como a concentração de hidrogênio (pH) ou a pressão parcial arterial de gás carbônico, assim como a presença de hemoglobinas anômalas.[1]

Limitações da oximetria de pulso

Em algumas situações, a acurácia da oximetria pode ficar comprometida:

- na presença de concentrações elevadas de carboxiemoglobina (COHb), em pacientes tabagistas crônicos ou nas situações de inalação de fumaças; ou metaemoglobina (MetHb), em pacientes ingerindo drogas como os nitratos.[3,26] Nessas situações, pode haver uma superestimação da SaO_2 e seria necessário um cálculo incluindo as diferentes percentagens da hemoglobina para se determinar a fração específica da hemoglobina saturada em oxigênio $(O_2Hb)Hb$:[2]
- $$\frac{O_2Hb \times 100}{Hb + O_2Hb + COHb + MetHb}$$
- administração intravenosa de drogas como o azul de metileno;[27]
- medida realizada em pacientes com maior pigmentação de pele;[28]
- estados de baixa perfusão periférica, como baixo débito cardíaco, vasoconstrição e hipotermia;[2]
- na presença de luz fluorescente, comum nos blocos cirúrgicos (tal problema pode ser minimizado com a colocação de tecido opaco sobre o sensor[1]);
- presença de resultados falso-positivos ou falso-negativos;[1]
- gerar falsa sensação de segurança, com interpretação errônea das capacidades do equipamento, como na presença de acidose respiratória sem alteração da SaO_2, ou em pacientes apresentando apneias sob oxigenoterapia.[29]

Aspectos práticos

O sensor do equipamento deve ser colocado em contato direto com o leito ungueal, local considerado ótimo para realização da medida digital. Assim sendo, a presença de esmalte na unha pode comprometer a acurácia da medida.

Deve-se evitar uma pressão excessiva entre o sensor e o local de medida para que não haja compressão do leito vascular, fato que pode prejudicar o sinal pulsátil do sangue arterial. Este tipo de situação pode acontecer quando ocorre perda do mecanismo natural de preensão do sensor, e eventualmente utiliza-se um esparadrapo para sua fixação.

É interessante ler com atenção as instruções de manuseio do fabricante que acompanham os equipamentos. Deve-se estar atento à voltagem do aparelho, à forma de colocação correta dos sensores e à desinfecção aconselhada pelo fabricante. Cheung et al.[30] publicaram um estudo que analisou o uso de um dispositivo de plástico (polietileno de 32 μm) para a proteção dos sensores, tendo em vista as dificuldades encontradas para a realização da desinfecção, assim como as altas taxas de contaminação encontradas.[30] Recentemente, foi publicado um relato de caso sobre os efeitos adversos da oximetria de pulso (queimaduras).[31] Os autores apontaram, com base na literatura, que o uso de drogas vasopressoras e a presença de hipotermia e hipóxia, entre outros fatores, podem estar relacionados à patogênese dos problemas observados.

Ponto-chave

- A oximetria de pulso é uma medida não invasiva utilizada para monitorar a saturação periférica da hemoglobina em oxigênio. A acurácia da medida diminui de maneira importante na presença de baixa perfusão periférica. É necessário utilizar sensores específicos para os diferentes equipamentos.

Referências Bibliográficas

1. AARC Clinical Practice Guideline. Pulse oximetry. Respiratory Care 1991; 36: 1406-9.
2. Jubran A, Tobin MJ. Monitoring during mechanical ventilation. In: Nahum A, Marini JJ. Recent advances in mechanical ventilation. Philadelphia: Saunders Company, 1996. p.453-73.
3. Nunes WA. Oximetria de pulso. In: Terzi RGG. Monitorização respiratória em UTI. São Paulo, 1998. p.273-81.
4. Fanconi S et al. Pulse oximetry in pediatric intensive care: comparison with measured saturations and transcutaneous oxygen tension. The Journal of Pediatrics 1985; 107: 362-6.

5. Morris RW et al. A comparison of 15 pulse oximeters. Part I: A clinical comparison; part II: A test of performance under conditions of poor perfusion. Anaesth Intensive Care 1989; 17: 62-82.
6. Nickerson BG et al. Bias and precision of pulse oximeters and arterial oximeters. Chest 2003; 93: 515-7.
7. Severinghaus JW et al. Erros in 14 oximeters during profound hypoxemia. J Clin Monit 1989; 5: 72-81.
8. Yelderman M, New W Jr. Evaluation of pulse oximetry. Anesthesiology 1983; 59(4): 349-52.
9. Hornberger C et al. Design and validation of a pulse oximeter calibrator. Anesth Analg 2002; 94(S): 8-12.
10. Severinghaus JW, Naifeh KH. Accuracy of response of six pulse oximeters to profound hypoxia. Anesthesiology 1987; 67: 551-8.
11. Reis Ferreira JM et al. Provas de função pulmonar - controle de qualidade (2ª parte). Rev Port Pneumologia 2002; VIII(1): 33-63.
12. Brant TCS. Fisioterapia em cirurgia. In: Petroianu A. Clínica cirúrgica, texto e auto-avaliação. Rio de Janeiro: Revinter, 2001. p.88-94.
13. Pedersen T et al. Pulse oximetry for perioperative monitoring: systematic review of randomized, controlled trials. Anesth Analg 2003; 96(2): 426-31.
14. Pedersen T et al. Pulse oximetry for perioperative monitoring. Cochrane Database Syst Rev 2006;(3): CD002013.
15. Mehta S, Hill NS. Noninvasive ventilation. AM J Respir Crit Care Med 2001; 163: 540-77.
16. Ochroch EA et al. The impact of continuous pulse oximetry monitoring on intensive care unit admissions from a postsurgical care floor. Anesth Analg 2006; 102: 868-75.
17. Niehoff J et al. Efficacy of pulse oximeter and capnometry in postoperative ventilatory weaning. Critical Care Medicine 1988; 16(7): 701-5.
18. Comroe JH, Botelho S. The unreability of cyanosis in the recognition of arterial anoxemia. Am J Med Sci 1947; 214: 1-9.
19. Welch JP et al. Pulse oximetry: instrumentation and clinical aplication. Respiratory Care 1990; 35: 584-601.
20. Zafar S et al. Choice of oximeter affects apnea-hypopnea index. Chest 2005; 127(1): 80-8.
21. Lebecque P et al. Pulse oximetry versus measured arterial oxygen saturation: a comparison of the nellcor N100 and the Biox III. Pediatric Pulmonology 1991; 10: 132-5.
22. Salyer JW. Neonatal and pediatric pulse oximetry. Respiratory Care 2003; 48(4): 386-96.
23. Steele B. Timed walking testes of exercise capacity in chronic cardiopulmonary illness. J Cardiopulm Rehabil 1996; 16: 25-33.
24. O'Donnell DE et al. Measurement of symptoms, lung hyperinflation, and endurance during exercise in chronic obstructive pulmonary disease. AM J Respir Crit Care Med 1998; 158: 1557-65.

25. Yamaya Y et al. Validity of pulse oximetry during maximal exercise in normoxia, hypoxia, and hyperoxia. J Appl Physiol 2002; 92(1): 162-8.
26. Eisenkraft JB. Pulse oximeter desaturations due to methemoglobinemia. Anesthesiology 1988; 68: 279-82.
27. Scheller MS et al. Effects of intravenously administered dyes on pulse oxyimetry readings. Anesthesiology 1986; 65: 550-2.
28. Jubran A, Tobin MJ. Use of flow-volume curves in detecting secretions in ventilator-dependent patients. AM J Respir Crit Care Med 1994; 150: 766-9.
29. Davidson JAH, Hosie HE. Limitations of pulse oximetry: insufficiency - a failure of detection. BMJ 1993; 307: 372-3.
30. Cheung P et al. The effect of a disposable probe cover on pulse oximetry. Anaesth Intensive Care 2002; 30: 211-4.
31. Ceran C et al. Management of pulse oximeter probe-induced finger injuries in children: report of two consecutive cases and review of the literature. J Ped Surg 2012; 47(11): E27-9.

Capítulo 2

MEDIDA DAS PRESSÕES RESPIRATÓRIAS MÁXIMAS E *ENDURANCE*

Josiane Alves Caldeira de Vasconcellos
Raquel Rodrigues Britto
Roberta Berbert Lopes
Dayane Montemezzo

SUMÁRIO

Equipamentos e técnicas
Métodos de avaliação com carga linear
Interpretação dos resultados
Consideração final

Introdução

A função muscular respiratória é determinada pela força e *endurance*, descritas como a capacidade de gerar força máxima e a capacidade de manter uma tarefa muscular específica ao longo do tempo, respectivamente. Existem métodos invasivos que, por meio de transdutores, permitem a avaliação acurada da força específica dos músculos respiratórios. Entretanto, considerando o propósito deste livro, que é a utilização clínica das medidas, descreveremos neste capítulo as medidas não invasivas, a partir das quais a força global dos músculos respiratórios é determinada pela pressão gerada por estes durante a inspiração e expiração por meio de transdutor adaptado em bocal.

PRESSÕES RESPIRATÓRIAS MÁXIMAS

Definição e histórico

É um método de avaliação que permite quantificar de forma não invasiva, rápida, simples e segura a força dos músculos respiratórios.[1,2] A pressão inspiratória máxima (PImáx) indica a força dos músculos inspiratórios, e a pressão expiratória máxima (PEmáx), a força dos músculos expiratórios.[2] Este método foi descrito inicialmente por Black e Hyatt (1969)[1] em estudo no qual determinaram: os valores normais das pressões respiratórias máximas de acordo com o sexo e a idade; a reprodutibilidade das medidas e a interferência do volume pulmonar inicial e da atuação dos músculos faciais na sua determinação. Estudos posteriores avaliaram a padronização das técnicas,[2-4] a reprodutibilidade e confiabilidade das medidas[5,6] e os valores preditos propostos para adultos, idosos, adolescentes e crianças.[7-12] Sociedades internacionais como a American Thoracic Society e a European Respiratory Society (ATS/ERS) publicaram revisões e *guidelines* com o objetivo de sistematizar as medidas das pressões respiratórias.[13] Com o mesmo objetivo, a Sociedade Brasileira de Pneumologia e Tisiologia (SBPT) publicou suas diretrizes em 2002.

Equipamentos

Para a realização das medidas das pressões respiratórias máximas (PRM) podem ser utilizados um transdutor de pressão ou um manovacuômetro portátil, desde que meçam pressões positivas e negativas. Atualmen-

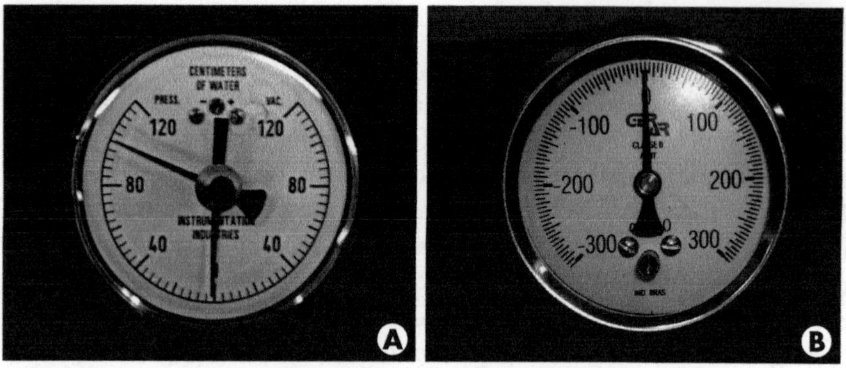

Figura 2.1 Exemplos de manovacuômetros analógicos utilizados. Com indicador da pressão de pico (A) e sem indicador (B).

te, existem no mercado manovacuômetros portáteis aneroides e digitais. Os manovacuômetros aneroides são geralmente graduados em centímetros de água e devem alcançar a marca de pelo menos 250 cmH_2O para evitar erros na leitura. Além disso, é interessante que possuam um indicador que permaneça fixo, auxiliando o registro da pressão de pico (Figura 2.1).

Os manovacuômetros digitais também são graduados em centímetros de água e apresentam a marca de até 500 cmH_2O e estão cada vez mais sendo utilizados. Têm a vantagem de facilitar a medida, oferecer informações adicionais, gravar os registros para posterior análise e, desta forma, reduzir a interferência do avaliador na medida (Figura 2.2A). Além disso, com este tipo de aparelho é possível a melhor diferenciação entre a pressão máxima sustentada e a pressão de pico, sendo a primeira em torno de 84% menor do que a segunda[9] (Figura 2.2B).

O manovacuômetro é acoplado, na maioria das vezes, a um tubo rígido e a um bocal, frequentemente do modelo mergulhador, pelos quais o indivíduo em teste realizará os esforços respiratórios. A literatura recomenda que este tubo tenha um dispositivo de fuga de 1 a 2 mm de diâmetro para impedir a geração de pressões pelos músculos da face e o fechamento da glote.[1,2,4,9] Apesar disso, observou-se ausência de diferença entre medidas realizadas com ou sem esse dispositivo.[9] O tubo poderá apresentar um outro orifício maior (ou de oclusão), que permita a saída de ar durante os procedimentos de preparação para o teste, ou ser totalmente fechado, o que implicará na necessidade de conexão rápida ao bocal para a medida da pressão máxima. Os manovacuômetros devem ser calibrados frequentemente de acordo com a especificação do fabricante.

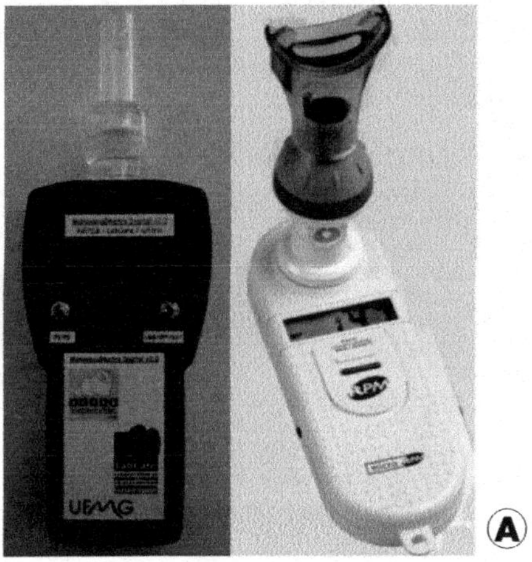

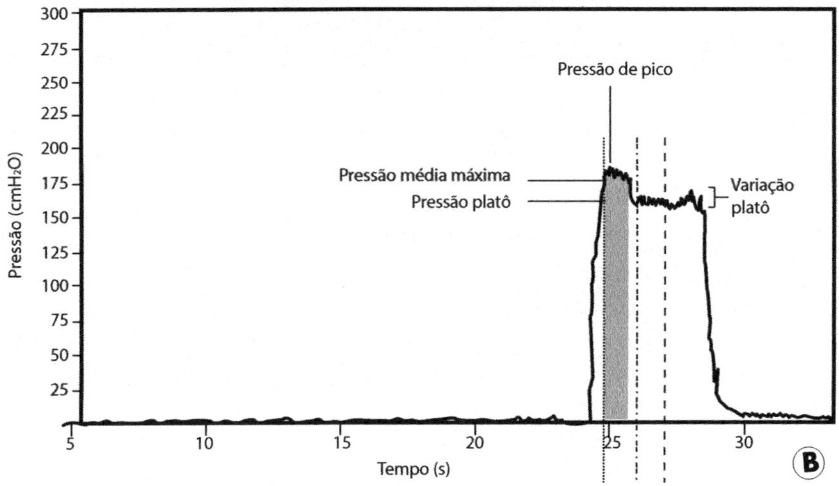

Figura 2.2 Exemplos de manovacuômetros digitais, protótipo Labcare UFMG e MicroRPM Micro Medical® (A), e exemplo de curva fornecida (B).

Procedimentos

Existem diferenças de procedimentos na literatura. Os procedimentos apresentados foram baseados no estudo de Evans e Whitelaw (2009),[9] que realizaram uma revisão das metodologias utilizadas por diversos autores e *guidelines* até esta data.

1. Pressão inspiratória máxima (Figura 2.3A)

- Sujeito assentado a 90º com os pés apoiados no chão;

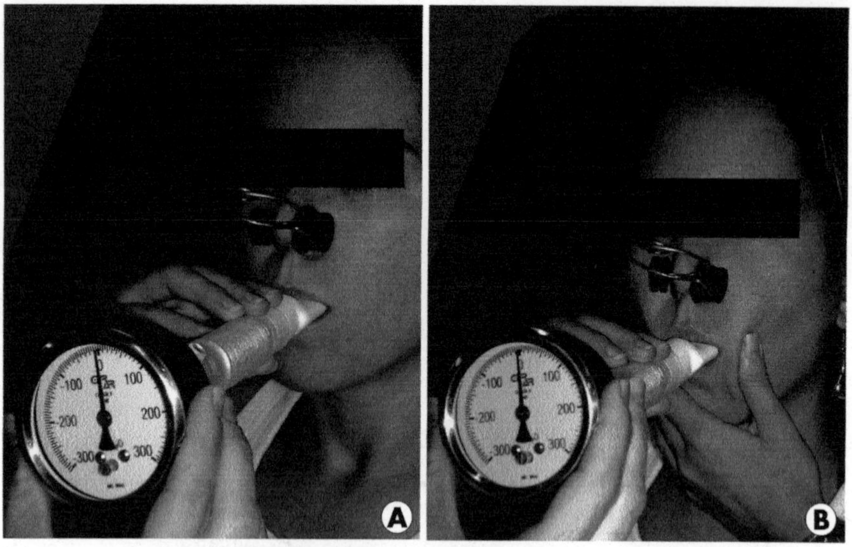

Figura 2.3 Foto ilustrativa da execução da medida das pressões inspiratória (A) e expiratória (B) máximas.

- colocar o bocal e a pinça nasal;
- solicitar 2 ou 3 ciclos respiratórios em volume corrente com o orifício de oclusão aberto;
- solicitar uma expiração tão completa quanto possível até o volume residual (VR).[1,7,10] O indivíduo poderá ser orientado a indicar este momento por meio de um gesto;[4]
- fechar imediatamente o orifício de oclusão e solicitar inspiração, tão forte quanto o indivíduo conseguir, até a capacidade pulmonar total (CPT). Após 2 segundos de força sustentada, terminar a manobra e retirar o bocal.

2. Pressão expiratória máxima (Figura 2.3B)

Os procedimentos para medida da PEmáx são semelhantes aos descritos anteriormente para a medida da PImáx. Os três primeiros passos são os mesmos e os próximos dois da seguinte maneira:

- solicitar primeiramente uma inspiração tão completa quanto possível até a CPT,[1,7,10] também com indicação por gesto por parte do indivíduo;
- fechar imediatamente o orifício de oclusão, segurar as bochechas do sujeito com as mãos (a fim de evitar fugas de ar entre os lábios

e o bocal) e solicitar expiração máxima (em nível de VR) com sustentação de 2 segundos.

É importante observar que se o tubo não possuir orifício para saída do ar durante os ciclos respiratórios em volume corrente, a pinça nasal deverá ser colocada inicialmente e o bocal logo após a expiração (PImáx) ou a inspiração (PEmáx) completa.

3. Controle de qualidade da técnica
- A pressão máxima refere-se àquela sustentada por 1 a 3 segundos. Observe que o mostrador irá levar o ponteiro indicador até um valor um pouco maior do que aquele que será sustentado. Este ponto é denominado pressão de pico. No caso dos manovacuômetros digitais, conforme citado anteriormente, fica mais fácil a identificação da pressão de pico, da pressão máxima, assim como o tempo de sustentação[9] (Figura 2.2B);
- o indivíduo deve ser orientado sobre a técnica anteriormente e, se necessário, realizar treinamento utilizando apenas o bocal. A seguir, realiza-se de 2 a 3 manobras de aprendizagem;
- deverão ser realizadas de 3 a 5 manobras aceitáveis (sem vazamento de ar, sustentando por no mínimo 1 segundo), sendo ao menos duas reprodutíveis (diferença menor ou igual a 10% entre os valores), respeitando 1 minuto de intervalo entre elas, utilizando-se para registro a maior medida.[4,10] De acordo com o *guideline* da ATS/ERS, esta diferença pode chegar a 20%.[13] O valor das pressões é expresso em cmH_2O, sendo o da PImáx negativo.

Por ser uma técnica que depende da motivação do sujeito, é aconselhável que ele visualize o marcador durante a realização da técnica, como forma de oferecer um *feedback*. O manovacuômetro digital também favorece a observação e serve ao mesmo tempo de incentivo ao indivíduo.

Existem estudos que discutem o tipo ideal de bocal. A pesquisa de Koulouris[3] mostrou diferença significativa entre as medidas realizadas com diferentes bocais em um mesmo indivíduo. Nesse estudo, porém, o autor relatou a importância do uso apropriado da técnica para evitar a fuga de ar. A recomendação dada pelas sociedades ATS/ERS considerou o bocal do tipo mergulhador o mais adequado por reduzir a perda de ar durante a medida.[13] Recentemente, outro estudo avaliou a influência de quatro diferentes combinações de tubos e bocais acoplados a um manovacuômetro digital e os resultados mostraram que não houve diferença significativa nos valores obtidos das variáveis estudadas e nem no número de testes realizados para cumprir os critérios de reprodutibilidade. Os autores consideraram importante o conforto relatado pelos indivíduos que realizaram os testes de PRM.[14]

Indicação clínica

A mensuração da PImáx é extremamente útil na monitorização da fraqueza dos músculos inspiratórios, em especial no desenvolvimento de insuficiência respiratória. A medida da PEmáx é de grande importância na avaliação da eficácia da tosse e, consequentemente, na prevenção de acúmulo de secreções nas vias aéreas.

A mensuração das pressões respiratórias está indicada na avaliação e no acompanhamento de sujeitos:[2,9]

- que apresentam baixo volume corrente ou dispneia sem causa aparente;
- desnutridos com relato de dispneia aos esforços;
- com distúrbios ventilatórios obstrutivos e/ou restritivos;
- com doenças neuromusculares;
- em ventilação mecânica;
- em pré e pós-operatório tardio, especialmente de cirurgias torácicas e abdominais altas;
- saudáveis que buscam o melhor desempenho em atividade na qual a ventilação possa melhorar os resultados (por exemplo, natação e instrumentos de sopro).

Contraindicações

Devido ao grande esforço necessário para a correta realização da técnica, ela é contraindicada nas seguintes situações:[4]

- infarto agudo do miocárdio ou angina instável recente;
- hipertensão arterial não controlada;
- aneurisma de aorta;
- pneumotórax (ou relato recente);
- fístulas pulmonares;
- hérnias abdominais;
- cirurgia torácica ou abdominal recente;
- problemas agudos de ouvido médio.

Deve-se ter o cuidado de avaliar os parâmetros vitais, como pressão arterial e frequência cardíaca, assim como realizar ausculta respiratória e cardíaca antes da realização da técnica.

São indicações para suspensão imediata da técnica:[2]

- ocorrência de síncope, angina ou tontura;
- aparecimento de cefaleia;
- sensação de náusea.

Interpretação dos resultados

Vários autores apresentaram equações e tabelas para predição do valor esperado das PRM considerando idade, sexo, peso e altura. Os estudos foram realizados em diferentes populações e com metodologias variadas, o que explica a diferença apresentada. Na clínica, é muito importante que esses valores de referência sejam obtidos na mesma população que será avaliada. Os valores de referência mais frequentemente utilizados são os de Black e Hyatt (1969),[1] Enright et al. (1994)[5] e de Wilson et al. (1984),[6] sendo utilizada neste último trabalho a técnica sem clipe nasal, o que pode subestimar o valor predito. Hautmann et al.[11] encontraram PImáx similar aos estudos de Wilson et al.[6] e Black e Hyatt.[1]

No Brasil, Neder et al.[10] mediram as pressões máximas em 100 brasileiros (50 homens e 50 mulheres), com idades entre 20 e 80 anos, e com base nos resultados obtidos apresentaram equações de regressão para o cálculo das PRM em função de idade e sexo. As equações propostas encontram-se na Tabela 2.1.

Tabela 2.1 Equações de regressão para o cálculo das PRM em função da idade e sexo.[10]

Homens de 20 a 80 anos		
$PImáx_{VR}$ (cmH_2O)* = 155,3 – 0,80A	R^2 = 0,42	EPE = 17,3
$PEmáx_{CPT}$ (cmH_2O) = 165,4 – 0,81A	R^2 = 0,48	EPE = 15,6
Mulheres de 20 a 80 anos		
$PImáx_{VR}$ (cmH_2O)* = 110,4 – 0,49A	R^2 = 0,46	EPE = 9,1
$PEmáx_{CPT}$ (cmH_2O) = 115,6 – 0,61A	R^2 = 0,48	EPE = 11,2

* $PImáx_{VR}$ expressa em valores absolutos, sem sinal de negatividade.

A: idade em anos; R^2: coeficiente de determinação; EPE: erro padrão da estimativa.

No entanto, outros estudos com um número maior de sujeitos são desejáveis, tendo em vista que são encontradas diferenças entre os valores medidos e os preditos por esta fórmula em população brasileira.[12]

Revisão de Evans e Whitelaw (2009)[9] considerou que o limite inferior do normal é mais importante na clínica do que o valor médio de referência, e com base em diversos estudos, incluindo o de Neder et al.,[10] sugeriu as equações apresentadas na Tabela 2.2. Nesse mesmo estudo,[9] os autores consideram, de maneira geral, como referência de fraqueza muscular inspiratória para indivíduos até 70 anos, os valores de 60 cmH_2O para homens e 40 cmH_2O para mulheres; valores que relacionaram a redução de volume corrente abaixo de 80% do predito. Em relação aos idosos, as equações são menos específicas, e deve-se considerar que a redução da força muscular com a idade parece ser modulada pela capacidade física, ou seja, a idade biológica parece ter um caráter mais preponderante do que a idade cronológica.[9]

Tabela 2.2 Equações de predição das PRM segundo o limite inferior do normal.[9]

	Homens	Mulheres
	PI (cmH_2O)	
máx	120 – (0,41 x idade)	108 – (0,61 x idade)
LIN	62 – (0,15 x idade)	62 – (0,50 x idade)
	PE (cmH_2O)	
máx	174 – (0,83 x idade)	131 – (0,86 x idade)
LIN	117 – (0.83 x idade)	95 – (0,57 x idade)

PI: pressão inspiratoria; PE: pressão expiratória;
máx: máxima; LIN: limite inferior do normal; idade em anos.

Limitações da técnica

Por depender do auxílio do indivíduo, esta técnica dificilmente é utilizada na vigência de déficits cognitivos ou mesmo por indivíduos que apresentem fraqueza muscular importante e generalizada que impeça a devida utilização do bocal, o que pode gerar vazamentos e erro na medida. Nesse sentido, a técnica de medida da força dos músculos inspiratórios por meio da pressão inspiratória nasal pode acrescentar informações para identificação da fraqueza muscular (vide Capítulo 3).

TESTES DE *ENDURANCE* MUSCULAR RESPIRATÓRIA

Definição

Do ponto de vista clínico e fisiológico, a PImáx apenas não é suficiente para retratar a função dos músculos inspiratórios, considerando que sujeitos saudáveis, ou com alguma disfunção, raramente necessitam gerar pressões máximas durante as atividades de vida diária (AVD). Como as demandas para os músculos respiratórios durante as AVD são submáximas e, na maioria das vezes, requerem um tempo maior de atividade muscular, é possível que a avaliação da *endurance* dos músculos respiratórios tenha maior relevância funcional do que as medidas de força isoladamente.[13] Além disso, é provável que testes adicionais aumentem a precisão diagnóstica da avaliação da função muscular respiratória.

A *endurance* muscular respiratória expressa a tolerância a uma carga externa em função do tempo. Este método é geralmente mais utilizado para medir a *endurance* da musculatura inspiratória do que da musculatura expiratória.[13]

Equipamentos e técnicas

Vários aparelhos e técnicas são descritos na literatura, sendo mais viáveis clinicamente os que avaliam a maior carga sustentada em um tempo determinado.[13]

Três tipos de testes de *endurance* são frequentemente usados: ventilação voluntária máxima, carga resistiva e carga linear inspiratória.

Na ventilação voluntária máxima (VVM) ou hiperpneia isocápnica voluntária, o paciente realiza uma hiperventilação normocápnica para mensuração da *endurance*. A VVM é influenciada pela coordenação do sujeito, motivação, mecânica pulmonar, bem como pelo desempenho respiratório, sendo considerada uma técnica de difícil realização.[13,15]

A técnica que utiliza sobrecarga resistiva é realizada com o paciente respirando através de um circuito com orifícios de diferentes calibres, os quais geram resistência ao fluxo. Por ser dependente do fluxo, esta técnica requer um *feedback* visual da ventilação, preferencialmente da taxa de fluxo, pouco disponível na maioria dos serviços.

Portanto, por razões práticas, a técnica mais utilizada é a do tipo linear, que não depende do fluxo. Os aparelhos geralmente utilizam resistência do tipo *threshold* (limiar), na qual uma determinada pressão é necessária para abrir uma válvula e assim permitir o fluxo de ar.[13] O padrão respiratório é definido pelo próprio indivíduo.

Com o surgimento dos manovacuômetros digitais, novas técnicas (como a avaliação da área sob a curva durante a medida de PImáx sustentada) estão sendo propostas e avaliadas como possíveis parâmetros de medida de *endurance* inspiratória, com a expectativa de serem mais viáveis para a avaliação clínica.

Métodos de avaliação com carga linear

Carga máxima sustentada

Nickerson e Keens[16] descreveram um método no qual o tempo de *endurance* é medido em resposta a um protocolo decrescente de carga, baseado na PImáx. Este foi um dos primeiros métodos descritos considerado como fluxo independente. Após a medida cuidadosa da PImáx, inicia-se com 90% do valor obtido e posteriormente vai reduzindo 5% deste valor, até atingir uma carga que possa ser sustentada mais do que 10 minutos. A primeira carga com a qual é possível completar este tempo é considerada a pressão inspiratória sustentada. É permitido o repouso entre as cargas.

É considerado um método vantajoso por ser aplicado em uma única sessão, ser não invasivo e não depender de grande treinamento ou coordenação motora.[13] Entretanto, este método possui algumas limitações. O aparelho utilizado por Nickerson e Keens[16] nunca foi disponibilizado comercialmente. Em estudos laboratoriais, é frequente o uso de transdutores de pressão.[17-19] Outra importante limitação desse método é que, pelo fato de partir de cargas maiores para menores, ele pode ser exaustivo, desconfortável e demorado (o tempo médio no estudo original foi de 2 horas). Os aparelhos com carga *threshold* disponíveis no mercado para treinamento da musculatura respiratória podem ser utilizados. Um dos aparelhos permite sobrecarga de no máximo 40 cmH_2O (Figura 2.4A) e outro, dependendo do modelo, sobrecarga de até 200 cmH_2O (Figura 2.4B).

Teste incremental de carga inspiratória

Este teste foi descrito desde a década de 1980 e foi desenvolvido com base no protocolo de Bruce, que é frequentemente utilizado para avaliação da capacidade funcional.[13] Este teste é considerado mais fácil e melhor tolerado que o anterior.

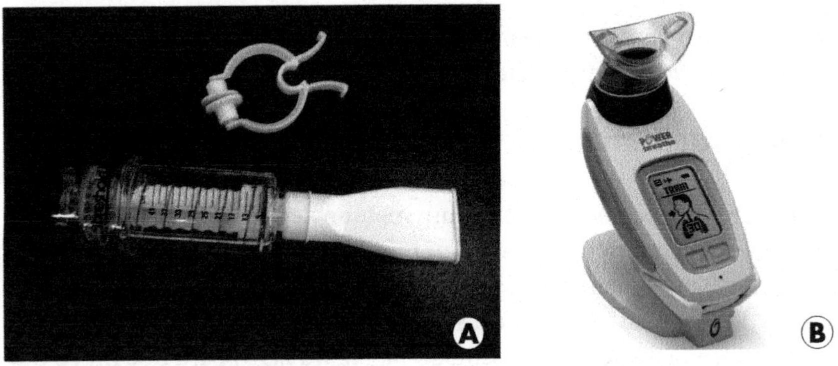

Figura 2.4 Fotos ilustrativas de aparelhos utilizados para medida de ***endurance*** Threshold IMT® (A) e Power Breathe® (B).

Assim como no teste de carga máxima sustentada, a medida da PImáx deve ser realizada previamente. É utilizada uma carga inicial correspondente a 30 a 40% da PImáx durante 2 minutos. Posteriormente, são realizados incrementos de 5 a 10% da PImáx, até atingir uma carga na qual o tempo de 2 minutos não pode ser tolerado. A maior carga tolerada durante 2 minutos é considerada a pressão de pico.[18]

Martyn et al.[17] demonstraram a reprodutibilidade de um teste incremental progressivo e relataram ser um teste de simples realização. McElvaney et al.[18] identificaram maior reprodutibilidade do método com carga linear incremental quando comparado ao teste que utilizou o tempo de *endurance* relacionado à manutenção de uma carga fixa (por exemplo, 80% da PImáx).

Como desvantagem, destaca-se o fato de alguns autores questionarem se este método avalia de fato a *endurance* ou a força muscular. Foi observado ainda que alguns indivíduos alcançam valores maiores do que os observados na medida da PImáx[13,17-21] e, assim, um equipamento que permita atingir estes valores é essencial para o sucesso do método, como o apresentado na Figura 2.4B.

Interpretação dos resultados

Independentemente do método utilizado, poucos valores de referência para indivíduos saudáveis encontram-se disponíveis para comparação com valores de *endurance* observados em pacientes.[21] Foram relatados valores médios entre 52 e 77% da PImáx com o método de carga máxima sustentada e de 80 a 94% com o método incremental.[13]

Consideração final

Foi apresentado, recentemente, um método de avaliação da carga de trabalho da musculatura inspiratória, por meio do produto da pressão e volume, durante a manutenção de inspiração em torno de 55% da PImáx até a fadiga.[22] Esse estudo identificou a viabilidade de utilização de equipamento comercial (semelhante ao apresentado na Figura 2.3B) para esse fim, o que anteriormente era possível apenas com instrumentos sofisticados de laboratórios de pesquisa. Por meio dessa avaliação é possivel identificar a potência inspiratória média durante o tempo do teste e a pressão sustentada por maior tempo. Portanto, é importante continuar acompanhando a literatura, pois sem dúvida grandes avanços estão por vir, no que diz respeito à medida da *endurance* inspiratória.

Pontos-chave

- A mensuração da PImáx é extremamente útil na monitorização da fraqueza dos músculos inspiratórios, especialmente no desenvolvimento de insuficiência respiratória.
- A medida da PEmáx é de grande importância na avaliação da eficácia da tosse e consequentemente na prevenção de acúmulo de secreções nas vias aéreas.
- A escolha e a utilização de um método e de equipamentos adequados e válidos são essenciais para uma adequada medida das pressões respiratórias máximas.
- Cuidado especial deve ser tomado na escolha dos valores de referência.
- A medida de *endurance* muscular respiratória fornece informação adicional sobre a capacidade de sustentar atividade respiratória muscular por determinado período; e o método de carga incremental, até o momento, é identificado como o mais fácil e melhor tolerado.

Referências Bibliográficas

1. Black LF, Hyatt RE. Maximal respiratory pressures: normal values and relationship to age and sex. Am Rev Respir Dis 1969; 99(5): 696-702.
2. Rodrigues F, Bárbara C. Pressões máximas respiratórias: proposta de um protocolo de procedimentos. Revista Portuguesa de Pneumologia 2000; VI(4): 297-307.
3. Koulouris N et al. Comparison of two different mouthpieces for the measurement of PImáx and PEmáx in normal and weak subjects. Eur Respir J 1988; 1(9): 863-7.
4. Sousa RB. Pressões respiratórias estáticas máximas. J Pneumol 2002; 28(Supl3): S155-S165.
5. Larson JL, Kim MJ. Reliability of maximal inspiratory pressure. Nurs Res 1987; 36(5): 317-9.
6. McConnell AK, Copestake AJ. Maximum static respiratory pressures in healthy elderly men and women: issues of reproducibility and interpretation. Respiration 1999; 66(3): 251-8.
7. Enright PL et al. Respiratory muscle strength in the elderly. Correlates and reference values. Cardiovascular Health Study Research Group. Am J Respir Crit Care Med 1994; 149(2)Pt 1: 430-8.
8. Wilson SH et al. Predicted normal values for maximal respiratory pressures in caucasian adults and children. Thorax 1984; 39(7): 535-8.
9. Evans JA, Whitelaw WA. The assessment of maximal respiratory mouth pressures in adults. Respir Care 2009; 54(10): 1348-59.
10. Neder JA et al. Reference values for lung function tests. II. Maximal respiratory pressures and voluntary ventilation. Braz J Med Biol Res 1999; 32(6): 719-27.
11. Hautmann H et al. Maximal inspiratory mouth pressures (PImáx) in healthy subjects – what is the lower limit of normal? Respir Med 2000; 94(7): 689-93.
12. Parreira VF et al. Pressões respiratórias máximas: valores encontrados e preditos em indivíduos saudáveis. Rev Bras Fisioter 2007; (11): 361-8.
13. ATS/ERS Statement on respiratory muscle testing. Am J Respir Crit Care Med 2002; 166(4): 518-624.
14. Montemezzo D et al. Influence of 4 interfaces in the assessment of maximal respiratory pressures. Resp Care 2012; 57(3): 392-8.
15. Freedman S. Sustained maximum voluntary ventilation. Respir Physiol 1970; 8(2): 230-44.
16. Nickerson BG, Keens TG. Measuring ventilatory muscle endurance in humans as sustainable inspiratory pressure. J Appl Physiol 1982; 52(3): 768-72.
17. Martyn JB et al. Measurement of inspiratory muscle performance with incremental threshold loading. Am Rev Respir Dis 1987; 135(4): 919-23.

18. McElvaney G et al. Comparison of two-minute incremental threshold loading and maximal loading as measures of respiratory muscle endurance. Chest 1989; 96(3): 557-63.
19. Morrison NJ et al. Respiratory muscle performance in normal elderly subjects and patients with COPD. Chest 1989; 95(1): 90-4.
20. McElvaney G et al. Maximal static respiratory pressures in the normal elderly. Am Rev Respir Dis 1989; 139(1); 277-81.
21. Fiz JA et al. Indices of respiratory muscle endurance in healthy subjects. Respiration 1998; 65(1): 21-7.
22. Langer D et al. Measurement validity of an electronic inspiratory loading device during a loaded breathing task in patients with COPD. Respiratory Medicine 2013; 107(4): 633-5.

1

Capítulo 3

PRESSÃO INSPIRATÓRIA NASAL

Guilherme Augusto de Freitas Fregonezi

Vanessa Regiane Resqueti

SUMÁRIO

Definição e histórico

A medida da pressão inspiratória nasal (SNIP), teste da fungada ou *sniff* teste é um método de avaliação da força dos músculos inspiratórios simples, não invasivo, potencialmente aplicável, de fácil aprendizagem e de reprodutibilidade aceitável.[1-5] Todas estas características determinam sua grande conveniência especialmente em doenças caracterizadas por disfunção dos músculos inspiratórios, como a insuficiência respiratória, as distrofias musculares e outras doenças neuromusculares.[6-9] A SNIP é avaliada através da pressão gerada em uma narina mensurada por meio de um plugue nasal específico ligado a um cateter e a um transdutor de pressão ou equipamento eletrônico de manovacuometria.

A técnica, originalmente utilizada pela Radiologia para avaliação da presença de paralisia do músculo diafragma através de métodos de imagem, entretanto, como se trata de diferente procedimento técnico, foi adaptada para a área da saúde respiratória.[10] Os primeiros trabalhos de avaliação da SNIP eram realizados com avaliação da pressão gerada pelo diafragma ou pressão transdiafragmática (P*di*) durante a manobra de *sniff* ou fungada, através da avaliação da pressão na região do esôfago (P*oes*) e pressão gástrica (P*gas*), considerando: P*di* = P*gas* – P*oes*. Posteriormente, foi observado que a pressão medida na região do esôfago (P*oes*) durante a manobra de *sniff* era um teste útil para confirmação da disfunção geral dos músculos respiratórios.[11] Devido ao baixo gradiente de pressão entre os alvéolos e as vias aéreas de condução, a avaliação da pressão pelos orifícios nasais tem alta relação linear com a pressão medida na região do esôfago (P*oes*).[1] Portanto, a avaliação da SNIP através do *sniff* teste foi considerada de boa reprodutibilidade com grande potencial para a prática clínica, capaz de avaliar a força do músculo diafragma associado a forte ativação dos músculos escalenos e a uma moderada/baixa ativação dos músculos esternocleidomastóideos.[4,12]

O teste da fungada ou *sniff* teste apresenta características peculiares e bastante diferentes da avaliação da pressão inspiratória máxima (PImáx, descrita no Capítulo 2), apesar de ambos os testes avaliarem a força dos músculos inspiratórios. A medida clássica de PImáx é caracterizada por uma contração sustentada que recruta progressivamente um maior número de fibras, até um limite máximo individual, caracterizado por uma avaliação estática e isométrica realizada desde um ponto específico de volume pulmonar, como o volume residual (VR), ao passo que a medida da SNIP ou *sniff* teste é caracterizada por ser uma avaliação dinâmica e quase isométrica realizada do ponto de volume pulmonar capacidade residual funcional (CRF).

A técnica de avaliação da SNIP está padronizada, após um número de publicações qualificadas,[13-17] e atualmente existem valores de referência para as populações caucasiana (adultos e crianças),[18,19] japonesa[20] e brasileira.[21]

Equipamentos

A avaliação da SNIP deve ser realizada através de um transdutor de pressão ou um manovacuômetro portátil, desde que este seja capaz de medir pressões negativas. Atualmente, existem no mercado manovacuômetros portáteis aneroides e digitais. Os manovacuômetros aneroides são geralmente graduados em centímetros de água entre 0 e 300 cmH_2O. Apesar do seu baixo custo e sua ampla utilização, não há recomendação para uso de manovacuômetros anaeroides devido a sua baixa precisão e possível dificuldade na leitura, portanto, seu uso deveria ser considerado inadequado.[3] Em relação aos manovacuômetros digitais, atualmente existem equipamentos nacionais (Figura 3.1) que foram adaptados para a realização do *sniff* teste[22] ou importados (Figura 3.2), ambos com adequada precisão, fácil manuseio e relativo baixo custo. Adicionalmente os manovacuômetros digitais possuem *softwares* que facilitam a análise e armazenam os resultados dos testes. Os equipamentos de manovacuometria digitais devem ser calibrados de acordo com a especificação e a recomendação dos fabricantes.

Os manovacuômetros são acoplados a uma mangueira de silicone conectada a um plugue nasal, que por sua vez é conectado a uma das narinas do indivíduo, deixando a narina contralateral livre ou aberta. Adicionalmente pode-se utilizar um filtro, dependendo do equipamento.

Os plugues nasais podem ter tamanho único em formato cônico (Figura 3.1) e ser ajustáveis a diferentes tamanhos de cavidades nasais ou ter diferentes tamanhos para cada tamanho de cavidade nasal (Figura 3.2). Segundo a experiência clínica de alguns grupos de fisioterapeutas e pesquisadores, a utilização de tamanhos individualizados é mais recomendada para a fixação mais adequada do plugue na cavidade nasal. Outro ponto de interesse clínico que deve ser considerado é a colocação do plugue na narina: o plugue não deve ser introduzido até a parte final do conducto nasal, pois poderia obstruir a válvula nasal, região anatômica que separa a cavidade nasal das coanas nasais.

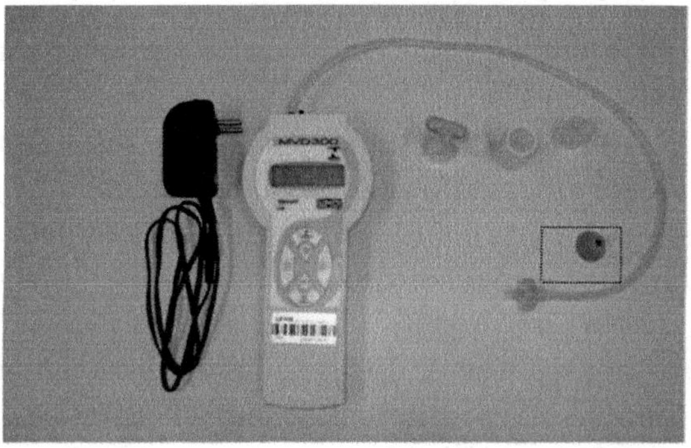

Figura 3.1 Exemplo de equipamento nacional com plugue de tamanho padrão.

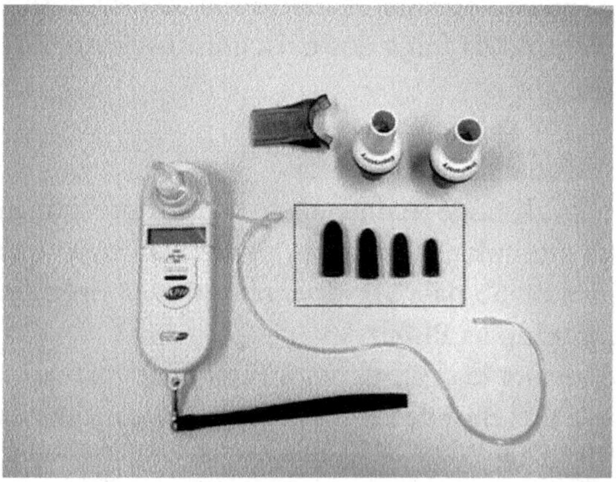

Figura 3.2 Exemplo de equipamento importado com plugues de vários tamanhos.

Procedimentos

Em relação ao procedimento de avaliação da SNIP, não existem guias das grandes sociedades sobre os procedimentos, entretanto, os artigos publicados até o presente descrevem com quase unanimidade metodológica como deve ser realizado o procedimento. Para melhores detalhes utilizamos uma descrição do procedimento metodológico para avaliação da SNIP apresentada em um guia das sociedades americana e europeia de doenças respiratórias sobre a avaliação dos músculos respiratórios.[3,23]

1. Pressão inspiratória nasal máxima – SNIP
   - Sujeito sentado ou em posição ereta (pouco utilizada) sempre que confortável.

- Conectar o plugue nasal em uma das narinas e manter a outra narina aberta.
- Solicitar ao sujeito/paciente de 3 a 5 ciclos respiratórios em volume corrente e, partindo da capacidade residual funcional, realizar uma fungada curta e forte mantendo a boca fechada.
- Realizar forte encorajamento verbal para obter uma manobra máxima.
- Permitir um repouso de 30 segundos entre cada manobra e realizar o mínimo de 10 manobras de *sniff* aceitáveis.
- É recomendada a realização de manobras adicionais (mais 10 manobras, total de 20) sempre que o maior valor encontrado for ligeiramente abaixo do valor de referência ou com objetivo de monitorar a evolução da força dos músculos inspiratórios em condições fisiopatológicas.

2. Controle de qualidade da técnica

- Na prática clínica é recomendado realizar previamente a avaliação da força muscular inspiratória através da PImáx quando possível, pois o resultado da SNIP deve ser igual ou ligeiramente superior ao encontrado na PImáx.
- Caso o resultado seja inferior à PImáx, orienta-se a troca da narina, pois a presença de desvio de septo pode influenciar o resultado da SNIP.
- As condições infecciosas ou inflamatórias das vias aéreas superiores também podem influenciar o resultado da SNIP.
- O indivíduo deve ser orientado sobre a técnica previamente, associando a demonstração da mesma, mas devido à simplicidade da manobra, não é necessário treinamento anterior.
- Caso o plugue não esteja conectado adequadamente à narina, pode haver entrada de ar pelas bordas da narina e a manobra não será considerada aceitável.

Assim como as pressões respiratórias máximas, a realização do *sniff* teste ou medida da SNIP é uma técnica que depende da motivação do sujeito. É aconselhável que o indivíduo/paciente possa visualizar o marcador digital ou o gráfico no monitor do computador durante a realização da técnica como forma de lhe oferecer um *feedback* sobre a manobra.

Indicações clínicas

A mensuração da SNIP é uma manobra importante e complementar à PImáx para a monitorização da fraqueza dos músculos inspiratórios, em especial no desenvolvimento de insuficiência respiratória. Ao mesmo tempo pode ser considerada uma manobra importante para seguimento das doenças neuromusculares mesmo quando a realização da PImáx não é possível. Algumas adaptações podem ser realizadas quando houver fraqueza de músculo orofacial, como a utilização da máscara orofacial.[24]

A medida da SNIP está indicada na avaliação e no acompanhamento da força muscular inspiratória em indivíduos saudáveis e pacientes:

- que serão submetidos a treinamento de músculos inspiratórios ou expiratórios;
- dispneicos;
- com distúrbios ventilatórios restritivos, especialmente doenças neuromusculares;
- com distúrbios ventilatórios obstrutivos (poucas evidências);
- em ventilação mecânica;
- em pré e pós-operatório tardio.

Contraindicações

Não existe na literatura descrição de contraindicação para realização da avaliação da SNIP. Por suas características fisiológicas serem consideradas relativamente naturais, deveríamos apenas levar em conta as indicações para suspensão da avaliação sugerida nos casos de pressões respiratórias máximas:

- ocorrência de síncope, angina ou tontura;
- aparecimento de cefaleia;
- sensação de náusea.

Interpretação dos resultados

Poucos autores apresentaram equações e tabelas para predição do valor esperado para a SNIP considerando idade, sexo, peso e altura. Os estudos foram realizados em algumas populações, como citado anteriormente.[18-20] É importante que esses valores de referência sejam obtidos na mesma população que será avaliada. Em relação à população brasileira, recente estudo multicêntrico estabeleceu valores de referência para homens e mulheres adultos saudáveis.[21] As equações propostas encontram-se na Tabela 3.1.

Tabela 3.1 Regressão linear múltipla que obteve as equações de predição para SNIP em homens e mulheres saudáveis com idades entre 20 e 80 anos.

	Homens	Mulheres
Equação de predição	SNIP = 135,6 – 0,47 x (idade)	SNIP = 110,1 – 0,36 x (idade)
Medida SNIP, cmH_2O	114,3	92,5
R^2	0,09	0,10
SEE	27,4	18,6
B	- 0,47	- 0,36
Valor t	- 3,28	- 3,9
Constante	135,6	110,1
Valor p	0,0001	0,0001
Média limite inferior	69,2	61,9

Limitações da técnica

A técnica de avaliação da SNIP, assim como a avaliação das pressões respiratórias máximas, é sujeito-dependente, portanto, depende do esforço do indivíduo. Assim, esta técnica dificilmente é utilizada na vigência de déficits cognitivos e torna-se sempre importante o estímulo verbal e o *feedback* visual durante a realização da técnica.

Pontos-chave

- A SNIP é uma manobra complementar à medida de PImáx.
- A SNIP é especialmente útil para avaliar os músculos inspiratórios em doenças como: insuficiência respiratória, distrofias musculares e outras doenças neuromusculares.
- A SNIP é caracterizada por ser uma avaliação dinâmica e quase isométrica.

Referências Bibliográficas

1. Héritier F, Rahm F, Pasche P, Fitting JW. Sniff nasal inspiratory pressure. A noninvasive assessment of inspiratory muscle strength. Am J Respir Crit Care Med 1994 Dec; 150(6 Pt 1): 1678-83.
2. Fitting JW. Sniff nasal inspiratory pressure: simple or too simple? Eur Respir J 2006 May; 27(5): 881-3.
3. American Thoracic Society/European Respiratory Society. ATS/ERS Statement on respiratory muscle testing. Am J Respir Crit Care Med 2002 Aug; 166(4): 518-624.
4. Miller JM, Moxham J, Green M. The maximal sniff in the assessment of diaphragm function in man. Clin Sci 1985 Jul; 69(1): 91-6.
5. Laroche CM, Mier AK, Moxham J, Green M. The value of sniff esophageal pressures in the assessment of global inspiratory muscle strength. Am Rev Respir Dis 1988 Sep; 138(5): 598-603.
6. Azevedo IG, Severino FG, Lucena TA, Resqueti VR, Bruno SS, Fregonezi GAF. Relação entre pressão inspiratória nasal e pressão inspiratória máxima em pacientes com distrofia miotônica. Terapia Manual 2010 Mai-Jun; 8(37): 224-230.
7. Chaudri MB, Liu C, Watson L, Jefferson D, Kinnear WJ. Sniff nasal inspiratory pressure as a marker of respiratory function in motor neuron disease. Eur Respir J 2000 Mar; 15(3): 539-42.
8. Terzi N, Orlikowski D, Fermanian C, Lejaille M, Falaize L, Louis A, Raphael JC, Fauroux B, Lofaso F. Measuring inspiratory muscle strength in neuromuscular disease: one test or two? Eur Respir J 2008 Jan; 31(1): 93-8.
9. Moore AJ, Soler RS, Cetti EJ, Amanda Sathyapala S, Hopkinson NS, Roughton M, Moxham J, Polkey MI. Sniff nasal inspiratory pressure versus IC/TLC ratio as predictors of mortality in COPD. Respir Med 2010 Sep; 104(9): 1319-25.
10. Alexander C. Diaphragm movements and the diagnosis of diaphragmatic paralysis. Clin Radiol 1966 Jan; 17(1): 79-83.
11. Laroche CM, Mier AK, Moxham J, Green M. The value of sniff oesophageal pressures in the assessment of global inspiratory muscle strength. Am Rev Respir Dis 1988; 138: 598-603.
12. Katagiri M, Abe T, Yokoba M, Dobashi Y, Tomita T, Easton PA. Neck and abdominal muscle activity during a sniff. Respir Med 2003 Sep; 97(9): 1027-35.
13. Nava S, Ambrosino N, Crotti P, Fracchia C, Rampulla C. Recruitment of some respiratory muscles during three maximal inspiratory manoeuvres. Thorax 1993 Jul;48(7):702-7.
14. Steier J, Kaul S, Seymour J, Jolley C, Rafferty G, Man W, Luo YM, Roughton M, Polkey MI, Moxham J. The value of multiple tests of respiratory muscle strength. Thorax 2007 Nov; 62(11): 975-80.

15. Stefanutti D, Benoist MR, Scheinmann P, Chaussain M, Fitting JW. Usefulness of sniff nasal pressure in patients with neuromuscular or skeletal disorders. Am J Respir Crit Care Med 2000 Oct; 162(4 Pt 1): 1507-11.
16. Hart N, Polkey MI, Sharshar T, Falaize L, Fauroux B, Raphaël JC, Lofaso F. Limitations of sniff nasal pressure in patients with severe neuromuscular weakness. J Neurol Neurosurg Psychiatry 2003 Dec; 74(12): 1685-7.
17. Lofaso F, Nicot F, Lejaille M, Falaize L, Louis A, Clement A, Raphael JC, Orlikowski D, Fauroux B. Sniff nasal inspiratory pressure: what is the optimal number of sniffs? Eur Respir J 2006 May; 27(5): 980-2.
18. Uldry C, Fitting JW. Maximal values of sniff nasal inspiratory pressure in healthy subjects. Thorax 1995 Apr; 50(4): 371-5.
19. Stefanutti D, Fitting JW. Sniff nasal inspiratory pressure. Reference values in Caucasian children. Am J Respir Crit Care Med 1999 Jan; 159(1): 107-11.
20. Kamide N, Ogino M, Yamashina N, Fukuda M. Sniff nasal inspiratory pressure in healthy Japanese subjects: mean values and lower limits of normal. Respiration 2009; 77(1): 58-62.
21. Araujo PRS et al. Valores de referência da pressão inspiratória nasal em indivíduos saudáveis no Brasil: estudo multicêntrico. Jornal Brasileiro de Pneumologia 2012; 38: 700-7.
22. Severino FG, Resqueti VR, Bruno SS, Azevedo IG, Vieira RH, Fregonezi GA. Comparison between a national and a foreign manovacuometer for nasal inspiratory pressure measurement. Rev Bras Fisioter 2010 Sep-Oct; 14(5): 426-31.
23. Lofaso F, Nicot F, Lejaille M, Falaize L, Louis A, Clement A. Raphael JC, Orlikowski D, Fauroux B. Sniff nasal inspiratory pressure: what is the optimal number of sniffs? Eur Respir J 2006 May; 27(5): 980-2.
24. Tavares JB, Fregonezi GAF, Azevedo IG, Araujo PRS, Severino FG, Resqueti VR. Avaliação da pressão inspiratória nasal e pressões respiratórias máximas com máscara orofacial em sujeitos saudáveis. Terapia Manual 2010 Nov-Dez; 8(40): 523-9.

1

Capítulo 4

AVALIAÇÃO DOS VOLUMES E FLUXOS PULMONARES

Jocimar Avelar Martins

SUMÁRIO

Introdução

A espirometria é um teste não invasivo amplamente utilizado para avaliar a função ventilatória.[1] Ela mede o ar que o indivíduo inspira e expira em função do tempo, podendo ser obtida por uma manobra lenta ou por uma manobra forçada. As variáveis medidas por meio da manobra forçada são especialmente úteis para a análise dos dados. Este teste deve ser parte integrante da avaliação de pacientes com sintomas respiratórios ou doença respiratória conhecida.[2]

A espirometria representa a prova de função pulmonar mais difundida em adultos e crianças. Em crianças, a medida da função pulmonar torna-se importante não apenas como um parâmetro clínico, mas também como um instrumento de medida do adequado crescimento e desenvolvimento pulmonar infantil.[3]

Os resultados da espirometria dependem de fatores técnicos e pessoais, por ser um teste que exige a compreensão e a colaboração do paciente, o emprego de técnicas padronizadas para sua realização, além de capacitação técnico-científica do profissional de saúde.[2,4]

Uma característica relevante dos equipamentos, mesmo os mais sofisticados, é a simplicidade em seu manuseio e a facilidade de limpeza e assepsia. Recomenda-se que todo espirômetro seja capaz de gerar as curvas espirométricas na forma impressa.[2,4]

Indicações

As variáveis medidas por meio da espirometria são especialmente úteis para:[4-6]

- detectar a presença ou a ausência de disfunção pulmonar, sugerida pela história do paciente, pela existência de sinais e sintomas físicos (idade, história de tabagismo, história familiar de doença pulmonar, tosse, dispneia) ou pela resposta anormal a outros testes;
- quantificar a gravidade da disfunção pulmonar;
- avaliar a mudança da função pulmonar com o tempo ou após uma intervenção;
- avaliar o efeito potencial de uma exposição ocupacional sobre a função pulmonar.

Cuidados na realização do exame

A realização da espirometria demanda esforço do paciente, por isso, a informação antecipada da história pregressa deve ser considerada para evitar riscos potenciais.[5]

A espirometria baseia-se na medida dos fluxos e volumes pulmonares:[3,6]

- capacidade inspiratória (CI);
- capacidade vital (CV);
- capacidade vital forçada (CVF);
- capacidade vital lenta (CVL);
- volume expiratório forçado após 0,5 segundo ($VEF_{0,5}$), especialmente para a população infantil;
- volume expiratório forçado no primeiro segundo (VEF_1);
- fluxo expiratório forçado (FEF);
- fluxo expiratório forçado médio entre 25 e 75% da CVF ($FEF_{25-75\%}$).

A espirometria é frequentemente realizada sem a medida de todos os volumes pulmonares (Figura 4.1).

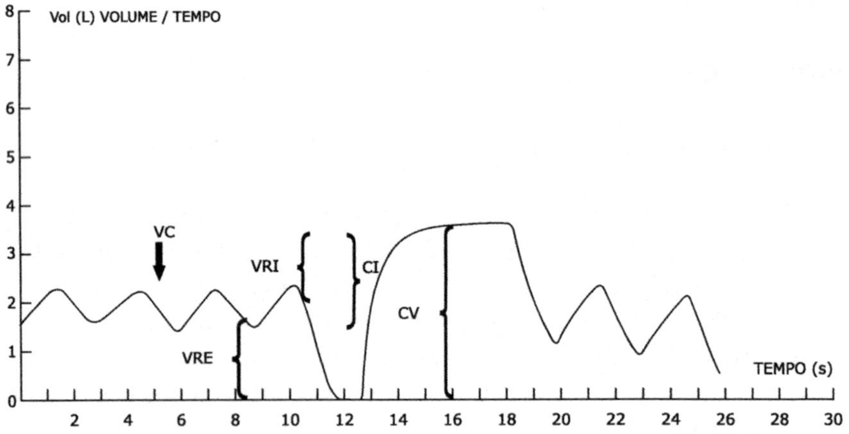

Figura 4.1 Traçado volume x tempo de uma manobra de capacidade vital lenta, realizada em circuito fechado, nos volumes e capacidades medidas pela espirometria (VC = volume corrente, VRI = volume de reserva inspiratório, VRE = volume de reserva expiratório, CI = capacidade inspiratória, CV = capacidade vital).

Os resultados espirométricos devem ser expressos em gráficos das curvas volume × tempo e fluxo × volume (Figuras 4.2 e 4.3).

Todos os valores numéricos obtidos devem ser acompanhados com os registros gráficos. Recomenda-se visualizar os registros gráficos durante a realização do teste, pois é importante garantir sua reprodutibilidade para uma adequada interpretação (Figura 4.4).[2,4]

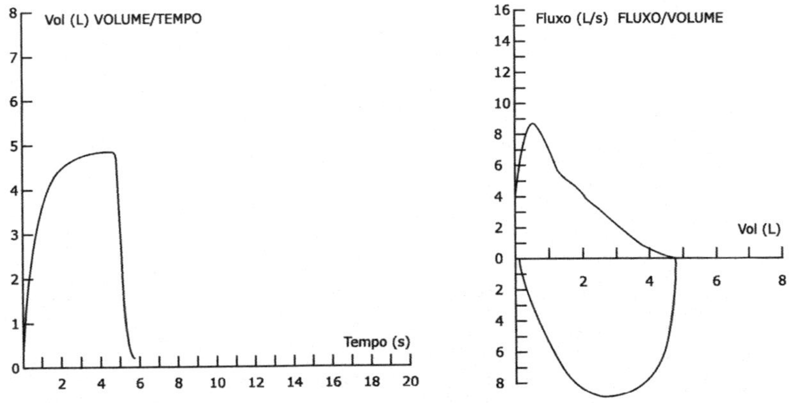

Figura 4.2 Ilustração de curvas volume x tempo e fluxo x volume que sempre devem acompanhar os achados numéricos da espirometria, realizada em circuito aberto.

Interpretação dos resultados

A interpretação da espirometria envolve duas etapas:

1. O confronto dos valores encontrados com os valores de referência para a população estudada.[2,4]

Recomenda-se que cada região defina equações próprias para obtenção dos valores previstos, pois estes traduzem a realidade funcional da população local.[7]

Para avaliação da população brasileira recomenda-se a utilização de valores de referência para espirometria obtidos por Pereira et al.[8] a partir de uma amostra da população brasileira adulta. Alguns grupos, no Brasil, utilizam com frequência os valores previstos por Knudson et al.[9]

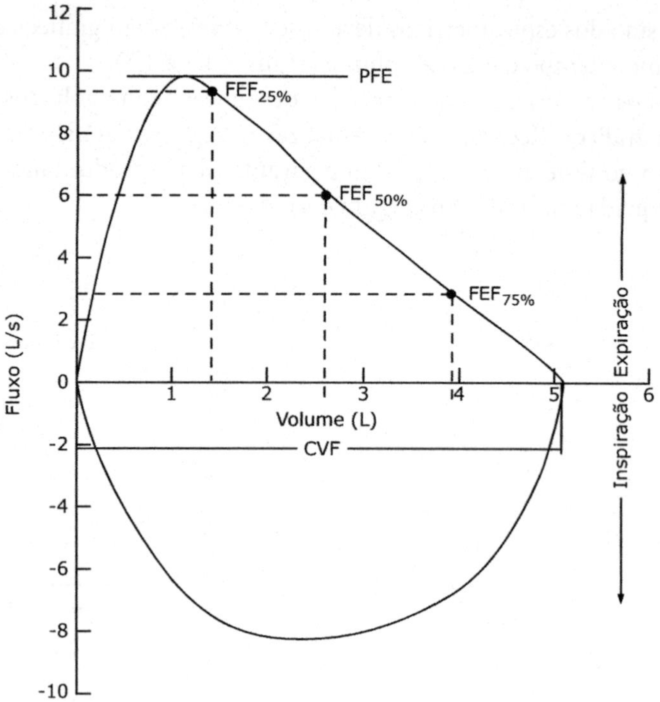

Figura 4.3 Variáveis medidas pela espirometria: Alça Fluxo Volume – Pico de Fluxo Expiratório (PFE), Fluxos Expiratórios Forçados ($FEF_{25\%}$, $FEF_{50\%}$, $FEF_{75\%}$), Fluxos Inspiratórios Máximos.

Ladosky et al.[10] realizaram um estudo comparando os valores previstos para a população brasileira com os valores propostos pelas equações de Knudson[9] (para a população norte-americana). Os resultados mostraram que há discordância entre os valores previstos, os quais geram diferenças na interpretação da espirometria e reforçam a necessidade de utilização de valores de referência específicos para a população avaliada.

França et al.[11] estudaram 195 crianças brasileiras e apresentaram equações preditivas de variáveis espirométricas para essa população. Os autores observaram: ausência de diferenças significativas entre os dados de crianças do sexo masculino e feminino, independente da idade; aumento progressivo e significativo da maior parte das variáveis espirométricas com o avançar da idade; e que a maioria de uma amostra de crianças brasileiras em idade pré-escolar foi capaz de realizar manobras espirométricas com sucesso. A altura foi preditor único para as equações.

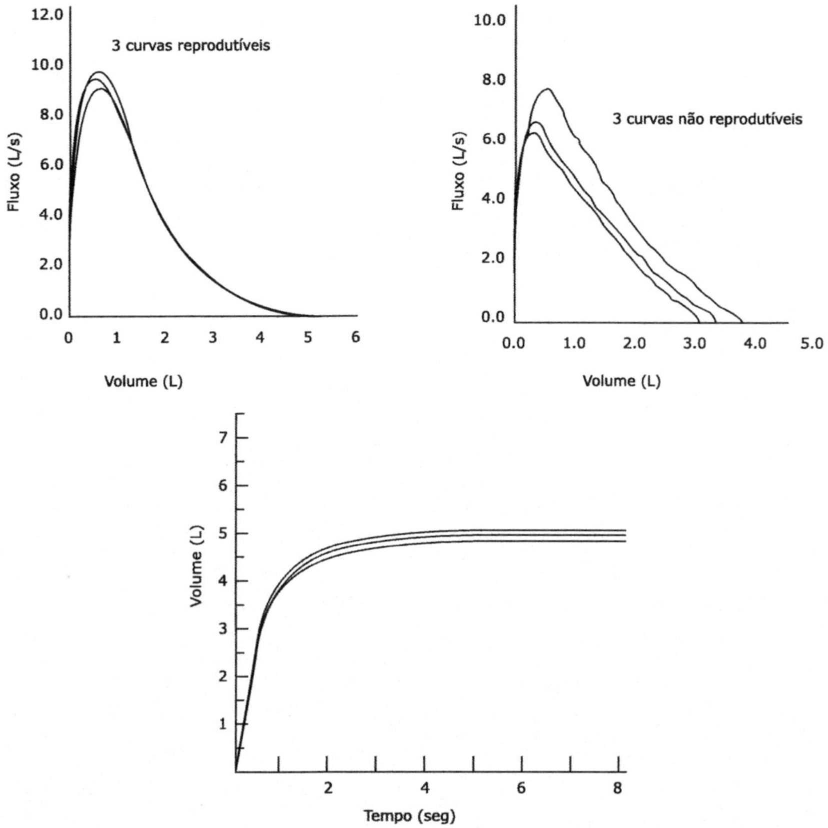

Figura 4.4 Esta figura ilustra a importância da visualização do registro gráfico. Curvas volume x tempo reprodutíveis e curvas fluxo x volume reprodutíveis e não reprodutíveis. Adaptado do site www.espiroatual.com.br.

2. A integração desses achados com a condição de saúde do indivíduo.[3]

Para interpretação dos dados espirométricos, encontramos seis padrões:[2]

- normal: apresenta resultados dentro dos limites de normalidade, quando comparados com as equações de referência para a população estudada;
- distúrbio ventilatório obstrutivo (DVO): o índice de Tiffeneau (VEF_1/CVF) e o VEF_1 são os índices mais usados e padronizados para caracterizar a presença de DVO. A redução no índice VEF_1/CVF e no VEF_1 definem o DVO. Na população infantil utiliza-se o $VEF_{0,5}$ e o $VEF_{0,5}/CVF$ para caracterizar o distúrbio obstrutivo.[11] O

volume expiratório forçado no sexto segundo (VEF_6), que é derivado de manobra de mais fácil execução, pode ser utilizado como substituto da CVF, sendo a relação VEF_1/VEF_6 eficaz na triagem da doença pulmonar obstrutiva crônica (DPOC);[12]

- distúrbio ventilatório restritivo (DVR): na presença de CV e CVF reduzidas (abaixo de 50% do previsto) com VEF_1/CVF e FEF/CVF normais, o DVR pode ser inferido;
- distúrbio ventilatório inespecífico: na presença de aparente DVR na espirometria e ausência da medida da capacidade pulmonar total (CPT), interpreta-se como distúrbio inespecífico: se a CVF for maior que 50% do previsto, se o $FEF_{25-75\%}$ e a relação $FEF_{25-75\%}$/CVF não estiverem elevados, se não houver dados explicando a restrição, ou se a hipótese diagnóstica for DPOC ou asma e ainda se a CVF estiver reduzida após o uso de broncodilatador;
- distúrbio ventilatório combinado: a presença de um DVO com diminuição da CVF pode gerar dúvida na interpretação da espirometria. Neste caso, a diferença percentual dos valores de CVF e VEF_1 pode ser calculada, antes do uso do broncodilatador. No caso de diferença menor que 12 (em valor absoluto) entre os valores percentuais da CVF e do VEF_1 (% do previsto da CVF – % do previsto do $VEF_1 \leq 12$), o distúrbio misto ou combinado poderá ser inferido. Na impossibilidade de se realizar a medida da CPT, o distúrbio não deve ser denominado misto ou combinado apenas pela redução da CVF e CVL.

Os distúrbios ventilatórios obstrutivos e restritivos são quantificados por meio de três graus: leve, moderado e acentuado. Enquanto no DVO a referência para classificação é o VEF_1, no DVR é a CVF. A relação VEF_1/CVF pode ser utilizada em conjunto com o VEF_1 percentual para graduar o DVO, considerando-se, neste caso, o valor mais alterado.[2] Esses dados estão descritos na Tabela 4.1.

A resposta das variáveis espirométricas ao broncodilatador reflete as mudanças que excedem a variabilidade ao acaso e, por isso, suas implicações clínicas são muitas vezes incertas. Estudos recentes indicam que deveria ser levado em consideração outro índice independente da importância clínica, como o grau de dispneia e a capacidade de exercício.[13,14]

Tabela 4.1 Quantificação da severidade do distúrbio ventilatório.

Grau	VEF_1% ↓ predito	CVF% ↓ predito	VEF_1/CVF% ↓ predito
Leve*	> 60 LI	> 60 LI	> 60 LI
Moderado	41-59	51-59	41-59
Acentuado	≤ 40	≤ 50	≤ 40

* Grau leve: além da porcentagem do valor predito, deve-se considerar se o valor encontra-se abaixo do limite inferior (LI). VEF_1 = volume expiratório forçado no primeiro segundo; CVF = capacidade vital forçada.

O padrão de resposta espirométrica ao broncodilatador (BD) varia entre os pacientes com DPOC. No DVO, consideram-se respostas significativas após o uso do broncodilatador as seguintes situações:

- elevação do VEF_1 maior que 7% em relação ao previsto e maior ou igual a 200 mL do valor absoluto;
- elevação da CVF maior ou igual a 350 mL do valor absoluto;
- elevação da CVL maior ou igual a 400 mL do valor absoluto;
- elevação da CI maior ou igual a 300 mL do valor absoluto.

A variação estatística após o uso do broncodilatador em sujeitos normais, se significativa, ou seja, maior do que 10%, sugere aumento do tônus broncomotor. Esta variação pode ser identificada por meio da seguinte relação: (valor pós-BD – valor pré-BD) ÷ valor previsto.

A espirometria é um instrumento útil para a avaliação dos fluxos e volumes pulmonares. É uma medida reprodutível, sendo o fluxo máximo muito sensível na maioria das disfunções que acometem o sistema respiratório.[2] Entretanto, por meio da espirometria, não é possível medir o volume residual (VR) e a CPT.

Deve-se levar em consideração que vários fatores podem interferir na qualidade dos dados obtidos e na correta interpretação destes achados. Portanto, para uma adequada avaliação funcional respiratória é fundamental: selecionar adequadamente o equipamento a ser utilizado, padronizar os procedimentos (coleta dos dados, história pregressa e atual, questionário respiratório, calibração do equipamento, realização do teste), padronizar a interpretação dos testes de acordo com as Diretrizes disponíveis e, finalmente, utilizar valores de referência específicos para a população estudada.[4]

Pontos-chave

- A espirometria é utilizada para avaliar a função ventilatória.
- Seus resultados dependem de fatores técnicos e da compreensão e colaboração do paciente na realização do exame.
- A interpretação dos resultados permite classificar o grau de comprometimento da disfunção pulmonar.

Referências Bibliográficas

1. Pierce R. Spirometry: an essential clinical measurement. Aust Fam Physician 2005; 34(7): 535-9.
2. Pereira CAC, Neder JA. Diretrizes para testes de função pulmonar. J Pneumol 2002; 38(S3): 1-241.
3. Drumond SC, Fontes MJF, Assis I, Duarte MA. Comparação entre três equações de referência para a espirometria em crianças e adolescentes com diferentes índices de massa corpórea. J Pneumol 2009; 35(5): 415-22.
4. Miller MR et al. Standardisation of spirometry - Series "ATS/ ERS Task force: Standardisation of lung function testing". Eur Respir J 2005; 26(2): 319-38.
5. AARC (American Association for Respiratory Care) clinical practice guideline. Spirometry (Update). Respir Care 1996; 41(7): 629-36.
6. Silva LCC, Rubin AS, Silva LMC. Avaliação funcional pulmonar. 1.ed. Rio de Janeiro: Revinter, 2000. 171p.
7. Lung function testing: selection of reference values and interpretative strategies. American Thoracic Society. Am Rev Respir Dis 1991; 144(5): 1202-18.
8. Pereira AC et al. Novos valores de referência para espirometria em brasileiros adultos de raça branca. J Pneumol 2007; 33(4): 397-406.
9. Knudson RJ et al. Changes in the normal maximal expiratory flow-volume curve with growth and aging. Am Rev Respir Dis 1983; 127(6): 725-34.
10. Ladosky W et al. Comparação entre valores espirométricos de referência obtidos a partir das equações de knudson e de Pereira. J Pneumol 2001; 27(6): 315-20.
11. França DC, Martins JA, Vieira BSP, Camargos PAM, Parreira VF. Equações preditivas para parâmetros espirométricos de crianças brasileiras com idade de 4 a 6 anos. Rev Bras Fisioter 2012; 16(Supl 1): 446.
12. Lundgren FLC et al. Determinação da eficiência do VEF_6 como substituto da CVF na triagem diagnóstica da doença pulmonar obstrutiva crônica através da comparação entre as relações VEF_1/CVF e VEF_1/VEF_6. J Pneumol 2007; 33(2): 148-51.

13. O'Donnell DE et al. Spirometric correlates of improvement in exercise performance after anticholinergic therapy in chronic obstructive pulmonary disease. Am J Respir Crit Care Med 1999; 160(2): 542-9.
14. Rodrigues JR et al. Resposta a broncodilatador na espirometria: que parâmetros e valores são clinicamente relevantes em doenças obstrutivas? J Pneumol 2001; 27(1): 35-47.

1

Capítulo 5

AVALIAÇÃO DO PICO DE FLUXO EXPIRATÓRIO

Jocimar Avelar Martins

SUMÁRIO

Definição

Pico de fluxo expiratório (PFE) é o fluxo máximo alcançado durante uma expiração realizada com força máxima e iniciando de um nível máximo de insuflação pulmonar.[1-3] O PFE é considerado, assim como o volume expiratório forçado no primeiro segundo (VEF_1), um índice indireto do calibre das vias aéreas. Porém, o PFE parece ser menos sensível que o VEF_1 para detectar obstrução nas vias aéreas.[4]

Em sujeitos saudáveis, o PFE é determinado pelo volume pulmonar (que é uma função da estatura), pelas propriedades elásticas do pulmão e pela força e coordenação da musculatura expiratória.[1,5] Das situações patológicas que podem interferir no PFE, a mais comum é a desordem na estrutura ou função das vias aéreas intratorácicas, o que promove aumento da resistência do fluxo aéreo dentro delas. O PFE pode também estar diminuído por obstrução nas vias aéreas extratorácicas, por condições que limitam a expansão pulmonar ou afetam a função dos músculos expiratórios ou por condições que afetam a integridade do sistema neural.[6,7] A medida do PFE, portanto, tem grande valor na identificação e na monitorização do progresso da limitação ao fluxo aéreo, avaliando sua severidade, variação e resposta ao tratamento.[1]

Equipamentos

Há vários tipos de instrumentos para medir o PFE (Figura 5.1). Os mais comumente usados na prática clínica são os instrumentos que medem apenas o pico de fluxo, conhecidos como *peak flow meters*, por serem portáteis, de baixo custo e não necessitarem de energia para sua operação.[1] O dispositivo para medida do PFE requer um instrumento com acurácia de +/- 10% ou dentro de +/– 20 L/min do valor atual, seja o que for maior.

Os medidores pediátricos têm faixa de registro entre 60 e 400 L/min (valor mínimo não mais que 60 L/min), e os medidores adultos tipicamente variam de 100 a 850 L/min (não menos que 100 L/min). O dispositivo não deve ter uma resistência ao fluxo maior que 2,5 $cmH_2O/L/s$, com fluxo de até 14 L/s. Se os resultados forem lidos manualmente, as marcas devem ser feitas a cada 10 L/min. As diferentes marcas de medidores de pico de fluxo frequentemente diferem nos resultados observados para o mesmo indivíduo.[8,9]

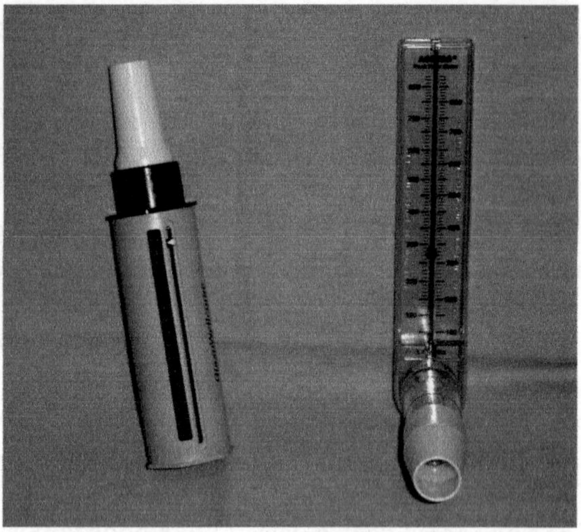

Figura 5.1 Medidores de pico de fluxo expiratório disponíveis no mercado.

Realização da medida

Uma instrução apropriada, assim como o estímulo ao paciente, é importante para o sucesso do teste. Na primeira manobra, deve ser dada uma explicação, seguida de uma demonstração. O teste pode ser realizado com o indivíduo em pé ou assentado,[1] porém, o pescoço não deve estar flexionado ou hiperestendido para não afetar a complacência traqueal.[1] O uso de clipes nasais não é necessário durante a realização das manobras.[9]

O teste é realizado partindo-se de uma inspiração máxima seguida por uma expiração forçada máxima, curta e explosiva através da peça bocal acoplada ao medidor de pico de fluxo.[9] Diferentemente da manobra de capacidade vital forçada, a manobra do pico de fluxo necessita de menos de 1 segundo.[1] Alguns estudos realizados com sujeitos normais e com pacientes demonstraram que as medidas do PFE podem mostrar grande variação dependendo do padrão da inspiração que precede a manobra expiratória forçada.[10-13] Os autores desses estudos relataram que o PFE é maior quando uma inspiração rápida é realizada antes da manobra expiratória forçada, ou seja, com pausa pós-inspiratória inferior a 4 segundos. Omar et al.[14] não encontraram diferença no PFE quando compararam a ausência de pausa após inspiração com uma pausa menor ou igual a 2 segundos.

Estão sendo feitas algumas tentativas para padronizar os testes de PFE em medidores de pico de fluxo.[15] Vários protocolos têm sido recomendados, entre os quais destacam-se os da European Respiratory Society,[1] Britton[16] e Gannon et al.[17]

O valor mais alto de três manobras consecutivas deve ser registrado,[1,9,15,18] desde que a diferença entre eles não ultrapasse 20 L/min, para que o teste seja considerado aceitável. No entanto, se entre os dois maiores valores houver diferença maior do que 40 L/min, outras duas manobras devem ser realizadas.[1,15] A queda sucessiva das medidas do pico de fluxo na mesma avaliação pode indicar broncoespasmo induzido pela manobra.[9,18]

Medida da variabilidade do PFE

O aumento da variação diurna no PFE, característica dos pacientes asmáticos, tem sido interpretado como evidência de aumento da variabilidade do calibre das vias aéreas – hiper-responsividade brônquica – que é a característica fisiológica predominante desta doença.[15]

Um número ótimo de medidas do PFE é necessário para avaliar a sua variabilidade dentro do dia,[16] porém não existe consenso sobre o número de registros diários necessários para uma avaliação precisa dessa variação.[17] D'Alonzo et al.[19] observaram que, com dois registros diários, a variabilidade foi subestimada (20 a 45%) em comparação à variabilidade de 60 a 80%, quando quatro registros foram feitos. Brand et al.[20] sugerem que além das medidas realizadas pela manhã e pela noite, é importante que no mínimo uma outra medida seja feita no início da tarde. Gannon et al.[17] sugeriram que no mínimo quatro medidas, uniformemente distribuídas durante o dia, devem ser realizadas para obter uma avaliação precisa da variação diurna do PFE. Pacientes com asma apresentam uma variação diurna do PFE acima de 15%, embora não necessariamente em todos os dias.[9]

A variabilidade do PFE pode ser mais importante que o seu valor absoluto.[9] Existe um ritmo circadiano (período de 24 horas) normal para o PFE. Valores do PFE tendem a ser menores durante a noite e ao acordar, e alcançam valores máximos entre o meio-dia e o início da tarde.[1,20] A realização e o registro das medidas do PFE em vários dias são úteis para avaliar a variação diurna e a variabilidade do dia a dia.[1] O período de monitorização deve variar de 7 a 14 dias.[9] Para eliminar o efeito aprendizado, os dois primeiros dias de medida devem ser descartados na avaliação da variabilidade.[18,21]

A variabilidade pode ser calculada de várias maneiras. Um índice de variação diurna foi definido como a razão entre o valor máximo e o mínimo × 100% (MÁX/MIN%). Em crianças de 6 a 14 anos, o valor normal

MÁX/MIN% vai até 130%, em adultos de 15 a 35 anos, 117%, e em adultos acima de 35 anos o limite normal vai até 118%.[21]

Outro índice utilizado para calcular a variação do PFE é o cálculo da amplitude/média%, ou seja, é a diferença entre o valor máximo e o mínimo dividida pela média de todos os valores medidos no dia × 100%. Para esse índice, o limite normal para crianças é de até 31%, e em adultos, de até 19%.[22]

Valores de referência X máximo valor obtido

Os valores de referência para o PFE exibem uma faixa de variabilidade relativamente larga, de modo que a utilização destes valores para comparação com o PFE atual pode ser menos fidedigna do que a comparação com o melhor valor obtido em qualquer época, especialmente quando o paciente estiver clinicamente controlado (considerado o melhor PFE).[9,23] De acordo com Dikshit et al.,[24] o PFE alcança seu pico dos 18 aos 20 anos, mantendo seus valores até os 30 anos nos homens e 40 anos nas mulheres, declinando com a idade. Como o declínio do PFE com a idade é pequeno em adultos normais, um valor máximo obtido de um paciente poderá permanecer válido por até 5 anos após seu registro.[25] Em adolescentes saudáveis e adultos jovens, o PFE é influenciado pelo crescimento, por isso são aceitas medidas realizadas nos últimos 6 meses.[1]

Aplicabilidade da medida do PFE

A medida do PFE é um procedimento de execução simples e de baixo custo, sendo útil em vários aspectos no manejo da doença respiratória: na realização do diagnóstico, na avaliação da severidade e na evolução da doença e do tratamento.[24,26]

Fazendo o diagnóstico

Sintomas respiratórios sugerindo asma podem estar presentes em sujeitos com testes de função pulmonar sem alterações. Os sintomas podem ocorrer somente no trabalho ou à noite.[26] Nessas circunstâncias, as medidas seriadas do PFE por 2 a 4 semanas podem ser usadas para o diagnóstico, principalmente na presença de grande variabilidade.[27,28] Quando medidas seriadas do PFE são realizadas, devem ser registradas as mudanças do PFE, a ocorrência de sintomas, o uso de terapia broncodilatadora, as mudanças ambientais e ocupacionais (dias no trabalho e fora dele).[4] Essas medidas são mais apropriadas para confirmação inicial de sintomas respiratórios referidos pelos trabalhadores e também podem ser usadas para monitorizar o efeito da mudança de posto de trabalho, assim como para avaliar o efeito do tratamento quando o trabalhador permanece exposto ao agente desencadeador da crise.[29,30]

A monitorização do PFE pode também ser usada antes e depois do exercício para estabelecer o diagnóstico de asma induzida pelo exercício,[31] quando a espirometria não é realizada.[9] A ausência de variabilidade pode ser confirmada por um teste de broncoprovocação negativo.[26] Medidas de PFE reprodutíveis e bem abaixo do limite normal podem evidenciar obstrução fixa de vias aéreas e devem ser confirmadas pela espirometria.[26]

Avaliando a severidade

A magnitude da queda diurna do PFE e a queda com exposição a alérgenos e irritantes estão relacionadas com a responsividade das vias aéreas e com a quantidade de medicação necessária para seu controle.[32,33]

A monitorização pode ajudar asmáticos com baixa percepção da asma, ou seja, que não reconhecem a severidade de sua doença pelos sintomas apresentados.[34,35] Muitas vezes, esses sujeitos, mesmo não percebendo sintomas, podem apresentar redução do PFE (20 a 30% do seu melhor PFE) e estar suscetíveis a um ataque severo de asma.[26]

De La Iglesia et al.[36] sugerem que o PFE é um importante preditor do risco de morte em pacientes que necessitam de hospitalização por exacerbação da DPOC.

A Tabela 5.1 descreve o grau de severidade da asma em função da variação do PFE.[9]

Tabela 5.1 Grau de severidade em função da variação do PFE da asma.

Forma clínica	Variabilidade diária
Leve episódica	< 20%
Leve persistente	20 a 30%
Moderada a grave	> 30%

Monitorizando o tratamento

Após a realização do diagnóstico de asma e da determinação de sua severidade, o efeito do tratamento pode ser estabelecido pela monitorização do PFE no mínimo duas vezes por dia até a estabilização da doença e até que o PFE máximo seja alcançado.[37,38] As medidas do PFE são também utilizadas para orientar a necessidade do uso de broncodilatação;[39] e um aumento de 60 L/min no PFE após broncodilatação se correlaciona bem com a elevação significativa do VEF_1.[9]

Todo paciente com sintomas sugestivos de asma se beneficia com um período de monitorização do PFE para ajudar a estabelecer o diagnóstico, determinar a severidade e avaliar a resposta ao tratamento. Quando a asma é instável, o PFE deve ser monitorado frequentemente por 4 vezes ao dia, reduzindo para 2 ou 1 vez tão logo a asma seja estabilizada, quando então deverá ser medido 2 ou 3 vezes por semana. Os asmáticos que fazem uso contínuo ou intermitente de corticoides devem manter, como rotina, a monitorização do PFE (2 a 3 vezes por semana). Aqueles que apresentam asma leve de fácil estabilização não necessitam medir com regularidade o PFE, mas ocasionalmente sua medida pode detectar uma redução precoce. Para os asmáticos que não se enquadram nas situações citadas, é aconselhável medir o PFE na presença de sintomas.[26]

O PFE é um índice indireto do calibre das vias aéreas, porém, por meio de sua medida só é possível detectar mudanças relevantes em sua resistência. Esse instrumento pode auxiliar na assistência ao paciente com disfunção respiratória, entretanto, deve estar claro o propósito de utilização desta medida, considerando a necessidade clínica.[41]

Pico de fluxo da tosse

A medida do pico de fluxo da tosse (PFT) é a medida do fluxo expiratório máximo durante uma manobra de tosse. Para essa medida também é utilizado o medidor de pico de fluxo e pode ser feito de forma independente pelo paciente ou de forma assistida (manual ou mecânica). Considera-se uma medida reprodutível para mensurar a força da tosse, sendo utilizada em várias situações clínicas, como na avaliação do prognóstico das doenças musculares, na avaliação de pacientes com DPOC e também como índice preditor de sucesso na extubação e decanulação.[42]

Uma tosse normal é precedida de uma inspiração que utiliza de 60 a 90% da capacidade pulmonar total, seguida de fechamento glótico e contração dos músculos expiratórios. Quando a glote é aberta, a pressurização torácica força a expulsão do ar por meio de altos fluxos. Uma tosse ineficaz é uma consequência da perda da força expiratória. A efetividade na remoção do muco é dependente da magnitude do pico do fluxo gerado durante a tosse.[42-44]

Em pacientes com diagnóstico de doença neuromuscular, estudos encontraram que os valores de PFT não assistido, menores do que 270 L/min, foram relacionados a maior acúmulo de muco. Esses pacientes, cujo fluxo de tosse situa-se abaixo de 270 L/min, podem evoluir para valores limites críticos de 160 L/min na vigência de processos gripais e ter alto risco de desenvolver pneumonias. Portanto, a medida do PFT e a do PFT assistido são parâmetros importantes de seguimento evolutivo, sendo a tosse assistida manual ou mecanicamente indicada quando o paciente não atinge o fluxo mínimo de tosse de 160 L/min. Os pacientes que apresentaram um PFT acima de 160 L/m demonstraram sucesso na extubação ou na retirada da traqueostomia.[43,45,46]

Faustino et al.[44] avaliaram o pico de fluxo da tosse em 484 sujeitos brasileiros saudáveis com idade entre 18 e 40 anos. Para essa população, os autores encontraram um PFT entre 240 e 500 L/min. Em homens, os valores encontrados estavam entre 316 e 499 L/min, e em mulheres, entre 242 e 355 L/min. O PFT encontrado foi inversamente proporcional à idade em ambos os gêneros. Freitas et al.[47] avaliaram 61 idosos saudáveis (com espirometria normal) com idade igual ou superior a 60 anos. O valor observado para homens foi de 434 (111) L/min e o para mulheres, de 309 (61) L/min, havendo uma diferença estatisticamente significativa entre os gêneros ($p < 0,001$).

Pontos-chave

- O PFE é considerado um índice indireto do calibre das vias aéreas.
- A medida do PFE tem grande valor na identificação e na monitorização do progresso da limitação ao fluxo aéreo, avaliando sua severidade, variação e resposta ao tratamento.
- Uma instrução apropriada, assim como o estímulo ao paciente, é importante para o sucesso do teste.
- O PFT é uma medida reprodutível para mensurar a força da tosse.

Referências Bibliográficas

1. Quanjer PH et al. Peak expiratory flow: conclusions and recommendations of a Working Party of the European Respiratory Society. Eur Respir J Suppl 1997; 24: 2S-8S.
2. Pedersen OF. The Peak Flow Working Group: physiological determinants of peak expiratory flow. Eur Respir J Suppl 1997; 24: 11S-16S.
3. Pedersen OF, Miller MR. The Peak Flow Working Group: the definition of peak expiratory flow. Eur Respir J Suppl 1997; 24: 9S-10S.
4. Paggiaro PL et al. Relationship between peak expiratory flow (PEF) and FEV1. Eur Respir J Suppl 1997; 24: 39S-41S.
5. Aivazis V et al. Growth and other factors affecting peak expiratory flow in Greek children. Minerva Pediatr 2005; 57(2): 83-9.
6. Tammeling GJ et al. Estimation of the expiratory collapse of the intrathoracic airways. A comparative study of the value of forced expirograms and flow curves in health and in obstructive lung disease. Am Rev Respir Dis 1966; 93(2): 238-50.
7. Knudson RJ et al. Contribution of airway collapse to supramaximal expiratory flows. J Appl Physiol 1974; 36(6): 653-67.
8. Nazir Z et al. Revisiting the accuracy of peak flow meters: a double-blind study using formal methods of agreement. Respir Med 2005; 99(5): 592-5.
9. Pereira CAC, Neder JA. Diretrizes para testes de função pulmonar. J Pneumol 2002; 38(S3): 1-241.
10. Tzelepis GE et al. Inspiratory maneuver effects on peak expiratory flow. Role of lung elastic recoil and expiratory pressure. Am J Respir Crit Care Med 1997; 156(5): 1399-404.
11. D'Angelo E et al. Dependence of maximal flow-volume curves on time course of preceding inspiration. J Appl Physiol 1993; 75(3): 1155-9.
12. D'Angelo E et al. Dependence of maximal flow-volume curves on time course of preceding inspiration in patients with chronic obstruction pulmonary disease. Am J Respir Crit Care Med 1994; 150(6Pt1): 1581-6.
13. Braggion C et al. Effect of different inspiratory maneuvers on FEV1 in patients with cystic fibrosis. Chest 1996; 110(3): 642-7.
14. Omar T et al. Peak expiratory flow with or without a brief postinspiratory pause. Chest 2005; 128(1): 442-5.
15. Holcroft CA et al. Measurement characteristics of peak expiratory flow. Chest 2003; 124(2): 501-10.
16. Britton J. Measurement of peak flow variability in community populations: methodology. Eur Respir J Suppl 1997; 24: 42S-44S.

17. Gannon PF et al. Effect of the number of peak expiratory flow readings per day on the estimation of diurnal variation. Thorax 1998; 53(9): 790-2.
18. Enright PL et al. Ambulatory monitoring of peak expiratory flow. Reproducibility and quality control. Chest 1995; 107(3): 657-61.
19. D'Alonzo GE et al. Measurements of morning and evening airflow grossly underestimate the circadian variability of FEV1 and peak expiratory flow rate in asthma. Am J Respir Crit Care Med 1995; 152(3): 1097-9.
20. Brand PL et al. Changes in peak expiratory flow in healthy subjects and in patients with obstructive lung disease. Eur Respir J Suppl 1997; 24: 69S-71S.
21. Quackenboss JJ et al. The normal range of diurnal changes in peak expiratory flow rates. Relationship to symptoms and respiratory disease. Am Rev Respir Dis 1991; 143(2): 323-30.
22. Lebowitz MD et al. Diurnal variation of PEF and its use in epidemiological studies. Eur Respir J Suppl 1997; 24: 49S-56S.
23. Oga T et al. A comparison of the individual best versus the predicted peak expiratory flow in patients with chronic asthma. J Asthma 2001; 38(1): 33-40.
24. Dikshit MB et al. Lung functions with spirometry: an Indian perspective--I. Peak expiratory flow rates. Indian J Physiol Pharmacol 2005; 49(1): 8-18.
25. Oga T et al. Longitudinal changes in patient vs. physician-based outcome measures did not significantly correlate in asthma. J Clin Epidemiol 2005; 58(5): 532-9.
26. Sears MR. Use of peak expiratory flow meters in adults: practical aspects. Eur Respir J Suppl 1997; 10(24): 72S-74S.
27. Venables KM et al. Peak flow rate records in surveys: reproducibility of observers' reports. Thorax 1984; 39(11): 828-32.
28. Vathenen AS, Cooke NJ. Home peak flow meters. BMJ 1991; 302(6779): 738.
29. Gannon PF, Burge PS. Serial peak expiratory flow measurement in the diagnosis of occupational asthma. Eur Respir J Suppl 1997; 24: 57S-63S.
30. Huggins V et al. Improving the quality of peak flow measurements for the diagnosis of occupational asthma. Occup Med (Lond) 2005; 55(5): 385-8.
31. Morris NV et al. Adequacy of control of asthma in a general practice. Is maximum peak expiratory flow rate a valid index of asthma severity? Med J Aust 1994; 160(2): 68-71.
32. Perin PV et al. Objective indicators of severity of asthma. J Allergy Clin Immunol 1994; 94(3 Pt 1): 517-22.
33. Boulet LP et al. Influence of natural antigenic exposure on expiratory flows, methacholine responsiveness, and airway inflammation in mild allergic asthma. J Allergy Clin Immunol 1993; 91(4): 883-93.

34. Burge PS. The relationship between peak expiratory flow and respiratory symptoms. Eur Respir J Suppl 1997; 24: 67S-68S.
35. Kendrick AH et al. Accuracy of perception of severity of asthma: patients treated in general practice. BMJ 1993; 307(6901): 422-4.
36. De La Inglesia F et al. Peak expiratory flow rate as predictor of inpatient death in patients with chronic obstructive pulmonary disease. South Med J 2005; 98(3): 266-72.
37. Connoly CK et al. Actual over best function as an outcome measure in asthma. Respir Med 1994; 88(6): 453-9.
38. Kerstjens HA et al. Influence of treatment on peak expiratory flow and its relation to airway hyperresponsiveness and symptoms. The Dutch CNSLD Study Group. Thorax 1994; 49(11): 1109-15.
39. Jones KP. Salmeterol xinafoate in the treatment of mild to moderate asthma in primary care. UK Study Group. Thorax 1994; 49(10): 971-5.
40. Sly PD. Relationship between change in PEF and symptoms: questions to ask in paediatric clinics. Eur Respir J Suppl 1997; 24: 80S-83S.
41. Miller MR et al. Standardisation of spirometry - Series «ATS/ ERS Task force: Standardisation of lung function testing». Eur Respir J 2005; 26(2): 319-38.
42. Freitas FS et al. Clinical application of peak cough flow: a literature review. Fisioterapia Movimento 2010; 23(3): 495-502.
43. Ambrosino N et al. Chronic respiratory care for neuromuscular diseases in adults. Eur Respir J 2009; 34(2): 444-451.
44. Faustino NA et al. Evaluation of peak cough flow in Brazilian healthy adults: a technical note. Int Arch Med 2012; 5(1): 25.
45. Bach JR, Saporito LR. Criteria for extubation and tracheostomy tube removal for patients with ventilatory failure. A different approach to weaning. Chest 1996; 110(6): 1566-71.
46. Bach JR et al. Expiratory flow maneuvers in patients with neuromuscular diseases. Am J Phys Med Rehabil 2006; 85(2): 105-11.
47. Freitas FS et al. Relationship between cough strength and functional level in elderly .Rev Bras Fisioter 2010; 14(6): 470-6.

1

Capítulo 6

AVALIAÇÃO DA FUNCIONALIDADE DE PACIENTES COM DOENÇA PULMONAR OBSTRUTIVA CRÔNICA

Marcelo Velloso

Fabiana Barroso Rocha Moreira

SUMÁRIO

Introdução

A quantidade de atividade física tolerada pelo paciente com doença pulmonar obstrutiva crônica (DPOC) e o seu *status* funcional preveem exacerbações,[1,2] hospitalizações[2] e mortalidade.[3] Portanto, os *guidelines* preconizam a necessidade de avaliar a melhora do *status* funcional como um dos principais objetivos do tratamento para pacientes com DPOC.[4,5]

Definição

Leidy definiu "*status* funcional" como um conceito multidimensional caracterizado por quatro constructos distintos, mas relacionados:

1) capacidade funcional – caracterizada como potencial máximo para realizar atividades e pode ser testada usando-se, por exemplo, o cicloergômetro;

2) *performance* funcional – definida como atividade física, social, psicológica, ocupacional e espiritual que a pessoa atualmente faz no curso normal de sua vida para manter as suas necessidades básicas, desempenhar suas atividades usuais e manter sua saúde e bem-estar;

3) reserva funcional – é a diferença entre capacidade e *performance*;

4) utilização da capacidade funcional – é o esforço empregado para alcançar a *performance* funcional.[6]

A avaliação da capacidade funcional é realizada em laboratórios de avaliação cardiopulmonar e não está ao alcance da maioria dos profissionais da saúde e nem dos pacientes, além de geralmente não ser determinante para o diagnóstico final e para a escolha do melhor tratamento dos pacientes com DPOC. Uma alternativa fácil para todos os profissionais da saúde e por extensão a todos os pacientes seria a utilização de instrumentos que avaliam a *performance* ou desempenho funcional.[7] Assim, neste capítulo iremos discutir sobre alguns instrumentos utilizados na prática clínica, para auxiliar na escolha do melhor método para uma ampla avaliação da funcionalidade dos pacientes com DPOC e assim orientar o plano de tratamento mais eficiente para se obter os melhores resultados terapêuticos.

Instrumentos de avaliação funcional

Teste de caminhada de 6 minutos

Neste capítulo faremos somente uma referência a esse teste, o qual é analisado mais profundamente em outra parte deste livro. O teste de caminhada de 6 minutos (TC6) é um teste submáximo, utilizado para avaliar a capacidade física do paciente, mas vem sendo utilizado também para predizer a capacidade funcional (caminhada).[8]

Glittre ADL Test

O Glittre ADL Test (TGlittre) foi desenvolvido por Skumlien e outros colaboradores em 2006 para medir o *status* funcional em pacientes com DPOC.[9] Esse teste possui um grupo padronizado de tarefas, as quais representam atividades da vida diária (AVD) comuns e essenciais, porém de difícil realização por esses pacientes. As AVD preconizadas por esse teste envolvem tanto os membros inferiores como os superiores.

Para a realização do TGlittre são necessários: um corredor com 10 metros de comprimento; uma cadeira sem apoio de braço; uma mochila para colocar nas costas do paciente; pesos de 2,5 e 5 kg; uma escada com três degraus; uma estante com duas prateleiras reguláveis, pois estas sempre deverão estar posicionadas uma na altura da cintura pélvica e a outra na altura da cintura escapular; e três potes com peso de 1 kg cada.

Para começar o teste o paciente deverá estar sentado no início do corredor. Deve levantar-se da cadeira e caminhar pelo corredor de 10 metros carregando uma mochila com peso de 2,5 kg para mulheres e de 5 kg para homens. No meio do corredor é colocada uma escada, a qual o paciente deverá subir e descer para em seguida chegar à estante onde encontrará os três potes de 1 kg na prateleira mais alta. Nesse momento o paciente deverá retirar os potes, um a um, da prateleira mais alta e colocar na de baixo. Quando todos os potes estiverem na prateleira de baixo, ele deverá transferi-los, então, um a um, para o chão. Quando todos os potes estiveram no chão, ele deverá fazer o caminho inverso até colocar todos os potes na prateleira mais alta. Quando todos os potes estiverem novamente na prateleira mais alta, o paciente deverá retornar pelo corredor, subir e descer a escada e chegar à cadeira, onde irá se sentar para reiniciar o percurso e as tarefas (Figura 6.1).

Esse ciclo deve ser realizado 5 vezes. A variável principal desse teste é o tempo gasto para completá-lo (tempo-AVD). O tempo gasto para realização do teste por indivíduos saudáveis é de 2 minutos, e pelos pacientes com DPOC é em média de 4 minutos e 16 segundos, variando de 2 minutos e 57 segundos a 14 minutos e 47 segundos. [9]

Em um estudo recente, Corrêa et al.[10] concluíram que o TGlittre é capaz de diferenciar indivíduos com DPOC de indivíduos saudáveis: os primei-

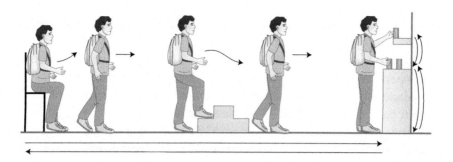

Figura 6.1 Modelo esquemático do desenvolvimento do TGlittre segundo Skumlien et al.[9]

ros apresentam pior desempenho, maior dispneia, com similar frequência cardíaca, além de apresentar uma boa correlação com o teste de caminhada de 6 minutos (TC6).[10]

Assim, esse instrumento é de fácil aplicação, requer um espaço relativamente pequeno para ser realizado, utiliza tanto os membros superiores como os inferiores, caracteriza melhor as AVD, é confiável e válido para mensurar a habilidade para realizar AVD em pacientes com DPOC que participam de um programa de reabilitação.[11]

Sit-to-stand Test (STST)

Csuka e McCarty[12] descreveram pela primeira vez a utilização do teste Sit-to-Stand como uma forma de mensurar a força da extremidade inferior do corpo. Atualmente, ele tem sido utilizado como indicador de controle postural,[13] de risco de quedas,[14] de força de membros inferiores,[15] de propriocepção[16] e também para mensurar a incapacidade funcional.[17,18]

Esse teste é realizado com o auxílio de uma cadeira com altura padronizada de 45 cm, profundidade de 38 cm e sem apoio para os braços. Antes do início do teste o procedimento é demonstrado ao paciente pelo examinador. O paciente é orientado a sentar-se na beira da cadeira e, ao receber o comando "Vai!", deve levantar-se e rapidamente voltar a se sentar, repetindo o procedimento 10 vezes; e então anota-se o tempo gasto para realizar essa tarefa.[12]

Sabe-se que esse teste é considerado um indicador do *status* funcional para pessoas idosas,[19] dado que o ato de levantar-se de uma posição sentada é uma atividade essencial que permite a possibilidade de outras atividades vitais, como o andar.[20]

Em 2002, Normandin et al.[21] utilizaram o STST juntamente de outros testes para comparar a efetividade de duas formas de treinamento (alta intensidade *versus* baixa intensidade) em um programa de reabilitação pulmonar para pacientes com DPOC. Nesse estudo observou-se aumento significativo do número de repetições no STST tanto para o programa de alta intensidade como para o de baixa intensidade após reabilitação pulmonar, não sendo observadas diferenças entre os grupos, o que sugere que o STST é um teste sensível para avaliar a intervenção da reabilitação pulmonar.

Ozalevli et al.,[20] em um estudo recente, tiveram o objetivo de verificar se o STST tem boa correlação com o TC6 para a avaliação do *status* funcional de pacientes com DPOC. Os autores relataram que o número de repetições das atividades de sentar e levantar do STST, assim como a distância percorrida no TC6 foram significativamente menores em indivíduos com DPOC quando comparados a sujeitos saudáveis, além de verificarem boa correlação entre o os dois testes. Tanto o STST como o TC6 apresentaram correlação com a idade, qualidade de vida, força muscular periférica e sensação de dispneia em pacientes com DPOC, o que demonstra que o STST é capaz de identificar fraqueza muscular e é sensível aos sintomas respiratórios e clínicos dos pacientes com DPOC. Dessa forma, os autores concluíram que o STST é capaz de determinar o *status* funcional desses pacientes corretamente. Além disso, esse teste produz menor estresse hemodinâmico quando comparado ao TC6, o que facilita sua aplicação em alguns casos específicos. As demandas ventilatórias e o padrão respiratório do STST não foram avaliados nesse estudo.

Como se pode verificar, esse teste pode ser utilizado para prever a funcionalidade do paciente com DPOC e não necessita de equipamentos sofisticados e nem de grandes espaços para ser realizado, o que pode ser de grande utilidade para serviços ou consultórios que não possuem uma pista de 30 metros para um teste de caminhada ou de 10 metros para um TGlittre.

Perfil de atividade humana (PAH)

Trata-se de um questionário que foi desenvolvido por Daughton et al.[22] em 1982 para avaliar a qualidade de vida de indivíduos com DPOC. Em 1988, sofreu modificações estruturais realizadas por Fix e Daughton, passando a ser utilizado na avaliação do nível funcional e de atividade física, tanto para indivíduos saudáveis, em qualquer faixa etária, como para aqueles com algum grau de disfunção.[23] Em 2006 foi adaptado transculturalmente e analisado em suas propriedades psicométricas para o Brasil por Souza et al.[24] (Anexo I).

O instrumento é composto por 94 atividades, dentre elas: autocuidado, locomoção, atividades domésticas, atividades de entretenimento/sociais e atividades físicas dispostas de acordo com o gasto energético requerido para sua execução medido em MET – quanto maior a numeração atribuída à atividade, maior é o gasto energético.

Com o questionário em mãos, o paciente poderá assinalar em cada item as seguintes alternativas:

- "ainda faço" – se o paciente é capaz de executar a atividade caso ele tenha a oportunidade;
- "parei de fazer" – se o paciente não é capaz de realizar a atividade caso ele tenha a oportunidade;
- "nunca fiz" – se ele nunca realizou a atividade.[24]

Após o preenchimento do questionário, o examinador irá pontuar os escores do PAH. O último escore não é computado na pontuação final, o que minimiza as diferenças culturais e aquelas relacionadas ao sexo no repertório de atividades realizadas.[24]

Os escores do PAH são:

1) Escore máximo de atividade (EMA): Equivale ao número da atividade com o nível de MET mais alto que o indivíduo se acha capaz de desempenhar, isto é, o número da última resposta "ainda faço". Não é necessário o cálculo matemático.

2) Escore ajustado de atividade (EAA): É dado pelo valor do EMA menos a quantidade de respostas "parei de fazer" anteriores ao EMA.

3) Idade de atividade (IA): Estimativa da idade equivalente ao EMA alcançado pelo indivíduo e que corresponde à idade na qual 50% dos adultos saudáveis de uma dada idade e sexo superam aquele EMA. O objetivo dessa conversão não é inferir sobre diagnósticos ou tomada de decisões, ao contrário, é um escore muito mais significativo para o indivíduo porque faz uma comparação entre o seu nível de atividade e o da população em geral.

4) Classificação de atividade (CA): A partir do EAA, classifica-se o nível de atividade do indivíduo.

5) Classificação de atividade física (CAF): A partir da idade do indivíduo e do EAA, determina-se se a aptidão física está baixa, média ou acima da média.

6) Análise da energia potencial esperada (AEPE): A partir da idade do indivíduo, estima-se o consumo de oxigênio esperado ou potencial.

Com base no EAA, o indivíduo é classificado como debilitado (EAA< 53), moderadamente ativo (EAA entre 53 e 74) ou ativo (EAA > 74).

Esse instrumento já foi aplicado em uma variedade de condições clínicas, tais como doenças cardiorrespiratória (DPOC, infarto do miocárdio, insuficiência cardíaca), condições neurológicas (doença de Parkinson, pós-AVE, esclerose múltipla, pós-síndrome de poliomielite, síndrome da fadiga crônica), condições musculoesqueléticas (artrite, sinovite) e em idosos funcionalmente independentes.[25]

Conclui-se que é um instrumento barato e fácil de ser aplicado, possui uma variedade de itens capazes de captar atividades de gasto energético baixo e elevado, por isso possui menos chance de ter efeito teto ou chão, e é baseado mais em atividades rotineiras do que em atividades desportivas.

Pulmonary Function Status and Dyspnea Questionnaire – modified version (PFSDQ-M)

O Pulmonary Function Status and Dyspnea Questionnaire – modified version (PFSDQ-M)[26] é uma versão curta do PFSDQ, desenvolvido por Lareau et al.[27] em 1994 e validado para pacientes com DPOC no Brasil por Kovelis et al.[28] em 2008 (Anexo II). Trata-se de um questionário de *status* funcional específico para pacientes com DPOC que fornece informações sobre sintomas e nível de atividade.[29] O PFSDQ-M é composto por três domínios:

1) influência da dispneia nas AVD;

2) influência da fadiga nas AVD (5 itens gerais e 10 itens específicos para cada domínio);

3) mudança experimentada pelo paciente em suas AVD (10 itens específicos).

Nos domínios 1 e 2 o paciente relata o quanto a dispneia e a fadiga, respectivamente, afetam 10 itens específicos de sua AVD, sendo eles: escovar os dentes, levantar o braço acima da cabeça, tomar banho, lavar os cabelos, vestir a camisa, preparar um lanche, andar em plano inclinado, subir 3 degraus, andar 3 metros e andar em terrenos acidentados; atribuindo pontuação de 0 a 10 para cada atividade da seguinte forma:

0 (zero): sem interferência;

1 a 3: leve;

4 a 6: moderada;

7 a 9: grave;

10: muito grave.

No terceiro domínio, o paciente quantifica a mudança em suas AVD, atribuindo pontuação de 0 a 10 para cada atividade da seguinte forma:

0 (zero): tão ativo quanto sempre em relação a essa atividade);
1 a 3: pequena mudança;
4 a 6: mudança moderada;
7 a 9: mudança extrema;
10: já não desempenha essa atividade.

A pontuação parcial de cada domínio varia de 0 a 100 e uma pontuação global é obtida somando-se a pontuação dos três domínios, portanto, essa pontuação varia de 0 a 300. Valores mais elevados na escala indicam maior limitação nas AVD. As cinco questões gerais de dispneia e fadiga são domínios informativos e qualitativos e as respostas não são calculadas na pontuação do questionário.[28]

London Chest Activity of Daily Living (LCADL)

Escala desenvolvida por Garrod et al.[30] em 2000 e validada para o Brasil em 2008 por Carpes et al.[32] Tem a finalidade de avaliar a limitação das AVD em pacientes com DPOC e vem se mostrando como um instrumento confiável, válido e sensível na avaliação da resposta a um programa de reabilitação pulmonar[32] (Anexo III). A escala LCADL apresenta 15 questões contempladas em quatro domínios: 1) cuidados pessoais; 2) atividades domésticas; 3) atividades físicas; e 4) atividades de lazer.

O paciente deverá pontuar cada item dos domínios atribuindo valores que variam de 0 (zero) a 5. Ao final o examinador calcula o escore total que pode variar de 0 (zero) a 75 pontos – quanto mais alto, maior é a limitação para realizar as AVD.[31]

Outro dado que o examinador deve avaliar é o percentual do escore total correspondente ao número de questões em que o escore apontado não é 0 (zero), pois esse percentual do escore total pode fornecer uma ideia da limitação nas AVD, o que melhora a interpretação da avaliação no que se refere ao grau de comprometimento dos pacientes. Essa medida tem por finalidade corrigir distorções que podem ocorrer pelos seguintes fatores: no domínio relacionado a atividades domésticas, muitos pacientes do sexo masculino respondem que não realizam essa atividade (escore 0), o que baixa muito o escore total da escala; e que a atribuição do escore 5 ("não consigo mais executar essa atividade devido à falta de ar e preciso que alguém faça isso por mim ou me auxilie") por usuários de oxigênio suplementar pode limitar o uso desse instrumento na avaliação da resposta à oxigenoterapia.[31]

Medida de independência funcional (MIF)

A medida de independência funcional (MIF) é um instrumento que classifica o nível de independência em indivíduos com restrições funcionais de origem variada, tendo sido desenvolvida na América do Norte na década de 1980.[33] Seu objetivo é avaliar de forma quantitativa a carga de cuidados demandada por uma pessoa para a realização de uma série de tarefas motoras e cognitivas da vida diária.

O instrumento (Anexo IV) é composto por 18 itens relativos a atividades relacionadas a autocuidado, transferências, locomoção, controle esfincteriano, comunicação e cognição social, que inclui memória, interação social e resolução de problemas. Cada uma dessas atividades recebe uma pontuação, sendo:

1 a 2: dependência total;
3 a 5: dependência parcial;
6 a 7: independência completa.

A pontuação total da MIF varia de 18 a 126 – pacientes com valor total baixo são mais dependente e aqueles com valor total alto são mais independentes para realizar as AVD.

Dois domínios estão descritos na MIF: motor e cognitivo.[34] Esse instrumento de avaliação funcional foi traduzido para a língua portuguesa em 2000 e nessa época foram realizados testes de reprodutibilidade e confiabilidade, com bons resultados para o valor total, bem como nos domínios motor e cognitivo.[35]

Esse instrumento não é autoaplicável e exige treinamento do examinador para sua utilização. Dessa forma, sua tradução e adaptação cultural dirigiram-se mais especificamente à compreensão dos seus itens pelos profissionais que deveriam aplicá-lo e não ao entendimento dos pacientes. A validação da MIF foi feita por diversos estudos e basicamente envolveu a avaliação de propriedades psicométricas[36] e a comparação com outros instrumentos de avaliação funcional;[37-39] sua aplicação em grupos de pacientes com deficiências específicas[40,41] ou faixas etárias definidas[42] também foi testada.

Em 2008, Pasqua et al.[43] avaliaram pacientes internados com falência respiratória utilizando a MIF. Os autores concluíram que esses pacientes não apenas apresentaram melhora na dispneia, capacidade funcional e qualidade de vida, mas também melhoraram o nível de deficiência neuromotora. Portanto, a MIF também tem sido utilizada como medida de desfecho para pacientes com DPOC submetidos à reabilitação pulmonar.

Alguns estudos reportam a existência de efeito teto e recomendam a utilização deste instrumento em indivíduos mais limitados funcionalmente.

Pontos-chave

- A avaliação da funcionalidade do paciente com DPOC deve ser considerada para a elaboração do plano de tratamento.
- Instrumentos e testes adequados e válidos devem ser utilizados.
- Só assim o fisioterapeuta terá a abrangência exata de suas medidas terapêuticas, ou seja, poderá reconhecer os resultados da terapia realizada.

Anexo I
Questionário Perfil de Atividade Humana

(Fonte: Souza AC et al. [24])

Perfil de Atividade Humana – PAH

Identificação: ____

Avaliador: ________________________________ Data: ______________

Atividades comuns que as pessoas realizam em suas vidas diárias. Para cada questão, responda "ainda faço a atividade" se você consegue realizar tal atividade sozinho quando precisa ou quando tem oportunidade. Indique "parei de fazer" a atividade se você conseguia realizá-la no passado, mas, provavelmente, não consegue realizá-la hoje, mesmo se tivesse oportunidade. Finalmente, responda "nunca fiz" se você, por qualquer motivo, nunca realizou tal atividade.

Instruções PAH

1. Principal dúvida: Decidir se ainda fazem ou se deixaram de fazer uma dada atividade. Instrução: A melhor forma de decidir é perguntar a você mesmo se poderia fazer essa atividade hoje, caso houvesse oportunidade.

2. O indivíduo deve responder se é capaz de cumprir o item, se for necessário, e não simplesmente se costuma realizar ou não tal atividade no seu dia a dia. Não confundir ter capacidade com ter oportunidade, costume ou prazer em realizá-las.

3. ITEM 5: Quaisquer atividades que possam ser realizadas em uma mesa, desde cortar legumes a atividades de marcenaria, estão envolvidas neste item.

4. ITEM 12: Reforçar que é jogo com caráter de lazer e não se refere a jogos de azar.

5. ITEM 67: Exercícios calistênicos: Repetitivos, sequenciais, formativos e militarizantes, que objetivam ganho de força, velocidade, ritmo e agilidade (polichinelo, flexão de braço, abdominal). Dança aeróbia: Exercício submáximo, rítmico, repetitivo, em grandes grupos musculares: forró, pagode, salsa, axé.

ATIVIDADES	Ainda faço	Parei de fazer	Nunca fiz
1. Levantar e sentar em cadeiras ou cama (sem ajuda)			
2. Ouvir rádio			
3. Ler livros, revistas ou jornais			
4. Escrever cartas ou bilhetes			
5. Trabalhar numa mesa ou escrivaninha (qualquer atividade)			
6. Ficar de pé por mais de um minuto			
7. Ficar de pé por mais de cinco minutos			
8. Vestir e tirar a roupa sem ajuda			
9. Tirar a roupas de gavetas ou armários			
10. Entrar e sair do carro sem ajuda			
11. Jantar num restaurante			
12. Jogar baralho ou qualquer jogo de mesa (lazer)			
13. Tomar banho de banheira sem ajuda			
14. Calçar sapatos e meias sem parar para descansar			
15. Ir ao cinema, teatro ou a eventos religiosos ou esportivos			
16. Caminhar 27 metros (1 minuto)			
17. Caminhar 27 metros sem parar (1 minuto)			
18. Vestir e tirar a roupa sem parar para descansar			
19. Utilizar transporte público ou dirigir por 1 hora e meia (158 quilômetros ou menos)			

(continua)

ATIVIDADES	Ainda faço	Parei de fazer	Nunca fiz
20. Utilizar transporte público ou dirigir por ± 2 horas (160 quilômetros ou mais)			
21. Cozinhar suas próprias refeições			
22. Lavar ou secar vasilhas			
23. Guardar mantimentos em armários			
24. Passar ou dobrar roupas			
25. Tirar poeira, lustrar móveis ou polir o carro			
26. Tomar banho de chuveiro			
27. Subir 6 degraus			
28. Subir 6 degraus sem parar			
29. Subir 9 degraus			
30. Subir 12 degraus			
31. Caminhar metade de um quarteirão no plano			
32. Caminhar metade de um quarteirão no plano sem parar			
33. Arrumar a cama (sem trocar os lençóis)			
34. Limpar janelas			
35. Ajoelhar ou agachar para fazer trabalhos leves			
36. Carregar uma sacola leve de mantimentos			
37. Subir 9 degraus sem parar			
38. Subir 12 degraus sem parar			
39. Caminhar metade de um quarteirão numa ladeira			
40. Caminhar metade de um quarteirão numa ladeira sem parar			
41. Fazer compras sozinho			
42. Lavar roupas sem ajuda (pode ser com máquina)			
43. Caminhar um quarteirão no plano			
44. Caminhar dois quarteirões no plano			
45. Caminhar um quarteirão no plano sem parar			
46. Caminhar dois quarteirões no plano sem parar			
47. Esfregar o chão, paredes ou lavar carros			
48. Arrumar a cama trocando os lençóis			
49. Varrer o chão			
50. Varrer o chão por 5 minutos sem parar			

(continua)

ATIVIDADES	Ainda faço	Parei de fazer	Nunca fiz
51. Carregar uma mala pesada ou jogar uma partida de boliche			
52. Aspirar o pó de carpetes			
53. Aspirar o pó de carpetes por 5 minutos sem parar			
54. Pintar o interior ou o exterior da casa			
55. Caminhar 6 quarteirões no plano			
56. Caminhar 6 quarteirões no plano sem parar			
57. Colocar o lixo para fora			
58. Carregar uma sacola pesada de mantimentos			
59. Subir 24 degraus			
60. Subir 36 degraus			
61. Subir 24 degraus sem parar			
62. Subir 36 degraus sem parar			
63. Caminhar 1,6 quilômetro (± 20 minutos)			
64. Caminhar 1,6 quilômetro (± 20 minutos) sem parar			
65. Correr 100 metros ou jogar peteca, vôlei, beisebol			
66. Dançar socialmente			
67. Fazer exercícios calistênicos ou dança aeróbia por 5 minutos, sem parar			
68. Cortar grama com cortadeira elétrica			
69. Caminhar 3,2 quilômetros (± 40 minutos)			
70. Caminhar 3,2 quilômetros (± 40 minutos) sem parar			
71. Subir 50 degraus (2 andares e meio)			
72. Usar ou cavar com a pá			
73. Usar ou cavar com a pá por 5 minutos sem parar			
74. Subir 50 degraus (2 andares e meio) sem parar			
75. Caminhar 4,8 quilômetros (± 1 hora) ou jogar 18 buracos de golfe			
76. Caminhar 4,8 quilômetros (± 1 hora) sem parar			
77. Nadar 25 metros			
78. Nadar 25 metros sem parar			
79. Pedalar 1,6 quilômetro de bicicleta (2 quarteirões)			
80. Pedalar 3,2 quilômetros de bicicleta (4 quarteirões)			
81. Pedalar 1,6 quilômetro (2 quarteirões) sem parar			
82. Pedalar 3,2 quilômetros (4 quarteirões) sem parar			

(continua)

ATIVIDADES	Ainda faço	Parei de fazer	Nunca fiz
83. Correr 400 metros (meio quarteirão)			
84. Correr 800 metros (1 quarteirão)			
85. Jogar tênis/frescobol ou peteca			
86. Jogar uma partida de basquete ou de futebol			
87. Correr 400 metros (meio quarteirão) sem parar			
88. Correr 800 metros (1 quarteirão) sem parar			
89. Correr 1,6 quilômetro (2 quarteirões)			
90. Correr 3,2 quilômetros (4 quarteirões)			
91. Correr 4,8 quilômetros (6 quarteirões)			
92. Correr 1,6 quilômetro em 12 minutos ou menos			
93. Correr 3,2 quilômetros em 20 minutos ou menos			
94. Correr 4,8 quilômetros em 30 minutos ou menos			

EMA (escore máximo de atividade): Numeração da atividade com a mais alta demanda de O_2 que o indivíduo ainda faz, não sendo necessário cálculo matemático.

EAA (escore ajustado de atividade): [EMA – n° de itens que o indivíduo parou de fazer anteriores ao último que ele ainda faz].

Classificação	EAA
Debilitado (inativo)	< 53
Moderadamente ativo	53 a 74
Ativo	> 74

EAA: EMA – N° "parou de fazer" = [_____ – _____] = _____ ⇒ Classificação: _____

Anexo II

Versão em português do questionário Pulmonary Functional Status and Dyspnea – modified version (PFSDQ-M)

(Fonte: Kovelis et al.[18])

Avaliação da dispneia

Instruções: As questões a seguir são relacionadas ao seu **desconforto respiratório**. Por favor, escolha a resposta mais acurada.

1. Você já sentiu falta de ar? Sim ( ) Não ( )

2. Quantas vezes por mês você sente falta de ar grave a muito grave?

____

Usando a escala a seguir, coloque uma marca na linha entre 0 (nenhuma falta de ar) a 10 (falta de ar muito grave) em resposta às seguintes questões:

3. Indique como você se sentiu na **maioria dos dias** durante o ano passado:

Nenhuma falta de ar	Leve		Moderada			Grave				Falta de ar muito grave
0	1	2	3	4	5	6	7	8	9	10

4. Indique como você se sente **hoje**:

Nenhuma falta de ar	Leve		Moderada			Grave				Falta de ar muito grave
0	1	2	3	4	5	6	7	8	9	10

5. Indique como você se sente na maioria das atividades do **dia a dia**:

Nenhuma falta de ar	Leve		Moderada			Grave				Falta de ar muito grave
0	1	2	3	4	5	6	7	8	9	10

Avaliação da dispneia

Instruções: classifique as atividades a seguir na escala de 0 a 10 de acordo com o grau de falta de ar que cada atividade geralmente causa em você. Exemplo: marque um "X" na coluna abaixo do "0" se a atividade geralmente **não te causa falta** de ar; abaixo do "4, 5, ou 6" se te causa uma falta de ar **moderadamente grave** e abaixo do "10" se causa uma falta de ar **muito grave** em você. Deixe em branco aquelas atividades em que você nunca esteve envolvido.

Grau de falta de ar

	Nenhuma	Leve		Moderada			Grave			Muito grave
Atividade	0	1	2	3	4	5	6	7	8	9	10
1. Escovar os cabelos	0	1	2	3	4	5	6	7	8	9	10
2. Levantar os braços acima da cabeça	0	1	2	3	4	5	6	7	8	9	10
3. Tomar banho	0	1	2	3	4	5	6	7	8	9	10
4. Lavar os cabelos	0	1	2	3	4	5	6	7	8	9	10
5. Vestir camisa	0	1	2	3	4	5	6	7	8	9	10
6. Preparar lanche	0	1	2	3	4	5	6	7	8	9	10
7. Andar em plano inclinado	0	1	2	3	4	5	6	7	8	9	10
8. Subir 3 degraus	0	1	2	3	4	5	6	7	8	9	10
9. Andar 3 metros	0	1	2	3	4	5	6	7	8	9	10
10. Andar em terrenos acidentados	0	1	2	3	4	5	6	7	8	9	10

Avaliação da fadiga

Instruções: as questões a seguir estão relacionadas a como você se sente **cansado ou esgotado**. Por favor, escolha a resposta mais acurada.

1. Você já se sentiu cansado ou esgotado? Sim ( ) Não ( )
2. Quantas vezes por mês você sente um cansaço grave a muito grave?

____

Usando a escala a seguir, coloque uma marca na linha entre 0 (sem cansaço) e 10 (cansaço muito grave) em resposta às seguintes questões:

3. Indique como você se sentiu na **maioria dos dias** durante o ano passado:

Nenhuma falta de ar	Leve			Moderada			Grave			Falta de ar muito grave
0	1	2	3	4	5	6	7	8	9	10

4. Indique como você se sente **hoje**:

Nenhuma falta de ar	Leve			Moderada			Grave			Falta de ar muito grave
0	1	2	3	4	5	6	7	8	9	10

5. Indique como você se sente na maioria das atividades do **dia a dia**:

Nenhuma falta de ar	Leve			Moderada			Grave			Falta de ar muito grave
0	1	2	3	4	5	6	7	8	9	10

Avaliação da fadiga

Instruções: classifique as seguintes atividades na escala de 0 a 10 de acordo com o grau de cansaço que cada atividade geralmente causa em você. Exemplo: marque um "X" na coluna abaixo do "0" se a atividade geralmente **não te causa cansaço**; abaixo do "4, 5, ou 6" se te causa um cansaço **moderadamente grave** e abaixo do "10" se causa um cansaço **muito grave** em você. Deixe em branco aquelas atividades em que você nunca esteve envolvido.

Grau de fadiga

	Nenhuma	Leve			Moderada			Grave			Muito grave
Atividade	0	1	2	3	4	5	6	7	8	9	10
1. Escovar os cabelos	0	1	2	3	4	5	6	7	8	9	10
2. Levantar os braços acima da cabeça	0	1	2	3	4	5	6	7	8	9	10
3. Tomar banho	0	1	2	3	4	5	6	7	8	9	10
4. Lavar os cabelos	0	1	2	3	4	5	6	7	8	9	10
5. Vestir camisa	0	1	2	3	4	5	6	7	8	9	10
6. Preparar lanche	0	1	2	3	4	5	6	7	8	9	10
7. Andar em plano inclinado	0	1	2	3	4	5	6	7	8	9	10
8. Subir 3 degraus	0	1	2	3	4	5	6	7	8	9	10
9. Andar 3 metros	0	1	2	3	4	5	6	7	8	9	10
10. Andar em terrenos acidentados	0	1	2	3	4	5	6	7	8	9	10

Avaliação da mudança nas atividades

Instruções: para cada atividade, marque um "X" no quadrado apropriado indicando seu envolvimento com a atividade agora, se comparado a antes de você desenvolver problemas respiratórios. Por exemplo, marque um "X" na coluna abaixo do "0" se a atividade **não mudou** depois de você ter desenvolvido problemas respiratórios; na coluna do "4, 5, ou 6" se você teve que **mudar moderadamente** a atividade e na coluna abaixo do "10" se você **não faz mais essa atividade**. Se você nunca esteve envolvido com essa atividade, assinale a primeira coluna.

Grau de mudança

	Nenhuma	Leve		Moderada			Grave			Muito grave
Atividade	0	1	2	3	4	5	6	7	8	9	10
1. Escovar os cabelos	0	1	2	3	4	5	6	7	8	9	10
2. Levantar os braços acima da cabeça	0	1	2	3	4	5	6	7	8	9	10
3. Tomar banho	0	1	2	3	4	5	6	7	8	9	10
4. Lavar os cabelos	0	1	2	3	4	5	6	7	8	9	10
5. Vestir camisa	0	1	2	3	4	5	6	7	8	9	10
6. Preparar lanche	0	1	2	3	4	5	6	7	8	9	10
7. Andar em plano inclinado	0	1	2	3	4	5	6	7	8	9	10
8. Subir 3 degraus	0	1	2	3	4	5	6	7	8	9	10
9. Andar 3 metros	0	1	2	3	4	5	6	7	8	9	10
10. Andar em terrenos acidentados	0	1	2	3	4	5	6	7	8	9	10

Anexo III
Versão brasileira da escala London Chest Activity of Daily Living para uso em pacientes com doença pulmonar obstrutiva crônica

(Fonte: Carpes MF et al.[32])

Apêndice

Nome: ____________________
Data de nascimento: ____________________
Você vive sozinho? ( ) Sim ( ) Não

Cuidados pessoais
1) Secar-se após o banho ________
2) Vestir a parte de cima do corpo (camisa, casaco) ________
3) Colocar sapatos/meias ________
4) Lavar os cabelos ________

Atividades domésticas
5) Arrumar a cama ________
6) Trocar os lençóis ________

7) Lavar janelas/cortinas _________
8) Tirar o pó _________
9) Lavar a louça _________
10) Passar o aspirador/varrer _________

Atividade física
11) Subir escadas _________
12) Curvar-se _________

Lazer
13) Caminhar em casa _________
14) Sair socialmente _________
15) Falar/conversar _________

Geral
16) Quanto a falta de ar afeta as suas atividades de vida diária?
( ) Muito ( ) Pouco ( ) Nada

Escore
0) Não executo essa atividade (porque nunca precisei fazer isso ou é irrelevante).
1) Não sinto falta de ar ao executar essa atividade.
2) Sinto falta de ar moderada ao executar essa atividade.
3) Sinto muita falta de ar ao executar essa atividade.
4) Não consigo mais executar essa atividade devido à falta de ar e não tenho ninguém que possa fazer isso por mim.
5) Não consigo mais executar essa atividade devido à falta de ar e preciso que alguém faça isso por mim ou me auxilie.

Anexo IV
Medida de independência funcional (MIF)

(Fonte: Riberto et al.[35])

MIF Motor
Autocuidados
Alimentação
Higiene matinal
Banho
Vestir-se acima da cintura
Vestir-se abaixo da cintura
Uso do vaso sanitário

Controle de esfíncteres
Controle da urina
Controle das fezes

Transferências
Leito, cadeira, cadeira de rodas
Vaso sanitário
Chuveiro ou banheira

Locomoção
Locomoção
Escadas

Níveis de dependência funcional	
Níveis	Descrição
1	Dependência total
2	Dependência máxima
3	Dependência moderada
4	Dependência minima
5	Supervisão, estímulo ou preparo
6	Independência modificada
7	Independência completa

Referências Bibliográficas

1. Fan VS et al. Physiologic variables and functional status independently predict COPD hospitalizations and emergency department visits in patients with severe COPD. COPD 2007; 4(1): 29-39. Disponível em: http://dx.doi.org/10.1080/15412550601169430
2. Pitta F et al. Physical activity and hospitalization for exacerbation of COPD. Chest 2006; 129(3): 536-44. Disponível em: http://dx.doi.org/10.1378/chest.129.3.536
3. Garcia-Aymerich J et al. Regular physical activity reduces hospital admission and mortality in chronic obstructive pulmonary disease: a population based cohort study. Thorax 2006; 61(9): 772-8. Disponível em: http://dx.doi.org/10.1136/thx.2006.060145

4. Rabe KF et al. Global strategy for the diagnosis, management, and prevention of chronic obstructive pulmonary disease: GOLD executive summary. Am J Respir Crit Care Med 2007; 176(6): 532-55.
5. Smeele I et al. M26. NHG-Standaard COPD. Huisarts en Wetenschap 2007; 50(8): 362-79.
6. Leidy NK. Functional status and the forward progress of merry-go-rounds: toward a coherent analytical framework. Nurs Res 1994; 43(4): 196-202. Disponível em: http://dx.doi.org/10.1097/00006199-199407000-00002
7. Vilaró J, Resqueti VR, Fregonezi GAF. Avaliação clínica da capacidade do exercício em pacientes com doença pulmonar obstrutiva crônica. Rev Bras Fisioter 2008; 12(4): 249-59.
8. ATS Statement: Guidelines for the Six-Minute Walk Test. Am J Respir Crit Care Med 2002; 166(1): 111-7.
9. Skumlien S et al. A field test of functional status as performance of activities of daily living in CPOD patients. Respir Med 2006; 100(2): 316-23.
10. Corrêa KS et al. Can the Glittre ADL test differentiate the functional capacity of COPD patients from that of healthy subjects? Rev Bras Fisioter 2011; 15(6): 467-73.
11. Dechman G, BScPT, Scherer AS. Outcome measures in cardiopulmonary physical therapy: focus on the Glittre ADL-Test for people with chronic obstructive pulmonary. Cardiopulmonary Physical Therapy Journal 2008; 19(4): 115-8.
12. Csuka M, McCarty DJ. Simple method for measurement of lower extremity muscle strength. Am J Med 1985; 78: 77-81.
13. Lord SR et al. Sit-to-stand performance depends on sensation, speed, balance, and psychological status in addition to strength in older people. J Am Geriatr Soc 2002; 57: M539-M543.
14. Nevitt MC et al. Risk factors for recurrent nonsyncopal falls: a prospective study. JAMA 1989; 261: 2663-8.
15. Schenkman ML et al. The relative importance of strength and balance in chair rise by functionally impaired older individuals. J Am Geriatr Soc 1996; 44: 1441-6.
16. Hesse S et al. Sit-to-stand manoeuvre in hemiparetic patients before and after a 4-week rehabilitation programme. Scand J Rehabil Med 1998; 30: 81- 6.
17. Gill TM, Williams CS, Tinetti ME. Assessing risk for the onset of functional dependence among older adults: the role of physical performance. J Am Geriatr Soc 1995; 43: 603-9.
18. Guralnik J et al. Lower extremity function in persons over the age of 70 years as a predictor of subsequent disability. N Engl J Med 1995; 332: 556-61.
19. Gross MM et al. Effect of muscle strength and movement speed on the biomechanics of rising from a chair in healthy elderly and young women. Gait Posture 1998; 8(3): 175-85.

20. Ozalevli S et al. Comparison of the sit-to-stand test with 6 min walk in patients with chronic obstructive pulmonary disease. Respir Med 2007; 101(2): 286-93.
21. Normandin EA et al. An evaluation of two approaches to exercise conditioning in pulmonary rehabilitation. Chest 2002; 121(4): 1085-91.
22. Daughton DM et al. Maximum oxygen consumption and the ADAPT quality-of-life scale. Arch Phys Med Rehabil 1982; 63(12): 620-2.
23. Fix AJ, Daughton DM. Human activity profile: professional manual. Nebraska: Psychological Assessment Resources; 1988.
24. Souza AC, Magalhães LC, Teixeira-Salmela LF. Adaptação transcultural e análise das propriedades psicométricas da versão brasileira do Perfil de Atividade Humana. Cad Saúde Pública 2006; 22(12): 2623-36.
25. Davidson M, de Morton N. A systematic review of the Human Activity Profile. Clin Rehabil. 2007 Feb; 21(2): 151-62.
26. Lareau SC et al. Development and testing of the Pulmonary Function Status and Dyspnea Questionnaire (PFSDQ). Heart Lung 1994; 23: 242-50.
27. Lareau SC, Meek PM, Roos PJ. Development and testing of the modified version of pulmonary functional status and dyspnea questionnaire (PFSDQ-M). Heart Lung 1998 May; 27(3): 159-68.
28. Kovelis D et al. Validation of the modified pulmonary functional status and dyspnea questionnaire and the medical research council scale for use in Brazilian patients with chronic. J Bras Pneumol 2008; 34(12): 1008-18.
29. Reardon JZ, Lareau SC, Zu Wallack R. Function status and quality of life in chronic obstructive pulmonary disease. Am J Med 2006 Oct; 119 (10 Suppl1): 32-7.
30. Garrod R et al. Development and validation of a standardized measure of activity of daily living in patients with severe COPD: the London Chest Activity of Daily Living scale (LCADL). Respir Med 2000; 94(6): 589-96.
31. Garrod R, Paul EA, Wedzicha JA. An evaluation of the reliability and sensitivity of the London Chest Activity of Daily Living Scale (LCADL). Respir Med 2002; 96(9): 725-30.
32. Carpes MF et al. Versão brasileira da escala London Chest Activity of Daily Living para uso em pacientes com doença pulmonar obstrutiva crônica. J Bras Pneumol 2008; 34(3): 143-51.
33. Granger CV et al. Advances in functional assessment for rehabilitation. In Topics in geriatric rehabilitation. Rockville, MD: Aspen; 1986.
34. Linacre JM et al. The structure and stability of the Functional Independence Measure. Arch Phys Med Rehabil 1994; 75: 127-32.
35. Riberto M et al. Validação da versão brasileira da Medida de Independência Funcional. Acta Fisiatr 2001; 8(1): 45-52.

36. Stineman MG et al. The Functional Independence Measure: tests of scaling assumptions, structure, and reliability across 20 diverse impairment categories. Arch Phys Med Rehabil 1996; 77: 1101-8.
37. Dodds TA et al. A validation of the functional independence measure and its performance among rehabilitation inpatients. Arch Phys Med Rehabil 1993; 74: 531-6.
38. Marshall SC, Heisel B, Grinnell D. Validity of PULSES profile compared with the functional independence measure for measuring disability in a stroke rehabilitation setting. Arch Phys Med Rehabil 1999; 80: 760-5.
39. Hsueh IP et al. Comparison of the psychometric characteristics of the functional independence measure, 5-item Bathel index, and 10-item Barthel index in patients with stroke. J Neurol Neurosurg Psychiatry 2002; 73: 188-90.
40. Ota T et al. Functional assessment of patients wit spinal cord injury: measured by the motor score and the functional independence measure. Spinal Cord 1996; 34: 531-5.
41. Menter RR et al. Impairment, disability, handicap and medical expenses of persons aging with spinal cord injury. Paraplegia 1991; 29: 613-9.
42. Pollack N, Rheault W, Stoecker JL. Rehability and validity of the FIM for persons aged 80 years and above from a multilevel continuing care retirement community. Arch Phys Med Rehabil 1996; 77: 1056-61.
43. Pasqua F et al. Use of functional independence measure in rehabilitation of inpatients with respiratory failure. Respiratory Medicine 2009; 103: 471-6.

1

Capítulo 7

TESTE DE CAMINHADA DE 6 MINUTOS

Raquel Rodrigues Britto

Lidiane Aparecida Pereira de Sousa

Danielle Aparecida Gomes Pereira

SUMÁRIO

Introdução

O teste de caminhada de 6 minutos (TC6) é utilizado para avaliar a capacidade funcional por meio da mensuração da maior distância percorrida durante 6 minutos. Reflete de maneira acurada limitações na realização de atividades de vida diária.[1] É baseado no teste de corrida de Cooper de 12 minutos[2] e no teste de caminhada de 12 minutos.[3] Originalmente, foi estruturado com o objetivo de avaliar a capacidade funcional de pneumopatas crônicos, como os indivíduos com doença pulmonar obstrutiva crônica (DPOC).[4-6] Posteriormente, o teste foi incorporado como importante instrumento na avaliação de indivíduos com diversas condições crônicas, entre elas as cardiopatias, especialmente nos casos de insuficiência cardíaca crônica, na qual a limitação funcional é mais evidente.[7-9]

O TC6 constitui prova de avaliação do condicionamento cardiorrespiratório de intensidade submáxima, refletindo, assim, as atividades de vida diária dos pacientes.[10] O teste permite a avaliação global do funcionamento integrado dos sistemas cardiovascular, pulmonar, vascular periférico e locomotor. Entretanto, não é sensível para fornecer informações específicas de cada sistema em particular.[11] Apesar disso, por meio da identificação de sintomas que limitam a atividade, pode-se suspeitar de comprometimento de um sistema específico e indicar a necessidade de avaliações mais precisas, como a realização de um teste ergométrico ou ergoespirométrico.

O TC6 constitui um instrumento simples, seguro e de baixo custo.[9,10,12] Além disso, é um teste com bom índice de aceitação pelos pacientes. Zugck et al.[9] utilizaram o TC6 com o objetivo de avaliar a capacidade funcional de indivíduos com cardiomiopatia dilatada. Os autores relataram que o teste foi bem aceito pelos participantes, independentemente da faixa etária e do sexo.

Portanto, o TC6 é um instrumento válido e confiável, amplamente descrito na literatura.[6,7,11-17]

Indicações clínicas

O TC6 é utilizado com diferentes objetivos, principalmente durante a avaliação de cardiopatas e pneumopatas crônicos, adultos e crianças,[18] nas seguintes situações:

- avaliação de intervenções clínicas ou cirúrgicas – antes e depois;[10]
- avaliação de capacidade funcional;[10,19]
- preditor de morbidade e mortalidade.[19,20]

Contraindicações

Segundo o Guideline da American Thoracic Society (ATS) de 2002, o TC6 não deve ser realizado diante de suspeita de:[11]

- angina instável;
- infarto agudo do miocárdio recente.

Entretanto, estudos recentes têm indicado utilidade e segurança no uso do TC6 na avaliação da capacidade funcional após infarto agudo do miocárdio, antes da alta hospitalar.[21,22]

Ainda segundo a ATS, são consideradas contraindicações relativas:[11]

- frequência cardíaca de repouso acima de 120 bpm;
- pressão arterial sistólica acima de 180 mmHg;
- pressão arterial diastólica acima de 100 mmHg.

Além disso, antes da realização do teste deve ser investigada a presença de arritmias graves nos últimos 6 meses, o que indica a necessidade de teste de esforço com monitorização eletrocardiográfica.[11]

Segurança

O índice de complicações relacionadas à aplicação deste teste é baixo e normalmente não se correlaciona com eventos graves.[19] Contudo, alguns aspectos devem ser observados durante sua aplicação:

- o teste deve ser realizado em local de fácil acesso a serviços de emergência;
- não é necessária a presença constante de um médico durante a realização do teste, mas o profissional responsável pela avaliação deverá ser treinado em técnicas de ressuscitação;
- oxigênio e medicações de suporte, como antianginosos e broncodilatadores, quando prescritos, devem estar disponíveis em caso de necessidade.[11,13]

O teste deve ser interrompido imediatamente caso o paciente apresente durante a realização: dor torácica, dispneia intolerável, sudorese, palidez, tontura e/ou cãibras.[11] Além disso, para ser utilizado como avaliação submáxima, o teste deve ser interrompido se a FC limite ultrapassar 85% da FC máxima prevista para a idade (220 – idade). Para realização de testes máximos, recomenda-se a presença de profissional com certificação apropriada.

Procedimentos

O local para realização do teste deve ser amplo, plano, regular e com piso não escorregadio. A temperatura ambiente deve ser agradável, controlada e registrada. Para monitorar o efeito de intervenções, os testes devem ser aplicados pelo mesmo avaliador e devem ser realizados no mesmo local, utilizando os mesmos equipamentos de avaliação.

O TC6 pode ser aplicado em esteira elétrica, quando não houver espaço disponível para a aplicação em terreno plano.[23,24] Entretanto, os valores de distância caminhada nesta situação não devem ser comparados a testes que foram realizados no plano.

Material necessário para aplicação:

- cronômetro;
- cones de trânsito ou cadeiras para delimitação do circuito;
- balas de oxigênio, se necessário;
- esfigmomanômetro;
- estetoscópio;
- oxímetro de pulso adequado para realização de atividade física.[11]

O uso de frequencímetros que permitem gravar a variação da frequência cardíaca durante todo o teste fornece dados mais completos para avaliação posterior, como variação e/ou variabilidade da frequência cardíaca. O teste também pode ser realizado associando, quando disponível, a análise eletrocardiográfica por Holter[22] e a análise de gases expirados e gasto metabólico por meio de equipamentos portáteis, o que sem dúvida acrescenta informações clínicas valiosas.

Existem vários protocolos disponíveis na literatura. Para descrição dos procedimentos a seguir, utilizou-se como referência o Guideline da ATS[11] e o protocolo proposto por Steele.[17]

O teste deverá ser realizado pelo menos 2 horas após as refeições. Instrui-se aos indivíduos o uso de roupas e calçados confortáveis e a manutenção da medicação usual.[17]

Antes da realização do teste é necessário um período de repouso de no mínimo 10 minutos.[11] Durante esse período, faz-se a mensuração da pressão arterial, da frequência cardíaca e respiratória e da oximetria de pulso, além da ausculta cardíaca e respiratória e a avaliação da sensação de dispneia e de esforço segundo a Escala de Borg (Tabela 7.1).[17]

A pista de realização do teste deve medir, no mínimo, 30 metros,[11] com início e final identificados com cones de trânsito ou cadeiras, e deve ser

Tabela 7.1 Escala de Borg modificada.

CATEGORIA-ÍNDICE	
0	Nenhum
0,5	Muito, muito fraco (apenas observável)
1	Muito fraco
2	Fraco (leve)
3	Moderado
4	Pouco forte
5	Forte (pesado)
6	
7	Muito forte
8	
9	Muito, muito forte (quase máximo)
10	Máximo

Modificado de: Borg G. Psycological bases of perceived exertions. Medical and Science in Sport and Exercise 1982; 14: 380.

demarcada a cada 2 metros para facilitar a medida final. É importante que não haja circulação de pessoas no local durante a realização do TC6.

De acordo com o protocolo proposto pela ATS, o avaliador não deve caminhar junto do indivíduo.[11] Quando necessário, por exemplo, para carregar fonte de oxigênio ou dar maior segurança em caso de déficits de equilíbrio (principalmente idosos), o avaliador deverá caminhar sempre atrás do indivíduo.

Os indivíduos devem fazer uma volta de reconhecimento da pista e, a seguir, realizar dois testes com intervalo mínimo de 15 minutos entre eles para descanso. A realização de duas repetições do teste visa eliminar o efeito aprendizado e assegurar a reprodutibilidade do procedimento. Caso ocorra uma diferença superior a 10% na distância percorrida entre a primeira e a segunda repetição, faz-se necessário a realização de um terceiro teste.[17]

Durante a realização dos testes, frases de encorajamento são utilizadas em períodos de tempos previamente definidos. A ATS preconiza o encorajamento a cada minuto por meio de frases padronizadas como: "continue assim", "você está indo bem" etc.[11]

Caso o paciente necessite interromper a caminhada por fadiga ou dispneia, mantém-se a contagem de tempo ininterrupta, sendo permitido que ele retorne a caminhar antes de completar os 6 minutos.[11] Steele[17] recomenda que o paciente utilize a oximetria de pulso continuamente durante a realização do primeiro teste. Caso ela registre valores inferiores a 85%, o teste deverá ser interrompido e repetido apenas com o uso de oxigenoterapia.[17]

A avaliação do comportamento da frequência cardíaca é feita por meio do registro da maior frequência apresentada durante todo o teste, ou aquela referente ao último minuto. Ao término do tempo (6 minutos), o indivíduo para de caminhar e permanece marchando no local para avaliação dos dados vitais e, em seguida, caminha lentamente até que a frequência cardíaca retorne aos níveis basais. Faz-se, então, o registro da distância caminhada, sendo considerada para análise a maior distância percorrida nos dois testes.[17]

Fatores que influenciam a distância caminhada

Por ser um teste submáximo que depende da compreensão e da motivação para a adequada execução, os seguintes fatores podem influenciar a distância:[11]

- fatores associados às características do sujeito (estatura, peso corporal, gênero, idade);
- presença de patologias cardiovasculares, pulmonares e/ou musculoesqueléticas;
- déficit cognitivo, por dificultar a compreensão do teste;
- motivação tanto do avaliador como do avaliado;
- realização anterior do teste (efeito aprendizado);
- uso de medicação ou oxigenoterapia, por interferir na funcionalidade do paciente.

Interpretação dos resultados

Ainda não existe consenso sobre a determinação de parâmetros para classificar a capacidade funcional a partir do TC6, assim como a identificação de uma variação que indique mudança significativa na distância caminhada em decorrência de abordagens terapêuticas. Até então, realiza-se a análise da distância caminhada por meio da comparação com valores preditos por fórmulas propostas por estudos anteriores ou em caso de avaliação de efeito terapêutico, por meio da distância adicional percorrida após a intervenção.[11]

Enright e Sherrill[25] encontraram distância média caminhada de 494 metros para mulheres e 576 metros para homens saudáveis, sendo a faixa etária estudada de 40 a 80 anos.[25] Troosters et al.[26] encontraram em média 631 metros em população idosa, composta por indivíduos de ambos os sexos.[26] Segundo Enright, o ideal seria estimar a distância predita por meio de equações desenvolvidas a partir de testes realizados em população com características semelhantes ao indivíduo avaliado.[13] Alguns estudos foram realizados no Brasil nesse contexto,[27-29] os quais originaram as fórmulas apresentadas na Tabela 7.2. Dentre eles, apenas o estudo de Britto et al.[29] considerou a variação da frequência cardíaca durante o teste como uma variável da segunda equação. Esta variável, embora sofra influência de alguns medicamentos, fornece um caráter mais personalizado em relação à motivação do indivíduo na realização do teste. Dessa forma, é possível, em termos de porcentagem do valor predito, comparar respostas de testes aplicados em diferentes dias considerando a motivação do indivíduo em diferentes momentos.

Tabela 7.2 Equações de referência para predição da distância no TC6 baseadas em estudos brasileiros.

Autor (ano)	Número de indivíduos	Equação	Coeficiente de variação (R^2)
Dourado et al. (2011)[27]	90	299,296 – (2,728 x idade) – (2,160 x peso) + + (361,731 x altura) + (56,386 x gênero*) (altura em metros)	0,54
Soares e Pereira (2011)[28]	132	511 + (altura² x 0,0066) – (idade² x 0,030) – – (IMC² x 0,068) (altura em centímetros)	0,55
Britto et al. (2013)[29]			
Equação 1	617	890,46 – (6,11 x idade) + (0,0345 x idade²) + + (48,87 x gênero*) – (4,87 x IMC)	0,46
Equação 2	617	356,658 – (2,303 x idade) + (36,648 x x gênero*) + (1,704 x altura) + (1,365 x ΔFC) (altura em centímetros)	0,62

* Gênero: homem = 1 e mulher = 0; IMC: índice de massa corporal;
ΔFC: FC ao final do teste – FC antes do teste.

Em relação a parâmetro que indique mudança clínica em um mesmo sujeito, a ATS recomenda o limite de 50 metros como parâmetro clinicamente significativo de aumento da capacidade funcional.[11] Redelmeier et al.[30] avaliaram o quanto a distância no TC6 deve mudar para indicar diferença que seja notada por sujeitos com DPOC. A distância percorrida de 54 metros (intervalo = 37 a 71 metros) foi detectada como mudança mínima necessária para os sujeitos passarem a perceber qualquer melhora clínica.[30]

A partir da velocidade apresentada (distância em metros dividida por 6 minutos), pode-se estimar por meio de fórmulas o consumo de oxigênio (VO_2) da caminhada.[20]

Finalmente, é importante citar que o TC6 fornece informações relacionadas a prognóstico, tendo sido considerado um dos fatores preditivos de mortalidade em indivíduos com DPOC que caminham distâncias inferiores a 350 metros[1] e em indivíduos com insuficiência cardíaca que caminham distâncias inferiores a 300 metros.[31]

Sumarizando, o TC6, embora não substitua a avaliação ergométrica, é uma medida da capacidade funcional, aplicável a indivíduos com baixa a moderada disfunção. É utilizado amplamente como parâmetro de avaliação de intervenções terapêuticas em pneumopatas e cardiopatas. Portanto, o TC6 pode ser incluído na rotina de avaliação fisioterápica como recurso para monitorar a capacidade funcional e a resposta às intervenções.

Pontos-chave

- O TC6 é um teste simples de avaliação da capacidade funcional.
- O teste avalia a maior distância caminhada durante 6 minutos.
- A saturação periférica da hemoglobina em oxigênio deve ser monitorada, e o teste deve ser interrompido se houver redução abaixo de 85%. Neste caso, novo teste pode ser realizado com suplementação de oxigênio conforme prescrição.
- Deve-se tomar cuidado especial na utilização de fórmulas que tenham sido geradas a partir de população com características semelhantes a que está sendo avaliada.

Referências Bibliográficas

1. Morales-Blanhir JE et al. Teste de caminhada de seis minutos: uma ferramenta valiosa na avaliação do comprometimento pulmonar. J Bras Pneumol 2011; 37(1): 110-7.
2. Cooper KH. A means of assessing maximal oxygen intake. Correlation between field and treadmill testing. JAMA 1968; 203(3): 201-4.
3. McGavin CR et al. Twelve-minute walking test for assessing disability in chronic bronchitis. Br Med J 1976; 1(6013): 822-3.
4. Butland RJ et al. Two-, six-, and 12-minute walking tests in respiratory disease. Br Med J (Clin Res Ed) 1982; 284(6329): 1607-8.
5. Montes DO et al. Enfermedad pulmonar obstructiva crónica. Evaluación de la tolerancia al ejercicio utilizando tres tipos diferentes de pruebas de esfuerzo. Arch Bronconeumol 2001; 37(2): 69-74.
6. Rejeski WJ et al. Evaluating and understanding performance testing in COPD patients. J Cardiopulm Rehabil 2000; 20(2): 79-88.
7. Demers C et al. Reliability, validity, and responsiveness of the six-minute walk test in patients with heart failure. Am Heart J 2001; 142(4): 698-703.
8. Guyatt GH et al. The 6-minute walk: a new measure of exercise capacity in patients with chronic heart failure. Can Med Assoc J 1985; 132(8): 919-23.
9. Zugck C et al. Is the 6-minute walk test a reliable substitute for peak oxygen uptake in patients with dilated cardiomyopathy? Eur Heart J 2000; 21(7): 540-9.
10. Solway S et al. A qualitative systematic overview of the measurement properties of functional walk tests used in the cardiorespiratory domain. Chest 2001; 119(1): 256-70.
11. ATS statement: guidelines for the six-minute walk test. Am J Respir Crit Care Med 2002; 166(1): 111-7.
12. Steffen TM et al. Age- and gender-related test performance in community-dwelling elderly people: Six-Minute Walk Test, Berg Balance Scale, Timed Up & Go Test, and gait speeds. Phys Ther 2002; 82(2): 128-37.
13. Enright PL. The six-minute walk test. Respir Care 2003; 48(8): 783-5.
14. Hamilton DM, Haennel RG. Validity and reliability of the 6-minute walk test in a cardiac rehabilitation population. J Cardiopulm Rehabil 2000; 20(3): 156-64.
15. Kervio G et al. Reliability and intensity of the six-minute walk test in healthy elderly subjects. Med Sci Sports Exerc 2003; 35(1): 169-74.
16. Noonan V, Dean E. Submaximal exercise testing: clinical application and interpretation. Phys Ther 2000; 80(8): 782-807.
17. Steele B. Timed walking tests of exercise capacity in chronic cardiopulmonary illness. J Cardiopulm Rehabil 1996; 16(1): 25-33.

18. Li AM et al. The six-minute walk test in healthy children: reliability and validity. Eur Respir J 2005; 25(6): 1057-60.
19. Bittner V et al. Prediction of mortality and morbidity with a 6-minute walk test in patients with left ventricular dysfunction. SOLVD Investigators. JAMA 1993; 270(14): 1702-7.
20. Cahalin LP et al. The six-minute walk test predicts peak oxygen uptake and survival in patients with advanced heart failure. Chest 1996; 110(2): 325-32.
21. Sancho AG et al. Significance of in-Hospital evaluation of functional capacity in acute coronary syndrome. Rev Bras Cardiol 2011; 24(5): 282-90.
22. Diniz LS et al. Relação entre capacidade funcional e função diastólica no infarto recente. Fisioterapia & Pesquisa 2013 [no prelo].
23. Stevens D et al. Comparison of hallway and treadmill six-minute walk tests. Am J Respir Crit Care Med 1999; 160(5 Pt 1): 1540-3.
24. Swerts PM et al. Comparison of corridor and treadmill walking in patients with severe chronic obstructive pulmonary disease. Phys Ther 1990; 70(7): 439-42.
25. Enright PL, Sherrill DL. Reference equations for the six-minute walk in healthy adults. Am J Respir Crit Care Med 1998; 158(5 Pt 1): 1384-7.
26. Troosters T et al. Six minute walking distance in healthy elderly subjects. Eur Respir J 1999; 14(2): 270-4.
27. Dourado VZ et al. Reference equations for the performance of healthy adults on field walking tests. J Bras Pneumol 2011; 37(5): 607-14.
28. Soares MR, Pereira CA. Six-minute walk test: reference values for healthy adults in Brazil. J Bras Pneumol 2011; 37(5): 576-83.
29. Britto RR et al. Reference equations for the six-minute walk distance based on a Brazilian multicenter study. Braz J Phys Therapy 2013 [no prelo].
30. Redelmeier DA et al. Interpreting small differences in functional status: the Six Minute Walk test in chronic lung disease patients. Am J Respir Crit Care Med 1997; 155(4): 1278-82.
31. Rostagno C et al. Prognostic value of 6-minute walk corridor test in patients with mild to moderate heart failure: comparison with other methods of functional evaluation. Eur J Heart Fail 2003; 5: 247-52.

1

Capítulo 8

TESTE INCREMENTAL DE MARCHA CONTROLADA (SHUTTLE WALK TEST)

Danielle Aparecida Gomes Pereira

Dayane Montemezzo

SUMÁRIO

Introdução

O teste incremental de marcha controlada (TIMC) ou Incremental Shuttle Walk Test (ISWT), como é mais conhecido, assim como o teste de caminhada de 6 minutos (TC6), é um teste de avaliação de capacidade funcional popularmente utilizado em indivíduos com distúrbios cardiorrespiratórios.[1] É um teste baseado em incrementos de velocidade que envolve um percurso fixo de 10 metros no qual o indivíduo percorre esta distância em tempos cada vez menores de acordo com sinais auditivos.[2] Inicialmente, o TIMC apresentava 10 estágios, porém, após os primeiros estudos, foi desenvolvido um protocolo modificado com 12 estágios, que inicia com velocidade mais lenta, o que permite aos indivíduos mais debilitados melhor adaptação.[2] Assim, o teste envolve 12 estágios com duração de 1 minuto cada.

Indicações clínicas

O TIMC pode ser aplicado para diversas finalidades e em indivíduos com diferentes condições de saúde e faixas etárias,[3-8] sendo frequentemente indicado para:

- avaliação de resposta às intervenções, como resposta à reabilitação pulmonar e ao uso de determinadas drogas;[1]
- avaliação da capacidade funcional;[2,9]
- avaliação da tolerância (ou capacidade) ao exercício;[1]
- prescrição de exercício;[2]
- marcador prognóstico em estudos de reabilitação.[1,10]

Contraindicações

Caracterizam-se contraindicações relativas[11] à aplicação do TIMC os casos nos quais os seguintes dados vitais em repouso atinjam os valores superiores a:

- frequência cardíaca (FC): 120 bpm;
- pressão arterial sistólica (PAS): 200 mmHg;
- pressão arterial diastólica (PAD): 110 mmHg.

São consideradas contraindicações absolutas[11] para aplicação do TIMC:

- angina instável;
- infarto agudo do miocárdio.

Segurança

O TIMC é considerado um teste de caminhada com baixo índice de complicações durante sua aplicação.[12] Pulz et al.[12] avaliaram o traçado eletrocardiográfico de indivíduos com insuficiência cardíaca durante a realização do ISWT e o consideraram um teste seguro, apesar de ser incremental. Entretanto, o American College of Sports Medicine recomenda que o teste seja realizado em local de fácil acesso aos serviços de emergência, por profissionais treinados e com o conhecimento da realização do teste e de técnicas de ressuscitação.[11]

Procedimentos

O local para aplicação do TIMC deve ser amplo, plano e o piso não deve ser escorregadio. Os seguintes equipamentos são utilizados para aplicação do TIMC:

- cronômetro;
- cones para demarcação da pista;
- equipamento de som e mídia contendo a gravação do TIMC;
- esfigmomanômetro e estetoscópio;
- cardiofrequencímetro;
- oxímetro de pulso;
- equipamento de oxigênio, se necessário.

Os cones são usados para delimitar o percurso do teste e devem ser posicionados a uma distância de 9 metros entre si, considerando 50 centímetros de cada lado para o retorno, totalizando um corredor de 10 metros (Figura 8.1).

A velocidade da caminhada é determinada por meio de dois diferentes sinais sonoros. Um sinal sonoro de triplo bipe indica o início do teste e a mudança de estágio. Um sinal sonoro simples e regular determina a velocidade da caminhada e indica mudança de direção, ou seja, nesse momento o sujeito deve estar próximo do cone (ou a seu lado) e retornar. O indivíduo é instruído a deambular em passo estável, procurando dar a volta no cone quando ouvir o sinal. Caso atinja o cone antes do tempo previsto para aquele estágio, ele deve realizar marcha estacionária e esperar o próximo sinal auditivo. O primeiro estágio apresenta velocidade inicial de 0,5 metros/segundo e, a partir do segundo estágio, ocorre um incremento de velocidade de 0,17 metros/segundo, equivalente a 10 metros/minuto ou 0,38 milhas/hora, conforme ilustrado na Tabela 8.1.[2]

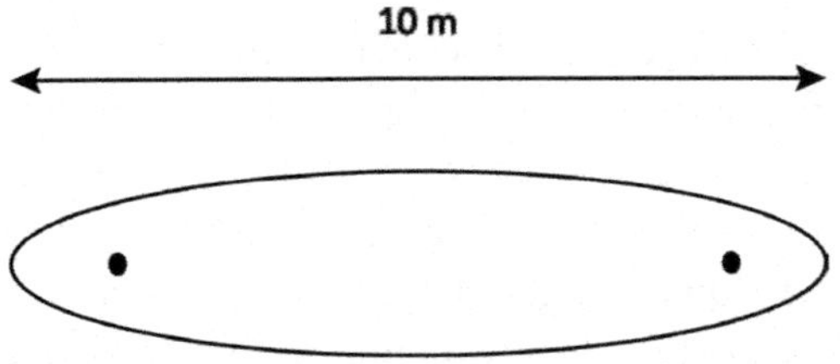

Figura 8.1 Esquema da dinâmica do teste incremental de marcha controlada (TIMC). Representação da organização da dinâmica do TIMC, na qual a linha reta representa o corredor de 10 metros, os círculos preenchidos representam os cones, posicionados a 50 cm das extremidades inicial e final do percurso.

Tabela 8.1 Protocolo do teste incremental de marcha controlada, segundo Singh et al.[2]

Nível	Velocidade		Número de voltas		Tempo/volta	Distância
	(m/s)	(km/h)	No nível	Total	(s)	(m)
1	0,50	1,80	3	3	20	30
2	0,67	2,41	4	7	15	70
3	0,84	3,03	5	12	12	120
4	1,01	3,63	6	18	10	180
5	1,18	4,25	7	25	8,57	250
6	1,35	4,86	8	33	7,50	330
7	1,52	5,47	9	42	6,67	420
8	1,69	6,08	10	52	6	520
9	1,86	6,69	11	63	5,46	630
10	2,03	7,31	12	75	5	750
11	2,20	7,92	13	88	4,62	880
12	2,37	8,53	14	102	4,29	1.020

m/s: metros por segundo; km/h: quilômetros por hora; s: segundos; m: metros.

O protocolo do TIMC, descrito por Singh et al. em 1992,[2] informa sobre as caracterísitcas do teste. O número de voltas corresponde ao número total de voltas completadas até o final de cada nível, por exemplo, ao concluir o nível 6, 33 voltas devem ser completadas.

É recomendado que o avaliador forneça comando verbal padronizado com a intenção de informar ao indivíduo sobre o aumento da velocidade de caminhada a cada troca de estágio. Os indivíduos são instruídos a caminhar de um cone ao outro, de acordo com o ritmo determinado pelos sinais sonoros, até a fadiga ou presença de algum sintoma limitante. Durante a realização do teste, o avaliador poderá caminhar ao lado do indivíduo no primeiro estágio com o objetivo de facilitar a compreensão da dinâmica do teste[2] ou nos casos em que a oxigenoterapia seja necessária.[13]

Durante a realização do teste recomenda-se o registro da frequência cardíaca (FC) ao final de cada estágio e de parâmetros clínicos específicos para determinadas condições de saúde, como dor claudicante na doença arterial obstrutiva periférica (DAOP), angina na doença arterial coronariana ou insuficiência cardíaca (IC) e dispneia na doença pulmonar obstrutiva crônica (DPOC) ou IC.

O teste deverá ser interrompido nas situações em que o indivíduo apresente algum sintoma limitante relacionado a sua condição de saúde, valores de frequência cardíaca (FC) superiores a 85% da máxima prevista,[2] queda da saturação periférica de oxigênio (SpO_2) ou incapacidade de manter o ritmo de deslocamento. Neste último, interrompe-se o teste quando o indivíduo não alcançar o cone seguinte por duas vezes consecutivas no tempo estabelecido pelos sinais sonoros.[2] Ao término do teste, os dados vitais e a percepção subjetiva do esforço devem ser aferidos. O teste deverá ser realizado com roupas e calçados confortáveis, pelo menos duas horas após as refeições e a medicação usual deve ser mantida.[11]

Dados vitais, como pressão arterial (PA), frequência cardíaca (FC), frequência respiratória (FR) e saturação periférica de oxigênio (SpO_2), devem ser aferidos antes e após a realização do teste. O Quadro 8.1 apresenta um modelo para registro dos dados.

Validade e confiabilidade

O TIMC é válido para avaliar a capacidade funcional.[9] São encontradas na literatura correlações fortes entre distância percorrida no TIMC e volume máximo de oxigênio consumido (VO_2máx) obtido em esteira para pacientes com DPOC e IC ($r = 0,81$) e entre distância percorrida no teste e potência em cicloergômetro para indivíduos com DPOC ($r = 0,88$).[14,15] Em um estudo que contrastou distância percorrida no TIMC e VO_2máx em pacientes à espera de transplante cardíaco, observou-se correlação moderada entre essas variáveis ($r = 0,73$).[16]

O TIMC também apresenta alta confiabilidade em suas medidas em indivíduos em diferentes condições de saúde. Na avaliação de pacientes à

Quadro 8.1 Formulário de registro do teste incremental de marcha controlada.

Teste incremental de marcha controlada	
PA inicial: ________ mmHg	PA final: ________ mmHg
FC inicial: ________ bpm	FC final: ________ bpm
FR inicial: ________ rpm	FR final: ________ rpm
SpO_2 inicial: _______ %	SpO_2 final: _______ %
Tempo sintoma inicial: ______ s	PSE final: _____
Estágio de interrupção: _____	No percurso de interrupção: _____
Distância percorrida: _______ m	Velocidade máxima alcançada: _____ m/min

Estágio	1	2	3	4	5	6	7	8	9	10	11	12
N° de percursos do teste	3	4	5	6	7	8	9	10	11	12	13	14
N° de percursos realizados												

mmHg: milímetros de mercúrio; bpm: batimentos por minuto; rpm: respirações por minuto; s: segundos; m: metros; m/min: metros por minuto; PSE: percepção subjetiva de esforço.

espera de transplante cardíaco, a confiabilidade teste-reteste foi alta após uma prática (r = 0,90).[16] Em indivíduos com DAOP, o teste demonstrou-se altamente confiável mesmo sem realização de prática (r = 0,90).[17]

Fatores que influenciam a distância caminhada

Recentemente, Probst et al.[18] publicaram uma equação de referência do TIMC para a população brasileira. As variáveis antropométricas e demográficas, como idade, sexo e índice de massa corporal, são capazes de explicar 71% da variabilidade do desempenho no TIMC. A equação de referência para a distância percorrida no TIMC está representada no Quadro 8.2.

Quadro 8.2 Equação de referência para o teste incremental de marcha controlada (Probst et al.[18]).

$$TIMC_{pred} = 1449{,}701 - (11{,}735 \times idade) + (241{,}897 \times sexo^*) - (5{,}686 \times IMC)$$

*Sexo masculino: 1 *Sexo feminino: 0

TIMC: teste incremental de marcha controlada; IMC: índice de massa corporal.

Interpretação dos resultados

O TIMC fornece as seguintes variáveis:

- distância máxima percorrida, em metros;
- o número de percursos finalizados;
- o nível atingido no teste;
- a velocidade máxima alcançada, em m/s e km/h.

O Quadro 8.1, referente ao modelo de registro das variáveis fornecidas pelo TIMC, mostra que, além dos dados vitais, é importante registrar a percepção subjetiva de esforço, o estágio e respectivo percurso no qual o teste foi interrompido.

Os resultados do TIMC podem ser interpretados como a mínima diferença clinicamente significativa a partir da percepção dos próprios indivíduos que executam o teste após uma intervenção. Os resultados de um estudo de Singh et al.[1] com o objetivo de identificar a mínima diferença clinicamente significativa em resposta à reabilitação pulmonar mostraram dois diferentes níveis de melhora da capacidade de exercício, sendo 78,7 metros e 47,5 metros, considerado pelos indivíduos como ótima e boa, respectivamente.[1,19]

O desempenho no TIMC demonstrou ser também indicativo de pior prognóstico em pacientes com IC, inclusive para realização de transplante cardíaco.[16] Distância percorrida no teste acima de 450 metros apresenta-se bom discriminador de pacientes com VO_2máx acima de 14 mL/kg.min^{-1}, que seria critério decisivo para indicação de transplante cardíaco.

Em um estudo comparativo entre TIMC e TC6 na predição de eventos em pacientes com IC, o TIMC demonstrou maior poder preditivo para complicações cardíacas em um ano.[10] Indivíduos que percorriam distâncias menores que 400 metros apresentavam maior risco de eventos cardíacos.

Pontos-chave

- O TIMC é um teste de caminhada simples, padronizado, incremental, com velocidade controlada por sinais sonoros, de baixo custo e bem tolerado pelos indivíduos.
- O TIMC é válido e apresenta alta confiabilidade.
- A avaliação do condicionamento cardiorrespiratório e a da capacidade funcional em diversas condições de saúde são as principais aplicações clínicas do TIMC.

- Fornece variáveis indicativas de capacidade funcional operacionalizadas por meio de distância, velocidade, número de percursos e nível atingidos.
- Fornece informações sobre diagnóstico, resposta à terapêutica e prognóstico.

Referências Bibliográficas

1. Singh SJ, Jones PW, Evans R, Morgan MD. Minimum clinically important improvement for the incremental shuttle walking test. Thorax 2008 Sep; 63(9): 775-7.
2. Singh SJ, Morgan MD, Scott S, Walters D, Hardman AE. Development of a shuttle walking test of disability in patients with chronic airways obstruction. Thorax 1992 Dec; 47(12): 1019-24.
3. Selvadurai HC, Cooper PJ, Meyers N, Blimkie CJ, Smith L, Mellis CM, Van Asperen PP. Validation of shuttle tests in children with cystic fibrosis. Pediatr Pulmonol 2003 Feb; 35(2): 133-8.
4. Campo LA, Chilingaryan G, Berg K, Paradis B, Mazer B. Validity and reliability of the modified shuttle walk test in patients with chronic obstructive pulmonary disease. Arch Phys Med Rehabil 2006 Jul; 87(7): 918-22.
5. Zwierska I, Nawaz S, Walker RD, Wood RF, Pockley AG, Saxton JM. Treadmill versus shuttle walk tests of walking ability in intermittent claudication. Med Sci Sports Exerc 2004 Nov; 36(11): 1835-40.
6. Spagnuolo DL, Jürgensen SP, Iwama AM, Dourado VZ. Walking for the assessment of balance in healthy subjects older than 40 years. Gerontology 2010; 56(5): 467-73.
7. Taylor S, Frost H, Taylor A, Barker K. Reliability and responsiveness of the shuttle walking test in patients with chronic low back pain. Physiother Res Int 2001;6(3):170-8.
8. Win T, Jackson A, Groves AM, Sharples LD, Charman SC, Laroche CM. Comparison of shuttle walk with measured peak oxygen consumption in patients with operable lung cancer. Thorax 2006 Jan; 61(1): 57-60.
9. Singh SJ, Morgan MD, Hardman AE, Rowe C, Bardsley PA. Comparison of oxygen uptake during a conventional treadmill test and the shuttle walking test in chronic airflow limitation. Eur Respir J 1994 Nov; 7(11): 2016-20.
10. Morales FJ, Montemayor T, Martinez A. Shuttle versus six-minute walk test in the prediction of outcome in chronic heart failure. Int J Cardiol 2000 Nov-Dec; 76(2-3): 101-5.

11. Thompson WR, Gordon NF, Pescatello LS. Diretrizes do ACSM para os testes de esforço e sua prescrição. Rio de Janeiro: Guanabara Koogan; 2010.
12. Pulz C, Diniz RV, Alves AN, Tebexreni AS, Carvalho AC, de Paola AA, Almeida DR. Incremental shuttle and six-minute walking tests in the assessment of functional capacity in chronic heart failure. Can J Cardiol 2008 Feb; 24(2): 131-5.
13. Britto RR, Sousa LAP. Teste de caminhada de seis minutos – uma normatização brasileira. Fisioter Mov 2006 Out-Dez; 19(4): 49-54.
14. Solway S, Brooks D, Lacasse Y, Thomas S. A qualitative systematic overview of the measurement properties of functional walk tests used in the cardiorespiratory domain. Chest 2001 Jan; 119(1): 256-70.
15. Arnardóttir RH, Emtner M, Hedenström H, Larsson K, Boman G. Peak exercise capacity estimated from incremental shuttle walking test in patients with COPD: a methodological study. Respir Res 2006 Oct; 7: 127.
16. Lewis ME, Newall C, Townend JN, Hill SL, Bonser RS. Incremental shuttle walk test in assessment of patients for heart transplantation. Heart 2001 Aug; 86(2): 183-7.
17. Da Cunha-Filho IT, Pereira DA, de Carvalho AM, Campedeli L, Soares M, de Sousa Freitas J. The reliability of walking tests in people with claudication. Am J Phys Med Rehabil 2007 Jul; 86(7): 574-82.
18. Probst VS, Hernandes NA, Teixeira DC, Felcar JM, Mesquita RB, Goncalves CG, Hayashi D, Singh S, Pitta F. Reference values for the incremental shuttle walking test. Respir Med 2012 Feb; 106(2): 243-8.
19. Wise RA, Brown CD. Minimal clinically important differences in the six-minute walk test and shuttle walking test. COPD 2005 Mar; 2(1): 125-9.

INTERVENÇÕES FISIOTERAPÊUTICAS

2

SUMÁRIO

2

Capítulo 9

TÉCNICAS MODERNAS DE DESOBSTRUÇÃO UTILIZADAS EM PEDIATRIA

Tereza Cristina Silva Brant

Maria Thereza Camisasca

Regina Márcia Faria de Moura

SUMÁRIO

TÉCNICAS DE DESOBSTRUÇÃO DE VIAS AÉREAS INTRATORÁCICAS

AUMENTO DE FLUXO EXPIRATÓRIO

Histórico

Fisiologia

Descrição da técnica

Indicações clínicas

Contraindicações

EXPIRAÇÃO LENTA E PROLONGADA

Histórico

Fisiologia

Descrição da técnica

Indicações clínicas

Contraindicações

Introdução

O objetivo deste capítulo é descrever as técnicas modernas mais utilizadas para desobstrução de vias aéreas intra e extratorácicas em crianças. Para melhor compreensão das técnicas que serão descritas neste capítulo, bem como suas repercussões, será feita uma breve revisão do desenvolvimento, anatomia e fisiologia do sistema respiratório da criança.

Embriologia

O desenvolvimento do sistema respiratório é um fenômeno complexo e contínuo de maturação e crescimento que se inicia na fase precoce da gestação e estende-se até a vida adulta.[1]

O processo de desenvolvimento normal do pulmão compreende uma série de alterações que são divididas cronologicamente em duas fases: pré-natal e pós-natal[2-5] (Tabela 9.1).

Tabela 9.1 Estágios do desenvolvimento pulmonar em humanos.

Período	Idade	Principais eventos
Pseudoglandular	4ª a 16ª semana de gestação	Desenvolvimento primordial do pulmão. Formação de toda a via aérea condutora.
Canalicular	17ª a 26ª semana de gestação	Proliferação dos vasos sanguíneos no interstício e início da formação da barreira hematogasosa.
Sacular	27ª a 35ª semana de gestação	Aumento da superfície de troca gasosa e maturação do sistema surfactante.
Alveolar	36ª semana até 2 anos	Multiplicação alveolar e aumento da zona respiratória.
Fase pós-natal	2 anos até idade adulta	Aumento em tamanho das vias aéreas de condução e do tamanho e número de alvéolos. Aumento do volume pulmonar.

Fase pré-natal

A fase pré-natal compreende a organogênese, o desenvolvimento e o crescimento pulmonar. É dividida classicamente em quatro períodos de acordo com suas características histológicas. Os períodos são: pseudoglandular, canalicular, sacular e alveolar.[2-5] Os principais eventos que ocorrem em cada um desses períodos serão descritos a seguir.

Período pseudoglandular

O período pseudoglandular (4ª a 16ª semana de gestação) compreende a fase de organogênese, que consiste no desenvolvimento do pulmão primordial. Nesse período, há uma rápida multiplicação das células epiteliais com sua subsequente diferenciação, ocorrendo a formação da cartilagem, de células da musculatura lisa e da rede capilar. Ao final desse período, toda a via aérea condutora (até 16ª geração brônquica) estará formada.[2]

Período canalicular

O período canalicular (17ª a 26ª semana de gestação) é assim denominado devido à grande proliferação dos vasos sanguíneos no interstício.[6,7] Por volta da 24ª semana já é possível observar corpos lamelares contendo proteínas surfactantes e fosfolipídeos nos pneumócitos tipo II. Neste período ocorrem alterações importantes na estrutura pulmonar, como a diferenciação dos pneumócitos tipo I, que é acompanhada da aproximação dos capilares ao epitélio, iniciando a formação da barreira hematogasosa.[2,6,7]

Período sacular

O período sacular ou sacoterminal (27ª a 35ª semana de gestação) é caracterizado pelo aumento do volume pulmonar e pela rápida e grande expansão da porção capaz de realizar a hematose do pulmão fetal. Isso se deve à ocorrência do aumento rápido da superfície de área alveolar, afilamento do interstício, expansão da rede capilar e maturação do sistema surfactante.[2-4]

Período alveolar

O período alveolar (36ª semana de gestação até 2 anos de idade) caracteriza-se por um grande aumento da superfície e do volume pulmonar.[3,8]

A maior parte desse crescimento pulmonar se deve ao aumento da zona respiratória, com o aumento do número e tamanho dos alvéolos.

Nesse período já pode ser observada a presença de alvéolos e, ao nascimento, estão formados cerca de 50 milhões, 20% do número presente na idade adulta, o que representa 3 a 4 m^2 de área de superfície de hematose. A multiplicação do número alveolar é muito acentuada até os 2 anos de idade.[1-3,8,9]

Fase pós-natal

Na fase pós-natal, as alterações que ocorrem no pulmão se estendem até a idade adulta e têm por objetivo adaptar este órgão à respiração e à hematose.[3,5,8] Após o nascimento, as estruturas pulmonares, como vias aéreas, alvéolos e vasos sanguíneos, apresentam diferentes padrões de desenvolvimento e crescimento. As vias aéreas condutoras, por exemplo, continuam a aumentar em diâmetro e comprimento, mas não em número, enquanto os alvéolos aumentam em número e em tamanho. Acredita-se que haja um aumento do número de alvéolos no período neonatal e durante o início da infância até por volta dos 8 anos de idade, porém, a multiplicação alveolar não cessa até que o indivíduo atinja a idade adulta, ou seja, até que esteja completo o crescimento da caixa torácica.[1,8] A capacidade residual funcional aumenta de 80 mL ao nascimento a 3.000 mL na idade adulta, e o peso do pulmão aumenta de 60 a 750 g, sendo o crescimento da zona respiratória o maior responsável por essas alterações.[1]

Anatomia e fisiologia do sistema respiratório

O aparelho respiratório das crianças não é uma miniatura do aparelho respiratório dos adultos. O paciente pediátrico apresenta características fisiológicas específicas que são alteradas continuamente com o seu crescimento e desenvolvimento.[1,10]

A seguir estão descritas as principais características da anatomia e fisiologia das vias aéreas extra e intratorácicas e do músculo diafragma em crianças.

Vias aéreas extratorácicas

As vias aéreas extratorácicas compreendem a cavidade nasal, os seios paranasais, a faringe, a laringe e a traqueia.

Cavidade nasal

Nas crianças, assim como nos adultos, as principais funções da cavidade nasal são as de umidificar, aquecer e filtrar o ar que vai para os pulmões.[11] O nariz é a via preferencial de entrada de ar nas crianças, sendo os recém-nascidos respiradores nasais obrigatórios. Eles apresentam uma estrutura dinâmica denominada esfíncter veloglossal, que funciona como uma cancela que permite a amamentação e a deglutição sem aspiração de partículas para o pulmão. Essa cancela é formada pela pressão exercida pela porção posterior da língua no palato mole, o que bloqueia a respiração oral. Com o crescimento do bebê e a modificação da anatomia da boca, esse mecanismo desaparece progressivamente, permitindo, assim, a respiração oral.[12]

Seios paranasais

Os seios paranasais maxilar, etmoidal, frontal e esfenoidal estão nas vias aéreas superiores. O tamanho, a forma e a localização dependem da idade do indivíduo. Ainda não há consenso com relação ao início do desenvolvimento dos seios paranasais, porém, sabe-se que os seios maxilar e etmoidal estão presentes ao nascimento, enquanto os seios frontal e esfenoidal se desenvolvem durante a infância. O tecido que reveste a mucosa dos seios paranasais é o mesmo que reveste a cavidade nasal, havendo uma comunicação entre essas duas estruturas através de óstios por onde secreções produzidas nos seios maxilares são drenadas para dentro da cavidade nasal.

Não há consenso na literatura com relação à função dos seios paranasais. Há três hipóteses relativas a suas funções: diminuição do peso da cabeça, auxílio no aquecimento e umidificação do ar inspirado e proteção das estruturas intracranianas contra trauma.[11]

Faringe

A faringe é uma formação musculomembranosa situada atrás das cavidades nasal e bucal, à frente da coluna cervical, acima da laringe e do esôfago e é parte comum aos aparelhos respiratório e digestivo. Ele divide-se anatomicamente em três porções: primeira, a nasofaringe (porção superior); segunda, a orofaringe, que se inicia no palato mole e termina no osso hioide; e a laringofaringe, que dá continuidade à orofaringe e chega até a porção superior do esôfago.

A parede superior da nasofaringe é ocupada, nas crianças, por uma aglomeração de tecido linfoide, que constitui a amídala faríngea ou adenoide. Nas paredes laterais da nasofaringe encontram-se os óstios faríngeos das tubas auditivas que estabelecem comunicação com o ouvido médio. A tuba auditiva na criança caracteristicamente apresenta menor comprimento, está posicionada de forma mais horizontalizada e seu lúmen é estreitado em relação ao do adulto. Essas características anatômicas desfavoráveis associadas à imaturidade do sistema imunológico da criança, fator pelo qual o tecido linfoide apresenta-se mais proeminente, são responsáveis em grande parte pelas infecções de ouvido médio e sinusites durante a infância.[13]

Laringe

A laringe do recém-nascido está localizada mais superiormente, na altura entre a 3ª e 4ª vértebras cervicais. À medida que ocorre o desenvolvimento da criança, a laringe desce progressivamente, e por volta dos 20 anos de idade atinge a altura da 7ª vértebra cervical. A posição anatômica mais alta da laringe ao nascimento faz com que a epiglote fique próxima do véu palatino, o que contribui para que o recém-nascido respire obrigatoriamente pelo nariz.[12,14]

Traqueia

A traqueia, ao nascimento, possui grande elasticidade e seus anéis cartilaginosos não se encontram completamente formados. Apresenta um formato de "funil" com a extremidade superior mais larga que a inferior, e torna-se cilíndrica durante os primeiros 5 anos de vida da criança.[15]

Vias aéreas intratorácicas

Pulmão

Como já foi descrito, após o nascimento ocorre uma expansão dos locais de hematose devido à alveolização. Cerca de 80 a 85% dos alvéolos são formados após o nascimento.[1,3,9]

Até os 12 anos de idade o desenvolvimento dos canais de comunicação entre os alvéolos (poros de Kohn) e entre os bronquíolos (canais de Lambert) não está completo. Pouco se sabe sobre essas estruturas, contudo, sua ausência principalmente nos lobos médio e superior direito pode estar relacionada aos altos índices de atelectasias nessa região pulmonar de recém-nascidos.[14]

O pulmão aumenta em tamanho até que o crescimento da caixa torácica esteja completo. A caixa torácica das crianças tem formato elíptico com costelas horizontalizadas e alta complacência devido à imaturidade de seu tecido ósseo, o que reflete em uma menor eficiência da ventilação.[16] Essa alta complacência é responsável pela pressão transpulmonar relativamente baixa ao final da expiração, o que favorece o fechamento das pequenas vias aéreas durante a respiração em nível de volume corrente. As crianças são mais suscetíveis à obstrução das vias aéreas,[17] devido ao aprisionamento aéreo e à prejudicada relação ventilação/perfusão nas regiões dependentes do pulmão, em consequência do fechamento das pequenas vias aéreas.

Diafragma

O diafragma do recém-nascido apresenta uma forma aplainada pelo fato da caixa torácica das crianças apresentar formato elíptico com costelas horizontalizadas. A ausência da zona de aposição e o posicionamento em desvantagem mecânica são responsáveis pelo aumento do trabalho muscular. Em relação ao tipo de fibra, as fibras musculares tipo I, resistentes à fadiga e de alta oxidação, estão presentes em menor percentagem, o que acarreta uma alta probabilidade de fadiga muscular respiratória nas crianças. Essas desvantagens são compensadas pelo aumento na frequência respiratória e consequente diminuição da amplitude da respiração. À medida que a criança se desenvolve, o diafragma vai assumindo o formato de cúpula e ocorrem simultaneamente alterações na composição, no tamanho e na capacidade de oxidação de suas fibras musculares.[16]

Com base no que foi discutido sobre desenvolvimento, anatomia e fisiologia do sistema respiratório da criança, pode-se concluir que esta é uma população de alto risco para disfunção do sistema respiratório. Crianças menores são respiradores nasais obrigatórios, possuem tecido linfoide mais proeminente, menor tamanho e maior horizontalização da tuba auditiva e, por isso, qualquer grau de edema da mucosa nasal ou da adenoide pode predispor essa faixa etária a otites e sinusites.

A obstrução das vias aéreas inferiores por edema ou pela presença de secreções pode acarretar hiperinsuflação, atelectasias, má distribuição da ventilação, alterações da relação ventilação/perfusão e aumento do trabalho respiratório. A fisioterapia respiratória tem como objetivos a prevenção e/ou tratamento das complicações advindas da obstrução causada por secreção nas vias aéreas extra e intratorácicas.

TÉCNICAS DE DESOBSTRUÇÃO DE VIAS AÉREAS EXTRATORÁCICAS

DESOBSTRUÇÃO RINOFARÍNGEA RETRÓGRADA

A desobstrução rinofaríngea retrógrada (DRR) é uma técnica de inspiração forçada destinada à desobstrução das vias nasofaríngeas que pode ser acompanhada ou não de instilação local de soro fisiológico.[18]

Histórico

A técnica de DRR originou-se de uma manobra que era aplicada de forma intuitiva em bebês com obstrução bronquial, sendo aprimorada pelo grupo de pesquisas do professor belga Guy Postiaux com a adição de instilação de substâncias medicamentosas baseado no princípio da nasoaspiração. Seus objetivos eram a desobstrução da nasofaringe e o depósito local de substâncias medicamentosas.[17,18]

Fisiologia

O aumento da velocidade do fluxo do ar inspirado, proporcionado por uma inspiração com velocidade alta nas fossas nasais, tem como objetivos:

- desobstrução da cavidade nasal, eliminando as secreções acumuladas no nariz pelo efeito de interação gás-líquido;
- desenvolvimento de uma velocidade de fluxo capaz de gerar uma pressão negativa suficiente para aspirar as secreções presentes nos seios paranasais e nos óstios das tubas auditivas.[17]

Descrição da técnica

Com a criança posicionada em decúbito dorsal, após a desinsuflação manual, ao final do tempo expiratório, o fisioterapeuta, com o dorso de sua mão, eleva a mandíbula da criança e rapidamente realiza a oclusão da boca, o que desencadeará a inspiração em alta velocidade. Se após a realização da DRR ainda houver presença de secreções nas vias respiratórias superiores, recomenda-se repetir a técnica até que não haja presença de secreção.[17,18]

A técnica de DRR pode ser realizada com ou sem instilação de soro fisiológico na via aérea. Em crianças menores de 24 meses, que não são capazes de realizar nasoaspiração ativa, faz-se necessária a oclusão da boca, o que as obriga a realizar uma inspiração nasal com alta velocidade. Em crianças maiores capazes de realizar a nasoaspiração ativa, a oclusão da boca torna-se desnecessária[17,18] (Quadro 9.1 e Figuras 9.1A e 9.1B).

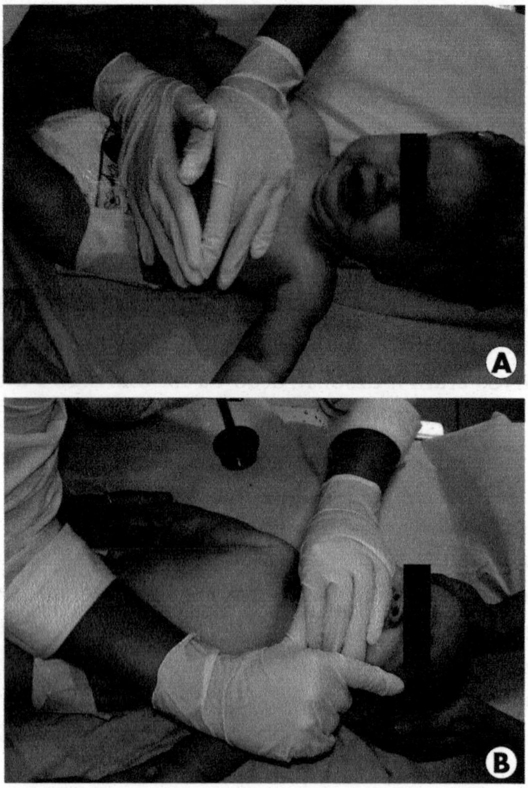

Figura 9.1 Aplicação da técnica de desobstrução rinofaríngea retrógrada. Desinsuflação do tórax (A) e oclusão da boca (B).

Desobstrução rinofaríngea retrógrada associada à instilação

A criança deve estar posicionada em decúbito dorsal. O fisioterapeuta deve preparar o soro a ser instilado em um conta-gotas ou em uma seringa (sem a agulha). Ao realizar-se a manobra, como já descrita no item anterior, instila-se o soro em uma das narinas. Repetir o mesmo procedimento na outra narina (Quadro 9.1 e Figura 9.2).

Durante a aplicação da DRR ou da desobstrução rinofaríngea retrógrada associada à instilação (DRR+I), pode ocorrer um breve episódio de "perda de fôlego", principalmente em crianças menores, o que pode ser contornado posicionando-a assentada ou elevando-a em decúbito ventral.

A obstrução de vias aéreas extratorácicas em grau severo requer um número maior de intervenções que podem ser realizadas diariamente. A prevenção de reincidência dos casos de obstrução de vias aéreas extratorácicas faz-se por meio da orientação à mãe quanto à utilização da técnica em domicílio.[17,18]

Quadro 9.1 Aplicação da técnica de DRR e DRR+I.

Criança posicionada em decúbito dorsal

Aguarda-se o final da expiração

Eleva-se a mandíbula com o dorso da mão

Oclui-se rapidamente a boca da criança com a palma da mão

Aproveita-se o reflexo de inspiração podendo ou não instilar soro fisiológico ou substância medicamentosa

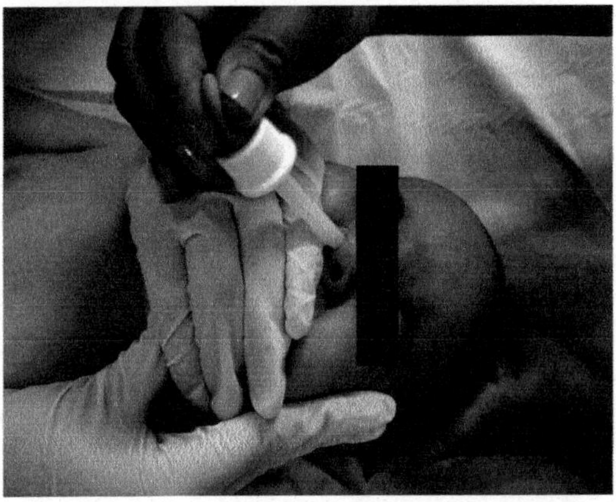

Figura 9.2 Aplicação da desobstrução rinofaríngea retrógrada associada à instilação.

Indicações clínicas[17,18]

- Infecções de vias aéreas superiores, como rinites, sinusites e faringites;
- lactentes bronco-obstrutivos;
- grande quantidade de secreções em vias aéreas superiores;
- refluxo gastroesofágico;
- tosse noturna por gotejamento posterior.

É importante ressaltar que esta técnica constitui-se de uma manobra física com objetivo de desobstrução de vias aéreas superiores causadas por presença de secreção, não sendo capaz de substituir ação medicamentosa alguma.

Contraindicações[17,18]

- Ausência do reflexo de tosse;
- presença de estridor.

TÉCNICAS DE DESOBSTRUÇÃO DE VIAS AÉREAS INTRATORÁCICAS

AUMENTO DE FLUXO EXPIRATÓRIO

O aumento de fluxo expiratório (AFE) é uma técnica de higiene brônquica que tem como objetivo terapêutico mobilizar e eliminar as secreções das vias aéreas proximais.[19,20]

Histórico

O AFE é uma técnica de origem francesa realizada inicialmente apenas em crianças com fibrose cística, sendo, posteriormente, aprimorada e adaptada ao prematuro e ao lactente.[20]

Fisiologia

O aumento do volume de ar produzido pela pressão manual exercida sobre o tórax da criança promove o deslocamento das secreções presentes na via aérea devido à interação gás-líquido entre as moléculas de ar que circulam em alta velocidade pela via aérea e a secreção aderida à parede bronquial. Além disso, a alteração do tipo de fluxo aéreo brônquico, que se torna instável com a formação de turbulências, também modifica as propriedades reológicas do muco, o que faz com que a eliminação das secreções diluídas e deslocadas se torne mais fácil.[20]

Descrição da técnica

Esta técnica deve ser realizada durante o tempo expiratório por meio de uma pressão exercida por uma das mãos do fisioterapeuta sobre o tórax da criança, deitada em decúbito dorsal. A outra mão do profissional permanecerá estática sobre o abdome para impedir a dissipação da pressão para o compartimento abdominal. O fisioterapeuta realizará o movimento sobre o tórax com o objetivo de desinsuflação, cuja velocidade deve ser superior à de uma expiração espontânea.[20] Por ser uma manobra antifisiológica, nas crianças menores de 24 meses, seus efeitos terapêuticos ainda necessitam ser testados[14] (Quadro 9.2 e Figura 9.3).

Quadro 9.2 Aplicação da técnica de AFE.

Criança em decúbito dorsal

↓

Mãos do fisioterapeuta sobre o tórax e abdome da criança

↓

Durante a expiração, faz-se pressão sobre o tórax no sentido caudal (velocidade superior a uma expiração espontânea) e apoio das vísceras com a mão sobre o abdome

↓

O fisioterapeuta deve retirar as mãos e aguardar nova expiração para realizar novamente a técnica se necessário

Indicações clínicas[19,20]

Esta técnica é indicada para crianças com idade superior a 2 anos, que apresentem obstrução brônquica proximal ou distal.

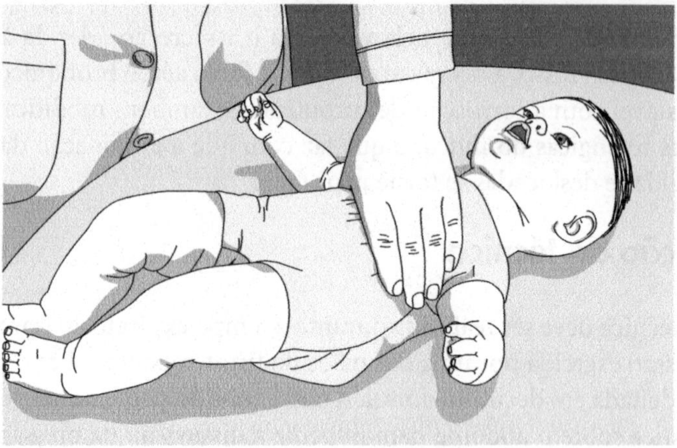

Figura 9.3 Aplicação da técnica de aumento de fluxo expiratório.

Contraindicações[19,20]

Não existem relatos na literatura de contraindicações absolutas à utilização dessa técnica, porém, há relatos de contraindicação relativa nos casos de crises asmáticas pouco secretantes, traqueomalácia, incoordenação brônquica, insuficiência respiratória grave, coqueluche, malformação cardíaca grave e fragilidade constitucional óssea.

No que diz respeito ao tratamento da bronquiolite, em sua fase aguda, não existem evidências de benefícios relacionados à aplicação da AFE. Além disso, há relatos na literatura de alguns efeitos adversos em decorrência da aplicação da técnica, como vômito, fratura de costela, colapso traqueal, bradicardia e aprisionamento de secreção nas vias aéreas.[21-23]

Segundo o Consenso de Lyon,[19] realizado em 1994, ainda não existem elementos científicos formais para validar esta técnica, mas uma impressão global de sua eficácia clínica os levou a recomendá-la em casos de obstrução brônquica proximal e distal em crianças.

Expiração lenta e prolongada

A expiração lenta e prolongada (ELPr) é uma técnica de higiene brônquica com o objetivo de deslocar secreções de vias aéreas periféricas para vias aéreas mais proximais.[24]

Histórico

A criação dessa técnica se deu a partir de estudos a respeito da técnica de expiração lenta total com glote aberta em infralateral (ELTGOL). Como a ELTGOL é dirigida a adolescentes e adultos, criou-se a ELPr com base nos mesmos princípios fisiológicos, porém dirigida a crianças.[24]

A validação da eficácia desta técnica foi obtida por meio de parâmetros clínicos e pela comparação de parâmetros mecânicos ventilatórios e estetoacústicos.[19,24]

Fisiologia

As técnicas de expiração lenta são direcionadas a todos os distúrbios ventilatórios e obstrutivos causados por acúmulo de secreções em vias aéreas médias. Suas vantagens estão relacionadas ao baixo gasto de energia imposto ao paciente e à pequena variação na pressão transmural bronquial, o que diminui o risco de colapso das estruturas pulmonares distais e o sequestro de ar sem que ocorra zona de estreitamento bronquial.[24]

Os principais mecanismos fisiológicos que fundamentam as técnicas de expiração lenta são:

- efeito da desinsuflação obtido por uma expiração prolongada em nível de volume residual;[24,25]
- interação gás-líquido cujo efeito é a promoção de uma ação de cisalhamento nas vias aéreas distais, o que facilita a mobilização das secreções para as vias aéreas proximais;[26,27]
- efeito de alternância expansão-compressão pulmonar que promove uma hiperinsuflação regional que, associada aos movimentos respiratórios, impulsiona unidirecionalmente os fluidos alveolares (efeito *stop and go*), fazendo com que a secreção presente nas vias aéreas médias atinja as proximais.[14]

Descrição da técnica

Trata-se do prolongamento de uma expiração espontânea, que se dá por meio de uma pressão manual exercida de forma contínua, simultaneamente sobre o tórax e o abdome, com o objetivo de potencializar o fluxo expiratório e obter um aumento do tempo de saída do ar nas diferentes gerações brônquicas do aparelho respiratório periférico.

Com a criança posicionada em decúbito dorsal em uma superfície rígida, o fisioterapeuta posiciona uma das mãos sobre o tórax, respeitando-se a mobilidade costal, e a outra sobre o abdome. Ao final da expiração espontânea da criança, faz-se o deslocamento no sentido caudal da mão apoiada sobre o tórax concomitantemente ao deslocamento no sentido cranial da mão apoiada sobre o abdome. Essa pressão deve ser mantida durante dois a três tempos inspiratórios, quando então é liberada, permitindo que a criança respire normalmente. Aguarda-se então a próxima expiração para que possa ser reiniciada a manobra, caso seja necessário. Para se certificar de que o número de manobras realizadas foi suficiente para deslocar a secreção intratorácica, é importante que o fisioterapeuta realize a ausculta respiratória entre uma manobra e outra[17,24] (Quadro 9.3 e Figuras 9.4A e 9.4B).

Quadro 9.3 Aplicação da técnica de ELPr.

Criança em decúbito dorsal

↓

Mãos do fisioterapeuta sobre o tórax e o abdome da criança

↓

Ao final de uma expiração espontânea, faz-se pressão manual sobre o tórax no sentido caudal e sobre o abdome no sentido cefálico

↓

Mantém-se a pressão por 2 a 3 ciclos respiratórios

↓

O fisioterapeuta deve retirar as mãos e aguardar nova expiração para novamente realizar a técnica se necessário

Indicações clínicas[17,19,24]

Esta técnica é indicada para lactentes que apresentam secreção em vias aéreas intratorácicas, preferencialmente vias aéreas médias, porém, pode ser aplicada em crianças até a faixa etária de 8 a 10 anos.

Contraindicações[17,19,24]

- Atresia de esôfago operada;
- malformações cardíacas;

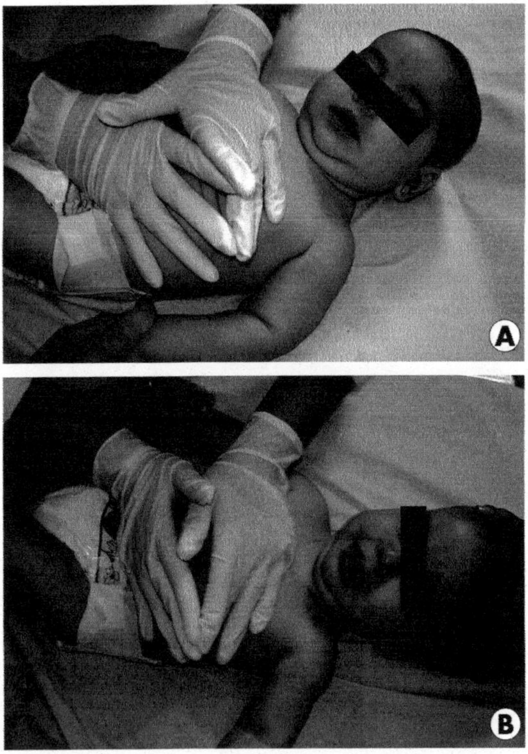

Figura 9.4 Aplicação da técnica de expiração lenta prolongada. Início (A) e término (B).

- afecções neurológicas centrais (devido à ausência/diminuição do reflexo de tosse);
- tumores abdominais;
- síndrome abdominal não identificada (não apresenta contraindicação absoluta, porém requer maior cuidado).

Os eventos adversos decorrentes da aplicação da ELPr são raros,[22,23] porém, sua aplicação requer cuidados redobrados por parte do fisioterapeuta quando a criança apresentar broncoespasmo, refluxo gastroesofágico e síndrome abdominal não identificada. No primeiro caso, a técnica deve ser precedida de aerossolterapia com ação broncodilatadora para não se correr o risco de a manobra acentuar o broncoespasmo e, no segundo caso, corre-se o risco da técnica acentuar o refluxo gastroesofágico já existente.[17,19,22,24]

Expiração lenta total com glote aberta em infralateral

A expiração lenta total com glote aberta em infralateral (ELTGOL) é indicada para desobstrução de secreções de vias aéreas intratorácicas médias em crianças maiores de 10 anos. A partir dessa idade, a anatomia e a fisiologia do sistema respiratório se assemelham às do adulto. O histórico, a fisiologia, a técnica, suas indicações e contraindicações estão descritos no capítulo relativo às técnicas modernas utilizadas em adultos.

Sumarizando, as técnicas fisioterápicas utilizadas em pediatria descritas neste capítulo podem promover alívio de sinais e sintomas respiratórios comumente observados em crianças com presença de obstrução por secreção de vias aéreas extra e intratorácicas. Para que os resultados da aplicação destas técnicas sejam positivos, cabe ao fisioterapeuta fazer uma avaliação criteriosa da criança a ser tratada, ter destreza para realização das técnicas, conhecer suas indicações e contraindicações e orientar os pais e/ou cuidadores quanto aos cuidados necessários para prevenção de novos eventos respiratórios. Na prática clínica do fisioterapeuta, a utilização das técnicas modernas para desobstrução em pediatria tem sido amplamente difundida, porém, há um número limitado de estudos descritos na literatura que demonstram a eficácia destas técnicas, sendo necessário maior número de estudos.

Pontos-chave

- O aparelho mucociliar das vias aéreas superiores funciona como a primeira barreira bacteriostática do sistema respiratório, prevenindo infecções recorrentes nessas vias, como faringites, sinusites e otites.
- A obstrução das vias aéreas inferiores por edema ou pela presença de secreções pode acarretar hiperinsuflação, atelectasias, má distribuição da ventilação, alterações da relação ventilação/perfusão e aumento do trabalho respiratório.

Referências Bibliográficas

1. Dunnill MS. The problem of lung growth. Thorax 1982; 37(8): 561-3.
2. Kotecha S. Lung growth: implications for the newborn infant. Arch Dis Child Fetal Neonatal Ed 2000; 82(1): F69-F74.

3. Langston C et al. Human lung growth in late gestation and in the neonate. Am Rev Respir Dis 1984; 129(4): 607-13.
4. Merkus PJ et al. Human lung growth: a review. Pediatr Pulmonol 1996; 21(6): 383-97.
5. Stick S. Pediatric origins of adult lung disease. 1. The contribution of airway development to paediatric and adult lung disease. Thorax 2000; 55(7): 587-94.
6. Schwarz MA et al. Angiogenesis and morphogenesis of murine fetal distal lung in an allograft model. Am J Physiol Lung Cell Mol Physiol 2000; 278(5): L1000-L1007.
7. Stenmark KR, Gebb SA. Lung vascular development: breathing new life into an old problem. Am J Respir Cell Mol Biol 2003; 28(2): 133-7.
8. Thurlbeck WM. Postnatal human lung growth. Thorax 1982; 37(8): 564-71.
9. Dunnill MS. Postnatal growth of the lung. Thorax 1962; 17: 329-33.
10. Oberwaldner B. Physiotherapy for airway clearance in paediatrics. Eur Respir J 2000; 15(1): 196-204.
11. Wagenmann M, Naclerio RM. Anatomic and physiologic considerations in sinusitis. J Allergy Clin Immunol 1992; 90(3 Pt 2): 419-23.
12. Bergeson PS, Shaw JC. Are infants really obligatory nasal breathers? Clin Pediatr (Phila) 2001; 40(10): 567-9.
13. Marone SAM. Alergia e imunologia em pediatria. In: Sampaio-Carneiro MMS, Grumach ASS. Alergia e imunologia em pediatria. São Paulo: Savier, 1992. p.31-8.
14. Postiaux G. In: Postiaux G. Fisioterapia respiratoria en el niño. Madri: McGraw-Hill Interamericana de España, 2000. p.123-37.
15. Wailoo MP, Emery JL. Normal growth and development of the trachea. Thorax 1982; 37(8): 584-7.
16. Gaultier C. Respiratory muscle function in infants. Eur Respir J 1995; 8(1): 150-3.
17. Postiaux G. Principales técnicas de fisioterapia de limpeza broncopulmonar em pediatria. In: Postiaux G. Fisioterapia respiratoria en el niño. Madri: McGraw--Hill Interamericana de España, 2000. p.139-241.
18. Postiaux G. Quelles sont lês techniques de désencombrement broncjique et des voies aériennes supéreures adaptées chez lê nourrisson. Arch Pédiatr 2001; 8: 117-25.
19. Conferência de consenso em fisioterapia respiratória. Lyon, 2001. (abstract)
20. Postiaux G, Lens E. De latide accélération du flux expiratoire (AFE) ou forced expiration technique (FET). Ann Kinésithér 1992; 19: 411-27.
21. Gajdos V et al. Effectiveness of chest physiotherapy in infants hospitalized with acute bronchiolitis: a multicenter, randomized, controlled trial. PLoS Med. 2010; 7(9): 1-12.
22. Roqué I et al. Chest physiotherapy for acute bronchiolitis in pediatric patients between 0 and 24 months old. Cochrane Database of Systematic Reviews 2012, Issue 2. Art. No.: CD004873.

23. Postiaux G et al. Chest physical therapy in acute viral bronchiolitis: an updated review. Respir Care 2013; 16 [In press].
24. Postiaux G. Des techiniques expiratoires lentes pour l'épuration des vois aériennes distales. Ann Kinésithér 1997; 24: 166-77.
25. Lanza FC et al. Prolonged slow expiratory technique in infants: effects on tidal volume, peak expiratory flow, and expiratory reserve volume. Respir Care. Respiratory Care 2011; 56(12): 1930-5.
26. Foster WM et al. Effect of adrenergic agents and their mode of action on mucociliary clearance in man. J Appl Physiol 1976; 41(2): 146-52.
27. George RJ et al. Increase in mucociliary clearance in normal man induced by oral high frequency oscillation. Thorax 1985; 40(6): 433-7.

2

Capítulo 10

TÉCNICAS MODERNAS DE DESOBSTRUÇÃO BRÔNQUICA UTILIZADAS EM ADULTOS

Tereza Cristina Silva Brant

Ariane Fadul de Carvalho Reis

Clarisse de Oliveira Luttembarck Vieira

Jocimar Avelar Martins

SUMÁRIO

Introdução

O sistema respiratório tem como função primordial possibilitar o transporte de oxigênio para o interior do sangue e dele remover o produto do metabolismo celular, o gás dióxido de carbono.[1-3] Os pulmões, portanto, são os órgãos responsáveis por fornecer oxigênio ao organismo e, para tanto, as vias aéreas devem permanecer pérveas.[2,3] A área de superfície pulmonar encarregada pela hematose é de 70 a 100 m^2,[4,3] distribuída por 300 milhões de alvéolos pulmonares,[2,3] cada um com cerca de 0,3 mm de diâmetro.[2] Conforme a lei de difusão de Fick, a quantidade de gás que se move através de uma lâmina de tecido é diretamente proporcional à área da lâmina e inversamente proporcional à sua espessura.[2] A barreira hematogasosa da rede capilar é extremamente fina (0,5 μ de espessura) e possui uma área entre 50 e 100 m^2.[2-4] Assim, os pulmões garantem grande área de difusão, na qual mais de 10.000 litros de ar entram e saem diariamente.[4] Consequentemente, a inalação de impurezas e agentes patógenos é frequente e inevitável. Diante disso, faz-se necessário a existência de um mecanismo de defesa eficiente que garanta e mantenha a esterilidade de todo o trato respiratório. Os pulmões, então, contam com três linhas de defesa: mecânica, fagocítica e imunológica.[1,4] Os mecanismos físicos de limpeza mecânica, como o sistema de filtro das vias aéreas superiores, a depuração mucociliar e os reflexos da tosse e do espirro, são considerados, em conjunto, a principal defesa do aparelho respiratório, sendo normalmente eficazes em indivíduos saudáveis.[1,4-7]

Na depuração mucociliar, o batimento dos cílios das células epiteliais tem a finalidade de transportar as partículas depositadas no trato respiratório inferior em direção à traqueia e à laringe, onde o excesso de secreção pode ser deglutido ou expectorado.[4,8] O muco respiratório, originado principalmente das células caliciformes e das glândulas submucosas, é removido por meio de uma onda coordenada do movimento ciliar, tipo "esteira rolante".[4] Apesar de ser um mecanismo de depuração de reserva, a tosse é um reflexo protetor complementar essencial na eliminação de secreções e de corpos estranhos, assegurando a perviedade das vias aéreas.[4,8]

Em pacientes com disfunções pulmonares crônicas – como fibrose cística, bronquiectasia, bronquite crônica, asma, doença pulmonar obstrutiva crônica (DPOC), síndrome ciliar imóvel – e em doenças neuromusculares, além de ocorrer aumento na produção de muco e alteração de sua composição, a defesa mecânica pulmonar torna-se ineficaz, o que ocasiona retenção importante de secreções no trato respiratório.[5,7,9-12] Esse acúmulo de secreções, por sua vez, favorece o estabelecimento de infecções, causando atelectasias e/ou anormalidades na hematose e na mecânica pulmonar.[5] Perante tais condições, esses pacientes necessitam de auxílio para que possam eliminar e prevenir o acúmulo das secreções retidas. A Fisioterapia Respiratória é a especialidade da Fisioterapia que tem por função avaliar, prevenir e tratar as complicações das patologias respiratórias agudas ou crônicas, por meio de técnicas, recursos terapêuticos e cinesioterapia. Atualmente, observa-se que a intervenção fisioterapêutica tem se mostrado benéfica na promoção e na manutenção da higiene brônquica, bem como na melhora da ventilação alveolar.[5,13,14]

O objetivo deste capítulo é apresentar e descrever as quatro principais técnicas modernas de fisioterapia respiratória aplicáveis em adultos: drenagem autógena, exercícios de fluxo inspiratório controlado (EDIC), ciclo ativo das técnicas respiratórias e expiração lenta total com a glote aberta em infralateral (ELTGOL).

Drenagem autógena

Histórico e definição

A drenagem autógena (DA) é uma técnica de desobstrução brônquica, cujas pesquisas iniciaram-se na Bélgica, em 1967, pelo fisioterapeuta Jean Chevaillier.[15-17] Trata-se de um método de controle da respiração que mobiliza secreções de diferentes gerações brônquicas, por meio da maior variação possível do fluxo expiratório, sem provocar a compressão dinâmica das vias aéreas.[15-18]

Por ser uma técnica ativa, a DA requer treinamento e cooperação do indivíduo para que possa ser realizada de modo independente.[10-12,15,17-21] Uma vez aprendida, a técnica pode ser realizada, inclusive, durante algumas atividades da vida diária, como assistindo televisão.[10,11] O paciente deve estar alerta quanto ao ruído e à sensação proprioceptiva da vibração provocada pelo deslocamento das secreções, pois o autocontrole sobre a técnica depende do *feedback* sensorial e auditivo observados à medida que ocorre a desobstrução brônquica.[6,17,22]

Posicionamento do paciente

A DA geralmente é realizada com o paciente assentado, ereto, relaxado, com a cabeça posicionada em neutro[17,22] e as mãos apoiadas sobre o tórax

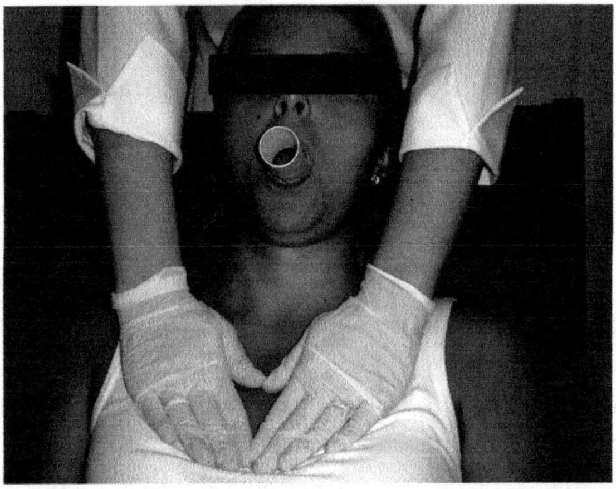

Figura 10.1 Posicionamento do paciente durante a realização da DA.

superior para auxiliar na desinsuflação pulmonar durante as duas primeiras fases da técnica[22] (Figura 10.1). Esta técnica pode ser realizada também com o auxílio do fisioterapeuta na desinsuflação pulmonar.

Fases da técnica

Para realizar a técnica adequadamente, é necessário utilizar o bocal e deve-se seguir as seguintes fases da DA:[11,12,15,17,18]

1. Fase do descolamento
   - Inicia-se com uma expiração oral lenta e forçada, recrutando-se percentuais do volume de reserva expiratório (VRE).
   - Inspiração a baixo volume, recrutando-se percentuais do volume corrente (VC).
   - Pausa pós-inspiratória de 2 a 3 segundos.
   - Expiração oral lenta recrutando-se percentuais do VRE.
2. Fase da coleta
   - Inspiração nasal a médio volume, ou seja, com variações progressivas, recrutando-se percentuais maiores de VC.
   - Pausa pós-inspiratória de 2 a 3 segundos.
   - Expiração oral lenta recrutando-se percentuais do VRE.
3. Fase de eliminação ("desobstrução")
   - Inspiração nasal a alto volume, recrutando-se o VC e percentuais do volume de reserva inspiratório (VRI).
   - Pausa pós-inspiratória de 2 a 3 segundos.

- Expiração oral em nível de VC.
- Por último, realização da técnica de expiração forçada a altos volumes (*huffing*).

Para garantir um bom desempenho do paciente na realização da drenagem autógena, é importante destacar alguns itens:

1. Durante a expiração, em todas as fases da DA, o paciente deverá utilizar um bocal para ativação do reflexo bucofaríngeo que favorece a manutenção da glote aberta.[22]
2. A fase de eliminação requer inspiração lenta e profunda.[21]
3. Em todas as fases, a velocidade do fluxo expiratório deve ser controlada para se evitar um pico de fluxo alto que resulte em fechamento precoce das vias aéreas com o deslocamento do ponto de igual pressão para a periferia.[17,18,21]
4. A tosse deve ser reprimida durante a realização das três fases.[15-17,21,23,24]
5. Após todo esse processo, caso as secreções tenham alcançado as vias aéreas proximais e o paciente não tiver apresentado o reflexo de tosse, ele deverá realizar uma expiração forçada a alto volume (*huffing*) com o objetivo de mobilizá-las.[23]

De acordo com a literatura, cada fase da técnica deve ser repetida de 4 a 5 vezes, sucessivamente, sem intervalos. Concluídas as séries de repetições das 3 fases, todo o procedimento pode ser repetido por 30 a 45 minutos, 2 vezes ao dia. Porém, a duração e o número de sessões podem ser alterados, dependendo da quantidade e da viscosidade da secreção.[12,17,18,24]

Princípios fisiológicos

Esta técnica utiliza inspirações e expirações lentas com o objetivo de "descolar", "coletar" e "deslocar" progressivamente as secreções até sua eliminação proximal.[17,22,24]

A DA baseia-se na comparação da curva fluxo-volume obtida nos testes de função pulmonar durante a expiração lenta prolongada e a expiração forçada. Existe uma demonstração clara de que, a partir da capacidade pulmonar total (CPT), o fluxo alcançado durante uma expiração lenta e prolongada, para volumes expiratórios equivalentes, é maior que o fluxo produzido durante uma expiração forçada com velocidade alta, o que permite o deslocamento de secreções das diferentes gerações brônquicas a cada expiração.[17,22,24]

Para atingir os objetivos citados, é necessária a utilização da variação do volume pulmonar inspiratório em três níveis[5,7,11,15-17,21,22,24] (Figura 10.2):

- baixos volumes pulmonares → o fluxo aéreo atingirá a periferia descolando as secreções;
- médios volumes pulmonares → as secreções serão coletadas nas vias aéreas médias;
- altos volumes pulmonares → o fluxo aéreo atingirá as vias aéreas centrais, o que permitirá a eliminação das secreções por meio do *huffing* ou tosse.

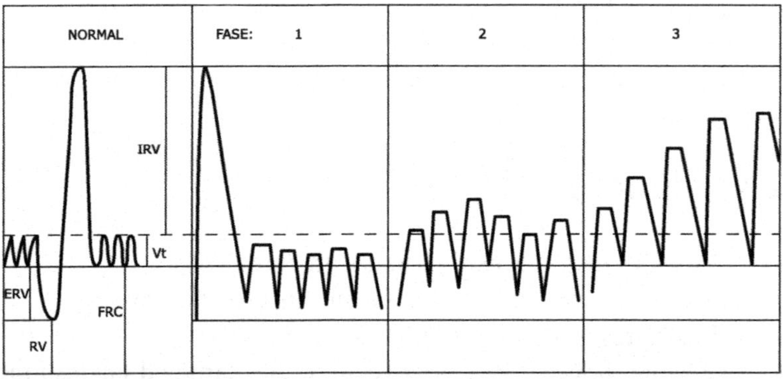

Figura 10.2 Fases da DA. Fase 1: descolamento das secreções em vias aéreas periféricas. Fase 2: coleta das secreções em vias aéreas médias. Fase 3: eliminação das secreções em vias aéreas centrais para a boca (Vt: volume corrente; ERV: volume de reserva expiratório; RV: volume residual; FRC: capacidade residual funcional; IRV: volume de reserva inspiratório; IRV + VT + VER: capacidade vital).

O fisioterapeuta deve se preocupar em garantir a perviedade das vias aéreas superiores, por meio de técnica de desobstrução específica, para que as inspirações possam ocorrer pelo nariz, permitindo, assim, que o ar inspirado seja filtrado, aquecido e umidificado.[17]

Efeitos fisiológicos[11,12,15,19,21,22]

- Auxilia na mobilização de secreções das vias aéreas periféricas;
- melhora da ventilação, observada por meio dos testes de função pulmonar;
- ganho na relação ventilação/perfusão (V/Q), observado por meio da gasometria arterial;
- melhora da hematose;
- ganhos na capacidade funcional observados por meio dos testes de *performance* física e das escalas de dispneia.

Indicações clínicas[11,15,19-22]

- Adultos, adolescentes e crianças a partir dos 5 ou 6 anos de idade apresentando enfermidades respiratórias crônicas, hipersecretivos, com retenção de secreções em vias aéreas periféricas;
- pacientes cooperativos e motivados que tenham boa concentração e domínio da técnica, e consigam controlar sua respiração sem desenvolver fadiga;
- pacientes hipersecretores e broncorreativos, nos quais a técnica é melhor tolerada quando comparada às que utilizam as expirações forçadas.

Contraindicações[11,22]

- Pacientes instáveis hemodinamicamente;
- pós-operatório recente de toracotomia e/ou laparotomia;
- doença respiratória aguda;
- pacientes pouco cooperativos e que controlam mal sua respiração.

Drenagem autógena modificada

Em 1984, na Alemanha, a DA deixou de ser dividida em três fases[7,17,23] (Figura 10.3), uma vez que os indivíduos sentiam-se desconfortáveis ao respirarem a baixos volumes pulmonares.[17,23] Essa técnica passou a ser conhecida como drenagem autógena modificada, em que o indivíduo realiza uma inspiração nasal recrutando percentuais de VRI, seguida de uma pausa pós-inspiratória de 2 a 3 segundos e de uma expiração nasal ou oral em nível de VRE. Ao perceber a presença de secreção em vias aéreas centrais, o indivíduo deve realizar uma tosse.[7,19,23]

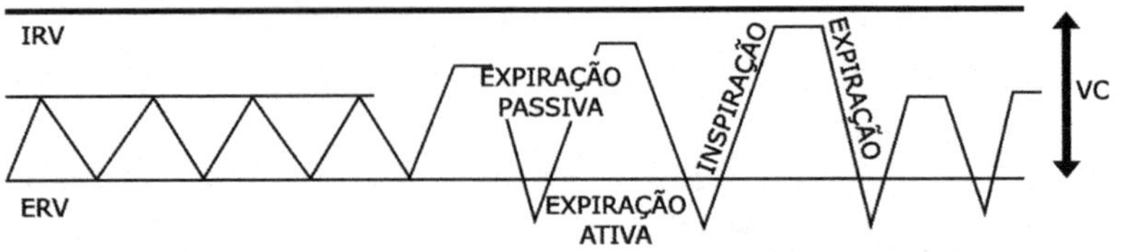

Figura 10.3 DA modificada (VC: capacidade vital; IRV: volume de reserva inspiratório; ERV: volume de reserva expiratório).

EXERCÍCIOS DE FLUXO INSPIRATÓRIO CONTROLADO

Histórico e definição

Os exercícios de fluxo inspiratório controlado (EDIC) são manobras ventilatórias cujas pesquisas iniciaram-se na década de 1980 pelo fisioterapeuta belga Professor Guy Postiaux e seu grupo. Segundo os pesquisadores, a ausculta e a análise dos ruídos respiratórios permitem considerar a ação das inspirações lentas sobre as condensações pulmonares, já que quantidades importantes de secreção são mobilizadas.[22,25]

Descrição da técnica

Os EDIC constituem-se de duas modalidades de aplicação: posterolateral e anterolateral. A seleção da modalidade depende da localização da patologia e define os efeitos ventilatórios regionais específicos de sua utilização. A região pulmonar a ser ventilada deve-se encontrar em posição supralateral.[22,25]

Posicionamento do paciente

1. Posterolateral

Para realizar o EDIC posterolateral, deve-se posicionar o paciente em decúbito lateral com o tronco ligeiramente inclinado anteriormente e a pelve perpendicular ao plano de apoio (Figuras 10.4A e 10.4B).[22]

2. Anterolateral

No EDIC anterolateral, deve-se posicionar o paciente em decúbito lateral stricto, com o membro superior fletido e a mão apoiada na região occipital para favorecer o alongamento da musculatura peitoral[22] (Figuras 10.5A e 10.5B).

Passo a passo da técnica[22,25]

1. Inspiração nasal lenta e profunda recrutando o VRI.
2. Pausa pós-inspiratória de 3 a 5 segundos.
3. Expiração oral em nível de VC.

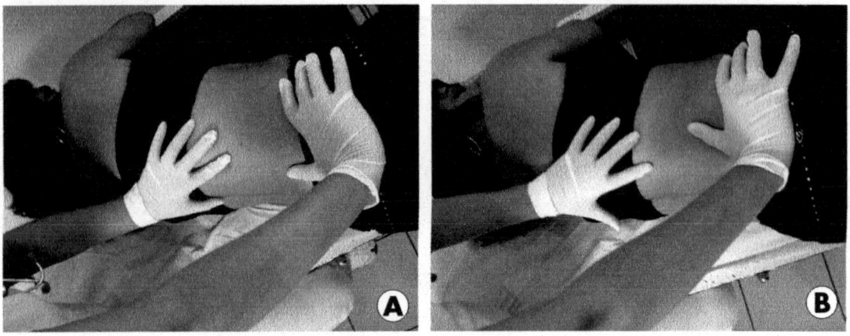

Figura 10.4 Posicionamento do paciente durante a realização do EDIC posterolateral.

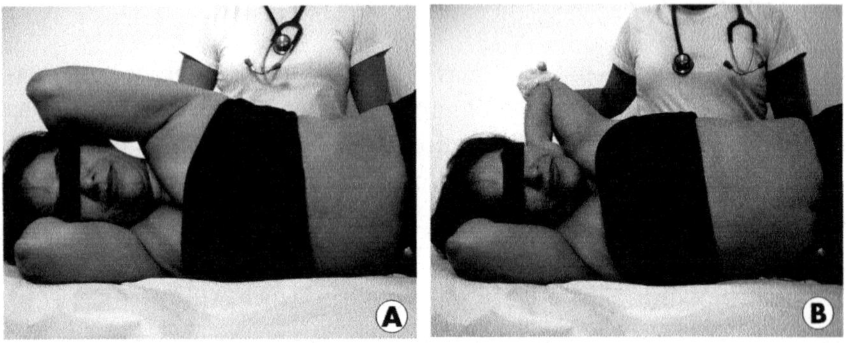

Figura 10.5 Posicionamento do paciente durante a realização do EDIC anterolateral.

Atenção:

1. No EDIC posterolateral, durante a inspiração, o fisioterapeuta pode utilizar-se de estímulos proprioceptivos locais, simultâneos à inspiração, visando melhorar ainda mais a ventilação pulmonar.[22]
2. Durante a realização do EDIC anterolateral, cabe ao fisioterapeuta a realização do alongamento da musculatura peitoral supralateral durante a inspiração e o retorno do membro superior em direção ao plano de apoio durante a expiração.[22]
3. Não existe um tempo de duração definido para a realização da técnica. O EDIC deve ser realizado até que ocorra melhora da ventilação pulmonar observada por meio de parâmetros clínicos, como a ausculta pulmonar e a percussão diagnóstica, realizada durante a pausa pós-inspiratória.[22]

Princípios fisiológicos

Os EDIC utilizam como princípio fisiológico a queda da pressão pleural associada a um posicionamento que favoreça a expansão passiva dos alvéolos da região a ser tratada,[26,27] por meio da ação da menor pressão subatmosférica no pulmão supralateral, e a aquisição, ao final de uma inspiração profunda, do aumento do diâmetro transverso do tórax. A inspiração lenta e a pausa pós-inspiratória realizadas durante a técnica têm como objetivo igualar as diferentes constantes de tempo nas unidades alveolares periféricas, permitindo maior distribuição da ventilação.[22,25] A queda da velocidade do fluxo inspiratório auxilia no "controle" do assincronismo ventilatório.

Atenção:

O princípio fisiológico do EDIC assemelha-se ao da espirometria de incentivo e, portanto, podem ser utilizados simultaneamente.[22]

Efeitos fisiológicos[22,25]

- Recuperação da capacidade residual funcional (CRF);
- melhora da ventilação em regiões pulmonares com ausculta pulmonar alterada;
- auxílio na mobilização de secreções das vias aéreas periféricas.

Indicações clínicas[22,25]

- Adultos, adolescentes e crianças, maiores de 4 anos de idade, cooperativos;
- pacientes com doenças respiratórias agudas cuja ausculta pulmonar revele sons respiratórios diminuídos ou abolidos, assim como a presença de sons bronquiais;
- pneumonias;
- atelectasias localizadas;
- condições clínicas que cursam com déficit ventilatório.

Contraindicações[22]

- Pacientes não cooperativos ou incapazes de entender e/ou realizar os exercícios;
- presença de dor;
- pós-operatório de pneumectomia;
- hiper-reatividade brônquica.

CICLO ATIVO DAS TÉCNICAS RESPIRATÓRIAS

Histórico e definição

O ciclo ativo das técnicas respiratórias (CATR) é uma técnica desobstrutiva com a finalidade de promover a perviedade das vias aéreas a partir da periferia pulmonar.[6,7,12] O controle da respiração, os exercícios de expansão torácica e a técnica de expiração forçada (TEF) combinados fundamentam o CATR.[5,10,12,15,23] A TEF foi desenvolvida por Thompson e Thompson, em 1968,[27] para auxiliar no deslocamento das secreções em pacientes asmáticos. Pryor e Webber, em 1979,[28] descreveram pela primeira vez a técnica e, em 1992, renomearam a TEF para ciclo ativo das técnicas respiratórias com o objetivo de incorporar os exercícios de expansão torácica e os períodos de controle da respiração juntamente da TEF.[6,10]

Descrição da técnica

O paciente pode posicionar-se em decúbito dorsal, ventral, lateral ou assentado[7,12,13] e realizar a técnica de forma independente ou com assistência.[23] A drenagem postural pode estar associada a essas posições.[7,12,13,15,17,18]

O CATR compõe-se das seguintes fases:

1. Controle da respiração (CR)

Esta é a fase na qual o paciente deve relaxar a região torácica superior e os ombros e respirar calmamente usando o tórax inferior.[7,12,20,23] O controle da respiração deve ser realizado por meio de inspirações e expirações em nível de VC.[12,15,20,23,28] Esta fase pode ser repetida de 3 a 4 vezes.[10,15,20]

2. Exercícios de expansão torácica (EET)

Consistem em exercícios de inspirações profundas realizados da seguinte forma:[12,15,23,28]

- inspiração nasal lenta em nível de VRI;
- pausa pós-inspiratória de 2 a 3 segundos;
- expiração oral em nível de VC.

Esta fase pode ser repetida de 3 a 4 vezes.[10,20]

Atenção:

Durante esta fase, no momento da pausa, podem ser realizadas as técnicas de percussão, tapotagem e vibração.[10,12,23]

3. Técnica de expiração lenta (TEL)

Esta técnica consiste em 1 ou 2 expirações lentas realizadas a baixo volume pulmonar conforme descrição a seguir:[7,10,12,15,23,28]

- inspiração nasal a VC;
- expiração oral lenta com a glote aberta recrutando percentuais de VRE.

Após sua realização, faz-se um período de controle da respiração.

Esta fase pode ser repetida até 2 vezes, caso as secreções atinjam as vias aéreas proximais, o paciente deve finalizar o ciclo utilizando uma expiração rápida a alto volume (*huffing*), o que promove a higiene brônquica.[15,23,28] Alguns pacientes realizam, até mesmo, a tosse espontânea. Caso as secreções não atinjam as vias aéreas proximais, todo o ciclo deve ser repetido.

Atenção:

Para que a etapa 2 da TEL seja realizada de modo eficiente, é necessário manter a glote aberta com o auxílio de um bocal e utilizar ativamente a musculatura abdominal e da parede torácica.[23,27]

Os três componentes do CATR estão combinados conforme a seguinte sequência:[10]

- controle da respiração (CR);
- exercícios de expansão torácica (EET);
- controle da respiração (CR);
- exercícios de expansão torácica (EET);

- controle da respiração (CR);
- técnica de expiração lenta (TEL);
- controle da respiração (CR);
- técnica de expiração forçada (TEF) (*huffing*) ou tosse espontânea.

A literatura descreve diferentes versões para o uso efetivo do CATR em diferentes patologias, conforme a Figura 10.6.[23]

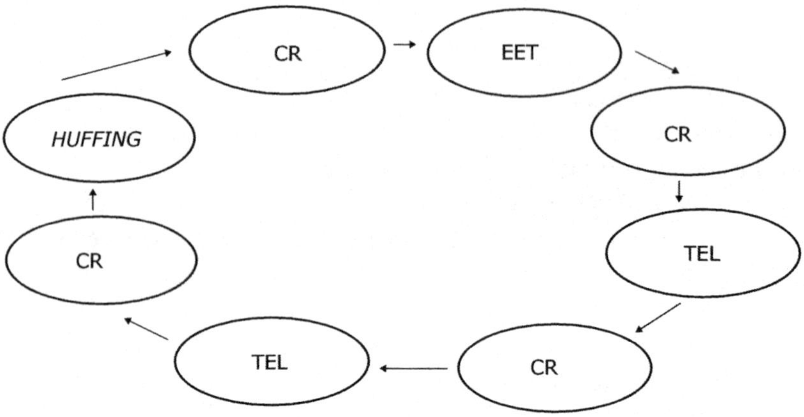

Figura 10.6 Exemplificação de uma versão do ciclo ativo das técnicas respiratórias. (CR: controle da respiração; EET: exercícios de expansão torácica; TEL: técnica de expiração lenta e posteriormente a TEF: ***huffing***).

Recomenda-se que o CATR seja realizado por, no mínimo, 10 minutos na posição que melhor favorecer a desobstrução. A técnica deve ser interrompida quando a tosse se apresentar seca após 1 ou 2 expirações forçadas a baixo volume pulmonar em um período de até 30 minutos.[25]

É importante salientar que a técnica pode ser aprendida pelo paciente para que ele possa realizá-la quantas vezes forem necessárias durante o dia de forma autônoma e segura.

Princípios fisiológicos de cada técnica respiratória

Controle da respiração

Nesta fase, em que o paciente é encorajado a respirar a volume corrente utilizando o diafragma, é possível prevenir o aumento na obstrução ao fluxo aéreo.[6] O controle da respiração é o único momento, durante a realização do ciclo ativo, em que o paciente se encontra relaxado e com dispêndio mínimo de energia.[23]

Exercícios de expansão torácica

Estes exercícios auxiliam a ventilação dos canais colaterais por diminuírem a resistência ao fluxo aéreo no sistema colateral e gerarem forças expansivas nos alvéolos adjacentes.[6] A pausa pós-inspiratória, realizada durante esta fase, tem o propósito de diminuir a velocidade do fluxo aéreo, equalizar as pressões, e, assim, ventilar as vias aéreas periféricas e favorecer o deslocamento das secreções durante a expiração.[6,23]

Técnica de expiração lenta

A TEL requer o mínimo de esforço do paciente e tem a finalidade de mobilizar as secreções situadas em vias aéreas médias em direção às vias aéreas centrais.[7,12,23,26] Por ser uma manobra de expiração forçada, ocorrerá compressão dinâmica das vias aéreas a partir do ponto de igual pressão, e a velocidade do fluxo aéreo aumentará, permitindo o deslocamento ascendente das secreções. Portanto, é necessário que o ponto de igual pressão desloque-se para as vias aéreas centrais, evitando o colabamento alveolar. Isso ocorrerá se o volume pulmonar a ser exalado for baixo e realizado lentamente de modo a prolongar a expiração.[4,6,10,12,23]

Efeitos fisiológicos[6,10,12,20,23]

- Maximização da ventilação nos canais colaterais;
- mobilização de secreções das vias aéreas médias.

Indicações clínicas[6,10,12,20,23]

- Pacientes idosos, jovens e crianças cooperativos e com bom entendimento da técnica;
- pacientes hipersecretivos e com patologias pulmonares de diversas origens;
- pacientes em pós-operatório;
- pacientes com DPOC.

Contraindicações

- Pacientes não cooperativos;
- pacientes extremamente doentes.

EXPIRAÇÃO LENTA TOTAL COM A GLOTE ABERTA EM INFRALATERAL

Histórico e definição

Na década de 1980, o fisioterapeuta Professor Guy Postiaux e seu grupo questionaram o princípio da expiração forçada, bem como o efeito da ação da gravidade, como métodos principais de desobstrução brônquica. Após esses questionamentos, com o objetivo de desenvolverem uma nova técnica, eles formularam duas hipóteses.

A primeira consistia na ideia de que as secreções podiam ser mobilizadas contra a ação da gravidade em decúbito lateral. A segunda, que as expirações lentas seriam efetivas no deslocamento de secreções em vias aéreas médias. Estas hipóteses foram confirmadas em suas observações estetoacústicas e por meio de medições objetivas que deram origem à técnica de expiração lenta total com a glote aberta em infralateral, a ELTGOL. Portanto, o objetivo desta técnica é deslocar secreções situadas em vias aéreas médias.[22]

Descrição da técnica

A ELTGOL é uma técnica que pode ser realizada pelo paciente com a colaboração do fisioterapeuta ou de modo independente.[22]

Posicionamento do paciente

O fisioterapeuta deve posicionar o paciente em decúbito lateral *stricto*, colocando a região a ser tratada em contato com o plano de apoio (Figuras 10.7A e 10.7B). Dessa forma, o pulmão a ser tratado estará posicionado em infralateral.[22]

Atenção:

Quando não for possível utilizar o decúbito lateral, a técnica assume o nome de ELTGO.[22]

Passo a passo[22,29]

1. Inspiração nasal em nível de VC;
2. expiração oral lenta com a glote aberta em nível de VR.

Segundo o autor da técnica, a ELTGOL deve ser repetida até que se observe melhora da ausculta respiratória inicial e mobilização de secreção bronquial.

Atenção:

1. O fisioterapeuta deve situar-se posteriormente ao paciente, posicionando uma de suas mãos em região abdominal, inferiormente, e a outra no terço inferior do tórax superior, de modo a realizar durante a expiração uma compressão no sentido diagonal, favorecendo a desinsuflação do pulmão infralateral.[22]
2. Um bocal deve ser utilizado com o objetivo de manter a glote aberta e aumentar a caixa de ressonância do pulmão (Figuras 10.7A e 10.7B).[22]

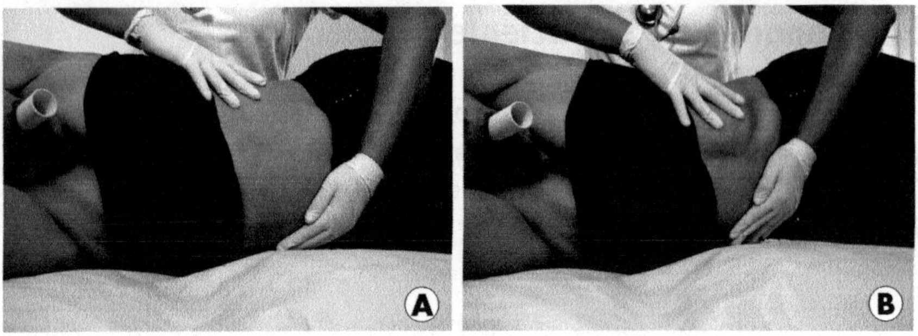

Figura 10.7 Posicionamento do fisioterapeuta e do paciente durante a execução da ELTGOL.

Princípios fisiológicos

O posicionamento do paciente em decúbito lateral, exigido pela técnica, auxilia a desobstrução brônquica das vias aéreas médias do pulmão infralateral devido aos seguintes fatores:[22]

1. a ação da força da gravidade sobre a pressão intrapleural;
2. o peso do mediastino sobre o pulmão infralateral;
3. a compressão das vísceras em direção cefálica durante a expiração lenta por ação da musculatura abdominal.

Esses três fatores contribuem para maior desinsuflação do pulmão infralateral, o que facilita o deslocamento das secreções das vias aéreas médias com o fluxo expiratório lento.

Martins et al.[30] estudaram pacientes com bronquite crônica com o objetivo de analisar o efeito da ELTGOL sobre a remoção de secreções. Esse desfecho foi medido através da cintilografia ventilatória que mensurou o percentual de retenção do radioisótopo nas áreas periféricas, intermediárias e centrais dos pulmões direito e esquerdo. Os pacientes foram alocados em dois grupos – grupo controle e grupo intervenção – e de forma randomizada a ELTGOL foi realizada com o paciente posicionado apenas em decúbito direito. Esse estudo demonstrou aumento significativo na remoção de secreções no pulmão direito (pulmão estudado), principalmente na região periférica, o que confirma a eficiência da técnica.

Alguns estudos demonstram a segurança e efetividade da ELTGOL comparada com outras técnicas. Bellone et al.[29] compararam a eficácia de três técnicas de fisioterapia respiratória: drenagem postural, *flutter* e ELTGOL. Os autores estudaram 10 pacientes com bronquite crônica exacerbada. Todos eles receberam as três técnicas de tratamento em dias separados e em ordem aleatória. As medidas utilizadas para avaliar a intervenção foram a saturação de oxigênio, espirometria e peso da secreção eliminada. Os resultados mostraram que durante a intervenção, todas as três técnicas foram seguras e efetivas na remoção de secreção. A quantidade total de secreção eliminada após 1 hora de aplicação da técnica foi significativamente maior com o uso do *flutter* e a ELTGOL. Não foram observadas diferenças significativas, após aplicação das três técnicas, na saturação de oxigênio e no volume expiratório forçado no primeiro segundo (VEF_1).

Guimarães et al.[31] avaliaram os efeitos fisiológicos imediatos da ELTGOL e do *flutter* nos volumes pulmonares dinâmicos e estáticos em pacientes com bronquiectasia e, secundariamente, avaliaram o efeito dessas técnicas na remoção de secreção brônquica. Neste estudo, os pacientes foram submetidos a três intervenções de forma randomizada: o protocolo controle e as intervenções ELTGOL e *flutter*. Os autores concluíram que o *flutter* VRP1® e a técnica ELTGOL reduziram a hiperinsuflação pulmonar a curto prazo. Apenas o ELTGOL aumentou a eliminação de secreção pulmonar de pacientes com bronquiectasia.

Kodric et al.[32] avaliaram a eficácia da ELTGOL em pacientes hospitalizados devido a exacerbação da DPOC. Neste estudo, os pacientes que receberam a técnica ELTGOL apresentaram melhora significativa na Escala de Borg.

Indicações clínicas[22,29]

- Adultos e adolescentes a partir de 10 anos de idade cooperativos, com acúmulo de secreções bronquiais em vias aéreas médias;
- pacientes respiratórios crônicos que sofrem de incoordenação traqueobrônquica, pois a manutenção da glote aberta favorece o deslocamento do ponto de igual pressão para as vias aéreas centrais;
- pacientes broncorreativos;
- exacerbação aguda da DPOC.[2]

Contraindicações[22]

- Pacientes não cooperativos;
- patologias cavitárias, onde seria mais interessante o uso da drenagem postural (contraindicação relativa);

- pacientes apresentando desuniformidades da relação V/Q (contraindicação relativa);
- pacientes com descompensação cardiorrespiratória.

Sumarizando, as técnicas modernas de fisioterapia respiratória descritas neste capítulo são as estratégias terapêuticas mais utilizadas na atualidade em diversas afecções respiratórias, pois além de seletivas em relação aos planos pulmonares, permitem ao paciente a realização do autocuidado. Porém, é relevante ressaltar a importância da realização de mais estudos científicos sobre esse tema para que o fisioterapeuta possa, a partir de mais evidências na literatura, aplicar essas técnicas em sua prática clínica.

Pontos-chave

- As técnicas fisioterapêuticas que têm como princípio fisiológico a expiração com velocidade baixa mobilizam secreção de pequenas vias aéreas.
- Fatores como capacidade de entendimento e realização das técnicas, bem como a adesão a sua utilização, são determinantes nos resultados obtidos no tratamento.

Referências Bibliográficas

1. Harada RN, Repine JE. Pulmonary host defense mechanisms. Chest 1985; 87(2): 247-52.
2. West JB. Estrutura e função. In: West JB. Fisiologia moderna. São Paulo: Manole, 1996. p.1-10.
3. Zin WA, Rocco PRM. Organização morfuncional do sistema respiratório. In: Aires MM. Fisiologia. Rio de Janeiro: Guanabara Koogan, 1999. p.499-502.
4. Campos LEM, Júnior GC. Avaliação clínica do aparelho respiratório. In: Lopez M. Semiologia médica. Rio de Janeiro: Revinter, 1999. p.593-618.
5. Hess DR. The evidence for secretion clearance techniques. Respir Care 2001; 46(11): 1276-93.
6. Lapin CD. Airway physiology, autogenic drainage, and active cycle of breathing. Respir Care 2002; 47(7): 778-85.
7. Pryor JA. Physiotherapy for airway clearance in adults. Eur Respir J 1999; 14(6): 1418-24.
8. Irwin RS et al. Cough. A comprehensive review. Arch Intern Med 1977; 137(9): 1186-91.

9. Hardy KA. Advances in our understanding and care of patients with cystic fibrosis. Respir Care 1993; 38: 282-9.
10. Hardy KA. A review of airway clearance: new techniques, indications, and recommendations. Respir Care 1994; 39: 440-52.
11. Langenderfer B. Alternatives to percussion and postural drainage. A review of mucus clearance therapies: percussion and postural drainage, autogenic drainage, positive expiratory pressure, flutter valve, intrapulmonary percussive ventilation, and high-frequency chest compression with the ThAIRapy Vest. J Cardiopulm Rehabil 1998; 18(4): 283-9.
12. Savci S et al. A comparison of autogenic drainage and the active cycle of breathing techniques in patients with chronic obstructive pulmonary diseases. J Cardiopulm Rehabil 2000; 20(1): 37-43.
13. Cecins NM et al. The active cycle of breathing techniques--to tip or not to tip? Respir Med 1999; 93(9): 660-5.
14. May DB, Munt PW. Physiologic effects of chest percussion and postural drainage in patients with stable chronic bronchitis. Chest 1979; 75(1): 29-32.
15. Miller S et al. Chest physiotherapy in cystic fibrosis: a comparative study of autogenic drainage and the active cycle of breathing techniques with postural drainage. Thorax 1995; 50(2): 165-9.
16. Pfleger A et al. Self-administered chest physiotherapy in cystic fibrosis: a comparative study of high-pressure PEP and autogenic drainage. Lung 1992; 170(6): 323-30.
17. Schoni MH. Autogenic drainage: a modern approach to physiotherapy in cystic fibrosis. J R Soc Med 1989; 82(Suppl 16): 32-37.
18. Prasad SA. Current concepts in physiotherapy. J R Soc Med 1993; 86(Suppl 20): 23-9.
19. App EM et al. Sputum rheology changes in cystic fibrosis lung disease following two different types of physiotherapy: flutter vs autogenic drainage. Chest 1998; 114(1): 171-7.
20. Fink JB. Bronchial Hygiene and lung expansion. In: Fink JB, Hunt GE. Clinical practice in respiratory care. Philadelphia: Lippincott Williams & Wilkins, 1999. p.343-78.
21. Giles DR et al. Short-term effects of postural drainage with clapping vs autogenic drainage on oxygen saturation and sputum recovery in patients with cystic fibrosis. Chest 1995; 108(4): 952-4.
22. Postiaux G. Principales técnicas de fisioterapia de limpeza broncopulmonar em pediatria. In: Postiaux G. Fisioterapia respiratoria en el niño. Madri: McGraw-Hill Interamericana de España, 2000. p.139-241.
23. Webber BA, Pryor JA, Bethune DD, Potter HM, McKenzie D. Técnicas fisioterápicas. In: Webber BA, Pryor JA. Fisioterapia para problemas respiratórios e cardíacos. Rio de Janeiro: Guanabara Koogan, 2002. p.97-150.
24. Williams MT. Chest physiotherapy and cystic fibrosis. Why is the most effective form of treatment still unclear? Chest 1994; 106(6): 1872-82.

25. Postiaux G. Kinésithérapie et pathologie du poumon profond: les techniques inspiratoires lentes pour l'épuration des voies aériennes périphériques. Rev Mal Respir 2000; 17: 1S315-1S318.
26. Hasani A et al. Regional lung clearance during cough and forced expiration technique (FET): effects of flow and viscoelasticity. Thorax 1994; 49(6): 557-61.
27. Thompson B, Thompson HT. Forced expiration exercises in asthma and their effect on VEF_1. NZJ Physiother 1968; 3: 19-21.
28. Pryor JA et al. Evaluation of the forced expiration technique as an adjunct to postural drainage in treatment of cystic fibrosis. Br Med J 1979; 2(6187): 417-8.
29. Bellone A et al. Chest physical therapy in patients with acute exacerbation of chronic bronchitis: effectiveness of three methods. Arch Phys Med Rehabil 2000; 81(5): 558-60.
30. Martins JA et al. Effect of slow expiration with glottis opened in lateral posture (ELTGOL) on mucus clearance in stable patients with chronic bronchitis. Respir Care 2012 Mar; 57(3): 420-6.
31. Guimarães FS et al. Effects of ELTGOL and Flutter VRP1® on the dynamic and static pulmonary volumes and on the secretion clearance of patients with bronchiectasis. Rev Bras Fisioter 2012 Apr; 16(2): 108-13.
32. Kodric M et al. The effectiveness of a bronchial drainage technique (ELTGOL) in COPD exacerbations. Respirology 2009 Apr; 14(3): 424-8.

2

Capítulo 11

PRESSÃO POSITIVA EXPIRATÓRIA NAS VIAS AÉREAS

Verônica Franco Parreira

Liliane Patrícia de Souza Mendes

Sandra Ribeiro Pires

Tereza Cristina Silva Brant

SUMÁRIO

Definição

A pressão positiva expiratória é uma pressão supra-atmosférica atuando sobre as vias aéreas durante a expiração. Essa pressão pode ser aplicada de diversas maneiras, mas em geral é utilizada de duas formas: pressão positiva expiratória durante a respiração espontânea ou pressão positiva expiratória durante a ventilação artificial.

A pressão positiva aplicada às vias aéreas aumenta o gradiente de pressão transpulmonar e melhora a expansão pulmonar, não requerendo necessariamente um equipamento complexo. Alguns métodos não necessitam nem mesmo de uma fonte de gás pressurizado.[1-3] Um exemplo disto é o exercício com freno-labial, descrito de maneira aprofundada no capítulo sobre exercícios respiratórios. A resistência da boca durante o freno-labial transmite uma pressão retrógrada nas vias aéreas, prevenindo a compressão e o fechamento prematuro.[2,3]

Este capítulo irá abordar a pressão positiva expiratória durante a respiração espontânea. Os recursos mais utilizados no Brasil são conhecidos comercialmente como EPAP (do inglês, *expiratory positive airway pressure*) e máscara PEP (do inglês, *positive airway pressure*). O uso da pressão positiva contínua nas vias aéreas (CPAP), nas duas fases do ciclo respiratório, será abordado no capítulo sobre ventilação não invasiva.

Histórico

O marco clássico da literatura relacionado ao uso da pressão positiva nas vias aéreas é o trabalho de Asbaugh et al. na década de 1960.[4] Entretanto, segundo Gonçalves,[4] a pressão positiva expiratória em voluntários hígidos já havia sido estudada no final do século XIX por Oertel (1878). Os estudos de Oertel concluíram que a expiração contra uma resistência "aumentava a quantidade de gás que permanecia dentro dos pulmões".[4]

No século XX, vários autores descreveram resultados relacionados ao uso da pressão positiva expiratória e revisões sobre o tema já foram publicadas.[2,3] Segundo esses autores, Bunnell, em 1912, descreveu pela primeira vez a aplicação da pressão positiva expiratória, por meio de uma resistência na saída expiratória de uma máscara facial durante anestesia. Observou-se que foi possível reexpandir os pulmões colapsados, associando a pressão positiva expiratória à ventilação, e que o aumento do volume pulmonar estava relacionado ao nível de pressão positiva expiratória.

Poulton e Odon, em 1936, descreveram o uso de pressão positiva por máscara no tratamento de insuficiência cardíaca e edema pulmonar de origem cardiogênica. Um ano depois, Barach et al. reportaram o uso de pressão positiva contínua através de máscara em pacientes com doenças pulmonares obstrutivas e edema pulmonar, concluindo que "a pressão positiva expiratória facilitava a entrada de gás nos bronquíolos porque evitava um possível colapso pelo uso da alta pressão expiratória".

Na década de 1940, grande ênfase foi dada ao uso da pressão positiva na resolução da hipoxemia que acometia pilotos que voavam em grandes altitudes, durante a Segunda Guerra Mundial. A máscara utilizada no sistema de pressão positiva expiratória foi idealizada por Gagge em 1945, sendo similar às que são utilizadas até hoje. Burford, em 1945, e Brewer, em 1946, empregaram a pressão positiva expiratória (< 10 cmH_2O) no "pulmão pesado pós-trauma", relatando que a pressão expiratória mantinha os bronquíolos abertos e reduzia o fluxo de líquidos para dentro dos pulmões.[4]

Bickerman e Beck, em 1950, avaliaram o efeito da pressão positiva expiratória de 6 a 12 cmH_2O em voluntários, tendo observado aumento no volume minuto, queda de 18% no volume cardíaco sistólico e de 20% no débito cardíaco. Jensen, em 1952, descreveu a estabilização da parede torácica associada à redução na pressão intratorácica em pacientes apresentando esmagamento torácico. Frumin, no final da década de 1950, descreveu o emprego da pressão positiva expiratória durante a ventilação artificial, relatando redução na diferença alvéolo-arterial de oxigênio, com aumento na saturação arterial de oxigênio, na pressão parcial de oxigênio arterial e na capacidade residual funcional. Gregory, em 1971, descreveu o uso da pressão positiva contínua nas vias aéreas, em um aparato próprio para recém-nascidos, com grande índice de sobrevivência nos casos de síndrome da membrana hialina.[2]

Princípios físicos

Atualmente, utilizam-se três abordagens de terapia com pressão positiva das vias aéreas: a pressão expiratória positiva (PEP), a pressão positiva expiratória das vias aéreas (EPAP) e a CPAP;[1,5] usadas para mobilizar secreção e tratar atelectasias.[1] As técnicas de remoção de secreção são essenciais como adjuvantes da terapia com pressão positiva das vias aéreas quando o objetivo é mobilizar secreções.[1]

Pacientes em uso da EPAP geram uma pressão subatmosférica durante a inspiração e expiram contra uma resistência linear, gerando pressões de 5 a 20 cmH_2O.[6] O equipamento não requer uma fonte externa de gás pressurizado.[1]

Durante o uso da máscara PEP, o paciente expira através de uma resistência de orifício fixo, gerando pressões de 10 a 20 cmH_2O (embora pressões de até 60 cmH_2O já tenham sido descritas).[2] A resistência por orifícios, característica da máscara PEP, gera pressões somente quando se expira fluxos de velocidade alta, suficientes para gerar pressão retrógrada através do orifício. Durante o uso da EPAP com resistência linear, os efeitos mecânicos e fisiológicos não são necessariamente os mesmos que os produzidos com a resistência por orifícios.[1,2,7]

Tipos de geradores de pressão positiva nas vias aéreas

Os artefatos capazes de criar pressão positiva ao final da expiração são classificados como válvulas de resistência linear e válvulas a fluxo. Uma válvula de resistência linear é um mecanismo capaz de gerar pressão positiva expiratória que se opõe ao fluxo expiratório de forma constante e em níveis predeterminados, e que mantém a pressão expiratória mesmo quando o fluxo cessa. Portanto, a pressão é independente da velocidade do fluxo expiratório, sendo conhecida como fluxo independente. As válvulas fluxo-dependentes requerem que o gás passe através de orifícios fixos para que a pressão positiva expiratória seja gerada. Sendo assim, quando o fluxo cessa, a pressão não é mais gerada.[2]

Em função da dependência da gravidade, as válvulas de resistência linear são classificadas em gravitacionais e não gravitacionais.[2]

Gravitacionais

- Selo d'água: neste sistema, os gases expirados são liberados dentro d'água pela submersão do circuito. O nível de pressão positiva expiratória está relacionado com a profundidade na qual se encontra a ponta da "traqueia". Por exemplo, 10 cm de traqueia dentro da água correspondem a 10 cmH_2O de pressão positiva (Figura 11.1A);[2]
- peso da esfera: a pressão positiva expiratória final é criada por uma esfera de alta densidade e com peso específico que determinará a resistência ao fluxo expiratório e o nível de pressão gerado.

A elevação da esfera no interior do cone ocorrerá quando a pressão expiratória atingir valores entre 10 e 25 cmH_2O, permitindo assim a passagem do fluxo expiratório. Para que seu funcionamento seja adequado, é necessário que o dispositivo esteja na posição vertical evitando grandes variações da pressão positiva (Figura 11.1B).[2,8,9] O recurso mais utilizado neste tipo de pressão positiva expiratória é o *flutter*, abordado neste livro em capítulo específico.

Não gravitacionais

- Válvula com mola ou *spring-load*: a resistência é criada pela pressão da mola sobre um anel metálico contra a saída do fluxo expiratório. Quanto maior a tensão da mola, maior será a pressão gerada em nível do orifício expiratório.[2,8,9] A resistência oferecida pela mola deve ser superada para que o gás deixe o circuito. A função da válvula *spring-load* é independente da posição do aparelho,[6] sendo indicada para manter uma pressão positiva expiratória segura e estável (Figura 11.1C);[2]
- válvula com resistência por orifício: um orifício de tamanho fixo é colocado na parte expiratória do sistema. Quando o gás alcança o orifício, a turbulência e a resistência das vias aéreas resultam em aumento da pressão no interior do circuito. Independente da velocidade do fluxo, um orifício menor gera uma pressão mais alta. A pressão expiratória é fluxo-dependente, isto é, caso o fluxo diminua, a pressão diminuirá também. De fato, não há uma pressão gerada até que o fluxo expiratório seja alto o suficiente para criar turbulência na saída do orifício.[2,8,9] Sua indicação está limitada a pacientes pediátricos ou neonatais que produzem fluxos de baixa velocidade. Em adultos, o fluxo com alta velocidade pode gerar níveis indesejáveis de pressão positiva expiratória (Figura 11.1D).[2]

A Figura 11.1 exemplifica diferentes tipos de resistores.

Fundamentos fisiológicos

Na terapia com pressão positiva, o aumento da pressão transpulmonar ocorre por meio do aumento da pressão alveolar. A aplicação da pressão positiva expiratória prolonga a permanência do ar dentro dos pulmões e, dessa forma, otimiza a hematose.[10]

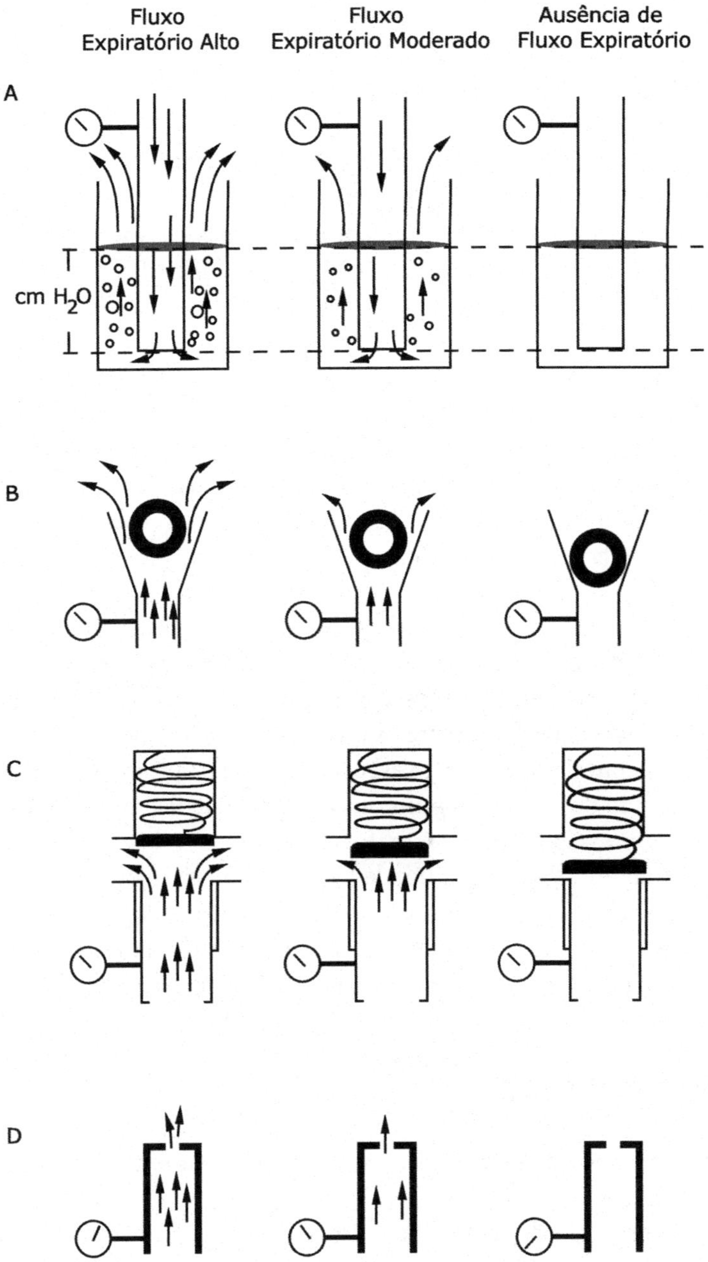

Figura 11.1 Diferentes tipos de resistores que geram pressão positiva.[2]

O sistema de pressão positiva expiratória tem como efeito terapêutico:

- recrutamento alveolar: inicialmente a pressão positiva expiratória final ventila alvéolos não colapsados e depois, por meio dos canais de Lambert e poros de Kohn, os alvéolos colapsados;[2,4,10-12]
- aumento da capacidade residual funcional (CRF): ocorre em decorrência do recrutamento alveolar.[4,8-11,13-15] Esse aumento favorece a hematose, pois evita mudanças extremas na pressão arterial de oxigênio alveolar entre cada ciclo respiratório;[4,16]
- redistribuição da água extravascular: através da pressão positiva expiratória o líquido extravascular do espaço alveolar é redistribuído para o espaço perivascular, local em que o excesso de líquido não apresenta efeitos deletérios sobre a hematose;[4]
- melhora da relação ventilação/perfusão: quando a pressão positiva expiratória é aplicada, o débito cardíaco diminui. Com isso ocorre a diminuição do *shunt* promovido pelo colapso pulmonar e a melhora da hematose.[4]

No sistema respiratório, os efeitos fisiológicos da utilização da pressão positiva expiratória são: a melhora da oxigenação arterial e da complacência pulmonar.[1-4] No entanto, altos níveis de pressão positiva podem produzir alguns efeitos deletérios, entre os quais:

- aumento da resistência vascular pulmonar: produzido pela compressão dos capilares pulmonares, devido a distensão dos alvéolos pela pressão positiva expiratória;[4]
- aumento da permeabilidade alvéolo-capilar: o aumento da pressão intra-alveolar produzido por altos níveis de pressão positiva expiratória pode distender as junções intracelulares, aumentando a permeabilidade epitelial, o que leva a uma alteração da permeabilidade alveolar.[4]

Indicações clínicas

A pressão positiva expiratória tem sido utilizada em diferentes situações, dentre elas:

- na remoção de secreções, em pacientes hipersecretivos, como os pacientes com fibrose cística ou bronquite crônica;[1,8,17-25]
- na prevenção ou tratamento de atelectasias, inclusive no pós-operatório de cirurgias;[7,15,26,27]
- na otimização do uso de broncodilatadores;[1]

- na realização de exercícios respiratórios;[1,28]
- na redução do aprisionamento aéreo em pacientes com asma ou doença pulmonar obstrutiva crônica (DPOC);[1,29,30]
- como terapia alternativa na síndrome da apneia do sono. Para pacientes com dificuldade de adesão à CPAP, a EPAP nasal parece ser uma boa alternativa terapêutica para promover aumento da capacidade residual funcional, reduzindo a tendência de colapso das vias aéreas.[31]

A literatura existente refere-se, sobretudo, ao uso da PEP, e os resultados de estudos são demonstrados principalmente em pacientes com fibrose cística e bronquite crônica, que apresentam produção aumentada de secreção pulmonar e alteração no mecanismo de depuração da secreção, ou em pós-operatório de cirurgias torácicas e abdominais.[3,5,7-9,12-15,18-21,26,28,32]

Contraindicações[1]

- Dificuldade de realização da técnica devido ao aumento do trabalho respiratório (asma aguda, DPOC);
- patologias que cursam com instabilidade hemodinâmica e com pressão intracraniana elevada (> 20 mmHg);
- sinusite aguda e otite média;
- pneumotórax não tratado e suspeita de fístulas broncopulmonares;
- hemoptise e epistaxe;
- traumatismos ou cirurgias recentes em região de face;
- cirurgia de esôfago;
- náuseas.

Descrição da técnica

O paciente deve ser assentado confortavelmente. Quando for utilizada a máscara, esta deve ser bem ajustada sobre boca e nariz. Quando for utilizado o bocal, deve-se usar o clipe nasal.[1-3] A Figura 11.2 apresenta um equipamento utilizado para realização desta técnica, conhecido como EPAP.

Deve-se seguir os seguintes passos:[1-3]

- a relação inspiração/expiração deve ser mantida, sempre que possível, na proporção de 1:3 ou de 1:4;
- a evolução do nível pressórico deve ser lenta e gradual;

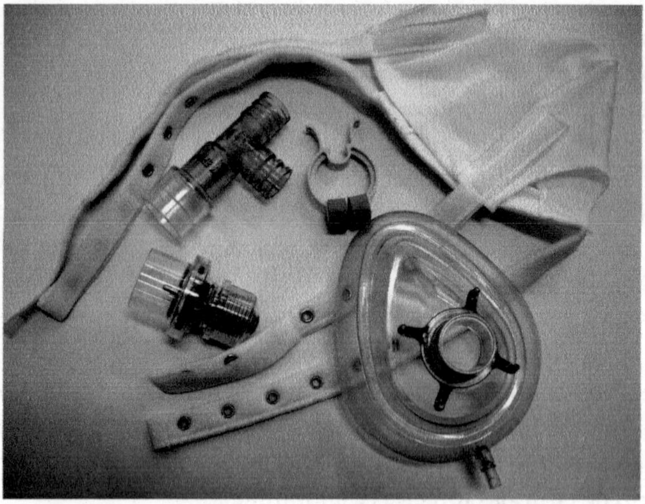

Figura 11.2 Diferentes componentes de equipamento utilizado para realização da terapia com pressão positiva expiratória.

- a literatura recomenda um tempo de uso de 15 minutos, 3 vezes ao dia.

Vantagens da EPAP[1]

- Não se faz necessário o uso de uma fonte de gás;
- o paciente não precisa ser cooperativo, como os indivíduos idosos em estágio avançado de demência.

Desvantagens e limitações da EPAP[1]

- Não se pode acoplar oxigênio à máscara;
- a terapia com pressão positiva nas vias aéreas para desobstrução brônquica requer respiração espontânea do paciente, e que seja capaz de variar entre inspiração subatmosférica e expiração com pressão positiva.

Riscos e complicações[1]

São relativamente frequentes:

- desconforto da máscara;

- claustrofobia;
- deglutição de ar, vômitos e aspiração.

São raros:

- barotrauma: a ruptura alveolar acontece quando é criado um gradiente pressórico entre o alvéolo e a bainha broncovascular. O aumento de volume alveolar com uma pressão positiva excessiva pode distender a bainha broncovascular e levar a uma ruptura alveolar;[1,4]
- aumento do trabalho respiratório: os diversos tipos de artefatos geradores de pressão positiva expiratória nas vias aéreas são capazes, pela resistência expiratória oferecida, de produzir aumento do trabalho respiratório, podendo, em situações extremas, levar a hipoventilação e hipercapnia;[1,4]
- aumento da pressão intracraniana: a hiperdistensão pulmonar, acompanhada do aumento da pressão intratorácica, leva a um aumento na pressão intra-atrial direita e a uma diminuição do retorno venoso sistêmico e cerebral. A obstrução do retorno venoso pode elevar a pressão intracraniana como também reduzir o fluxo sanguíneo cerebral;[1,4]
- comprometimento cardiovascular: a diminuição do retorno venoso, devido ao aumento da pressão intratorácica, pode levar à isquemia do miocárdio.[1,4]

A pressão positiva aplicada às vias aéreas aumenta o gradiente de pressão transpulmonar e melhora a expansão pulmonar por meio do aumento da capacidade residual funcional, da redistribuição do líquido extravascular e do recrutamento alveolar.

Pontos-chave

- A terapia com pressão positiva não requer necessariamente um equipamento complexo, tampouco uma fonte de gás pressurizado.
- No sistema respiratório, os efeitos fisiológicos da utilização da pressão positiva expiratória final são a melhora da oxigenação arterial e da complacência pulmonar.

- Este recurso é extremamente útil na abordagem de pacientes pouco ou não colaborativos, é de fácil manuseio e, após treinamento, pode ser utilizado com certo grau de independência.

Referências Bibliográficas

1. AARC clinical practice guideline. Use of positive airway pressure adjuncts to bronchial hygiene therapy. American Association for Respiratory Care. Respir Care 1993; 38(5): 516-21.
2. Fink JB. Positive pressure techniques for airway clearance. Respir Care 2002; 47(7): 786-96.
3. Mahlmeister MJ et al. Positive expiratory pressure mask therapy: theorical and practical considerations and a review of the literature. Respir Care 1991; 36(11): 1218-29.
4. Golçalves JL. Pressão positiva expiratória final. In: Gonçalves JL. Terapia intensiva respiratória, ventilação artificial. Curitiba: Lovise, 1991. p.127-62.
5. Olseni L et al. Chest physiotherapy in chronic obstructive pulmonary disease: forced expiratory technique combined with either postural drainage or positive expiratory pressure breathing. Respir Med 1994; 88(6): 435-40.
6. Andersen JB, Klausen NO. A new mode of administration of nebulized bronchodilator in severe bronchospasm. Eur J Respir Dis Suppl 1982; 119: 97-100.
7. Ingwersen UM et al. Three different mask physiotherapy regimens for prevention of post-operative pulmonary complications after heart and pulmonary surgery. Intensive Care Med 1993; 19(5): 294-8.
8. Christensen EF et al. Long-term treatment of chronic bronchitis with positive expiratory pressure mask and chest physiotherapy. Chest 1990; 97(3): 645-50.
9. Langenderfer B. Alternatives to percussion and postural drainage. A review of mucus clearance therapies: percussion and postural drainage, autogenic drainage, positive expiratory pressure, flutter valve, intrapulmonary percussive ventilation, and high-frequency chest compression with the ThAIRapy Vest. J Cardiopulm Rehabil 1998; 18(4): 283-9.
10. Andersen JB et al. Recruiting collapsed lung through collateral channels with positive end-expiratory pressure. Scand J Respir Dis 1979; 60(5): 260-6.
11. Falk M et al. Improving the ketchup bottle method with positive expiratory pressure, PEP, in cystic fibrosis. Eur J Respir Dis 1984; 65(6): 423-32.

12. Groth S et al. Positive expiratory pressure (PEP-mask) physiotherapy improves ventilation and reduces volume of trapped gas in cystic fibrosis. Bull Eur Physiopathol Respir 1985; 21(4): 339-43.
13. Frolund L, Madsen F. Self-administered prophylactic postoperative positive expiratory pressure in thoracic surgery. Acta Anaesthesiol Scand 1986; 30(5): 381-5.
14. Hofmeyr JL et al. Evaluation of positive expiratory pressure as an adjunct to chest physiotherapy in the treatment of cystic fibrosis. Thorax 1986; 41(12): 951-4.
15. Ricksten SE et al. Effects of periodic positive airway pressure by mask on postoperative pulmonary function. Chest 1986; 89(6): 774-81.
16. Comroe JH. Ventilação alveolar. In: Comroe JH. Fisiologia da respiração. Rio de Janeiro: Guabara Koogan, 1977.
17. Kaminska TM, Pearson SB. A comparison of postural drainage and positive expiratory pressure in the domiciliary management of patients with chronic bronchial sepsis. Physiotherapy 1988; 74(5): 251-4.
18. McIlwaine PM et al. Long-term comparative trial of conventional postural drainage and percussion versus positive expiratory pressure physiotherapy in the treatment of cystic fibrosis. J Pediatr 1997; 131(4): 570-4.
19. Mortensen J et al. The effects of postural drainage and positive expiratory pressure physiotherapy on tracheobronchial clearance in cystic fibrosis. Chest 1991; 100(5): 1350-7.
20. Tonnesen P, Stovring S. Positive expiratory pressure (PEP) as lung physiotherapy in cystic fibrosis: a pilot study. Eur J Respir Dis 1984; 65(6): 419-22.
21. Van Der Schans CP et al. Effect of positive expiratory pressure breathing in patients with cystic fibrosis. Thorax 1991; 46(4): 252-6.
22. Williams MT. Chest physiotherapy and cystic fibrosis. Why is the most effective form of treatment still unclear? Chest 1994; 106(6): 1872-82.
23. McIlwaine PM et al. Long-term multicentre randomised controlled study of high frequency chest wall oscillation versus positive expiratory pressure mask in cystic fibrosis. Thorax 2013; 68(8): 746-51.
24. Fainardi V et al. Short-term effects of high-frequency chest compression and positive expiratory pressure in patients with cystic fibrosis. J Clin Med Res 2011; 3(6): 279-84.
25. Airway clearance devices for cystic fibrosis: an evidence-based analysis. Ont Health Technol Assess Ser 2009; 9(26): 1-50.
26. Fagevik OM et al. Randomized controlled trial of prophylactic chest physiotherapy in major abdominal surgery. Br J Surg 1997; 84(11): 1535-8.

27. Orman J, Westerdahl E. Chest physiotherapy with positive expiratory pressure breathing after abdominal and thoracic surgery: a systematic review. Acta Anaesthesiol Scand 2010; 54(3): 261-7.
28. Van Der Schans CP et al. Effects of positive expiratory pressure breathing during exercise in patients with COPD. Chest 1994; 105(3): 782-9.
29. Padkao T et al. Conical-PEP is safe, reduces lung hyperinflation and contributes to improved exercise endurance in patients with COPD: a randomised cross-over trial. J Physiother 2010; 56(1): 33-9.
30. Monteiro MB et al. Effects of expiratory positive airway pressure on dynamic hyperinflation during exercise in patients with COPD. Respir Care 2012; 57(9): 1405-12.
31. Braga CW et al. Changes in lung volume and upper airway using MRI during application of nasal expiratory positive airway pressure in patients with sleep-disordered breathing. J Appl Physiol 2011; 111(5): 1400-9.
32. Van Hengstum M et al. Effect of positive expiratory pressure mask physiotherapy (PEP) versus forced expiration technique (FET/PD) on regional lung clearance in chronic bronchitics. Eur Respir J 1991; 4(6): 651-4.

2

Capítulo 12

FLUTTER

Tereza Cristina Silva Brant

Lidiane Aparecida Pereira de Sousa

Luciana Chaves Alves Brandão

SUMÁRIO

Introdução

A fisioterapia respiratória tem-se constituído uma importante estratégia na remoção de secreções de vias aéreas intratorácicas em pacientes obstrutivos crônicos. Sua atuação objetiva essencialmente a interrupção do ciclo vicioso: obstrução, infecção, inflamação e lesão pulmonar[1] (Figura 12.1).

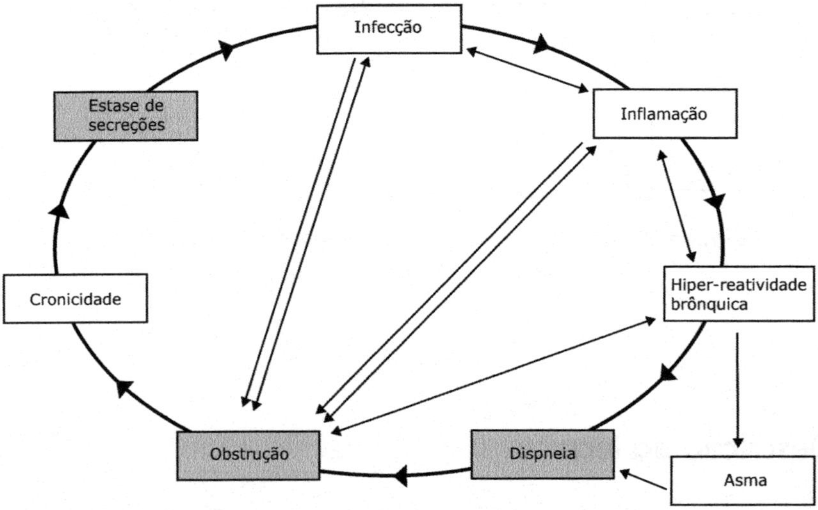

Figura 12.1 Ciclo vicioso observado nos pacientes obstrutivos crônicos.

Por alguns anos a fisioterapia convencional (vibração, percussão e drenagem postural) foi considerada o método mais indicado para a eliminação de secreções das vias aéreas. Contudo, a fisioterapia convencional pode ser desconfortável, requerendo um longo período de tempo para a sua realização e constante acompanhamento. Esses fatores podem contribuir para uma baixa adesão ao tratamento. Por essas razões, recursos terapêuticos, como o *flutter*, têm sido pesquisados com o objetivo de proporcionar maior grau de independência a pacientes obstrutivos crônicos.[1,2]

O *flutter* é um aparelho simples, portátil, em forma de cachimbo, usado para assistir a eliminação de secreções brônquicas.[1-20]

O aparelho é constituído por quatro elementos básicos, como mostrado na Figura 12.2.

Os componentes do *flutter* são: o bocal, um cone circular, uma esfera de aço inoxidável de alta densidade e um capuz protetor perfurado.[2,8,10,13,15,17]

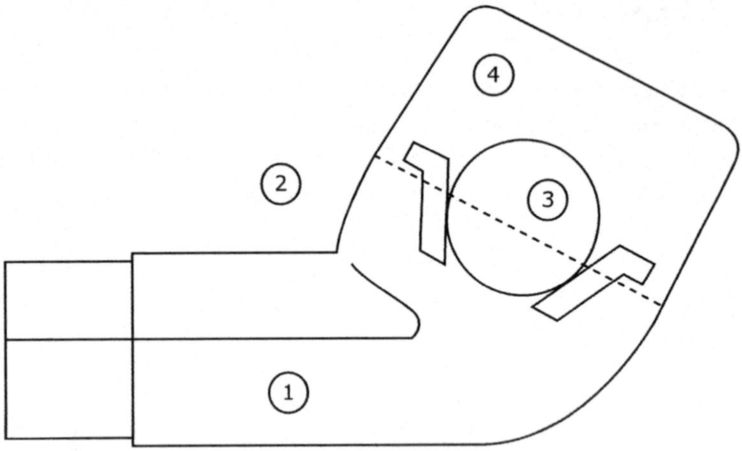

Figura 12.2 Componentes do *flutter*: (1) bocal, (2) cone circular, (3) esfera e (4) capuz perfurado.

Descrição da técnica

Para que se obtenha um bom rendimento na utilização do aparelho, deve-se realizar a técnica da seguinte maneira:

- posicionar o aparelho com os lábios envolvendo completamente o bocal, de forma que não haja escape de ar durante sua utilização;[1]
- realizar uma inspiração nasal,[1,4,9] seguida de pausa pós-inspiratória com duração de 2 a 3 segundos;[1,4,17]
- a expiração deve ser oral com velocidade suficiente para movimentar a esfera.[1,6,9,17]

Observação:

1. a sequência deve ser repetida por 10 a 15 ciclos respiratórios;[1,6,9,17]
2. recomenda-se que o paciente não permita acúmulo de volume de ar na cavidade oral, para que as ondas de pressão não se dissipem neste local. Para evitar tal mecanismo, o paciente deve manter uma contração da musculatura orofacial.

Com relação ao tempo total de uso do aparelho, a literatura recomenda um tempo médio de 15 minutos por sessão, dependendo da quantidade de secreção a ser mobilizada.[1,6,9]

Durante a utilização do *flutter*, o paciente pode modificar o ângulo de inclinação do aparelho para cima ou para baixo, buscando uma vibração máxima, sentida na caixa torácica, o que potencializa a remoção das secreções.[1,6,9,11,17]

O posicionamento a ser adotado pelo paciente no momento da utilização do *flutter* é de suma importância. A literatura relata a posição sentada como sendo a mais utilizada.[1,4,6,9,11,17]

Fisiologia

A fundamentação fisiológica da utilização do *flutter* baseia-se em três princípios: oscilação das vias aéreas, aumento do fluxo aéreo intermitente e pressão positiva na via aérea (PAP).[5] De acordo com a American Association of Respiratory Care Clinical Pratice Guideline, a PAP pode ser obtida por meio de:

- pressão positiva contínua na via aérea (CPAP);
- pressão expiratória positiva (PEP); ou
- pressão expiratória positiva na via aérea (EPAP).

O *flutter* utiliza o princípio da EPAP, pressurizando a via aérea por meio de um resistor aplicado durante a expiração. Durante a utilização do *flutter*, o paciente realizará, portanto, uma inspiração subatmosférica e uma expiração supra-atmosférica. Desta maneira, o colapso prematuro das vias aéreas será evitado e, além disso, ocorrerá o recrutamento de unidades periféricas, o que auxilia na mobilização de secreção.[5] A elevação da esfera no interior do cone ocorrerá quando a pressão expiratória atingir valores entre 10 e 25 cmH_2O, o que permite a passagem do fluxo expiratório. A elevação e a queda da esfera ocorrem várias vezes durante cada expiração, criando dessa forma uma pressão oscilatória endobronquial que varia de 0,8 a 25 cmH_2O e um aumento intermitente do fluxo aéreo, o que produz o chamado "efeito *flutter*".[1]

A frequência de oscilação pode ser modulada por meio de leves mudanças na inclinação do aparelho para cima ou para baixo, partindo da posição horizontal, mantendo, contudo, a orientação vertical da esfera. Alves et al.[21] demonstraram que inclinações mais positivas potencializam a pressão expiratória positiva, ao passo que inclinações negativas otimizam o efeito *huff*. Presume-se que o mecanismo de vibração e aumento do fluxo aéreo promova um descolamento da secreção da parede das vias aéreas, facilitando o movimento do muco para regiões mais centrais.[9] Além disso, relevantes achados[3,21] sugerem que o uso do *flutter* pode resultar em redução da viscoelasticidade do muco, facilitando sua mobilização.

Indicações clínicas

O *flutter* é indicado em condições de acúmulo de secreção em vias aéreas proximais, principalmente em pacientes que apresentam instabilidade bronquial e colapso prematuro das vias aéreas. Pode ser usado por crianças e adultos, desde que compreendam sua correta utilização e técnica.[11]

O *flutter* é amplamente utilizado no tratamento de pacientes com fibrose cística,[1,4,6,9,11,17] bronquiectasia,[16] DPOC,[4,19] asma[15] e em pós-operatório de cirurgias abdominais e torácicas.[14]

Contraindicações

Existem algumas contraindicações relacionadas ao uso do *flutter*, como:

- hemoptise;
- pneumotórax;
- enfisema;
- doenças cardiovasculares descompensadas.[11]

Complicações

Segundo relatos da literatura, são pouco frequentes as complicações relacionadas ao uso do *flutter*, porém podem ocorrer:

- pneumotórax;
- hiperventilação.[9]

A higienização do aparelho após o seu uso é de suma importância para minimizar o risco de infecções.[18]

Efeitos benéficos

Os principais efeitos benéficos associados ao uso do *flutter* são:

- facilitação da mobilização de secreções na árvore traqueobrônquica;[9,19]
- prevenção de colapso prematuro das vias aéreas;[8,9]
- diminuição da viscosidade da secreção.[3,8]

Sumarizando, a literatura relata resultados controversos com relação à eficácia do recurso.[1,22] Talvez alguns aspectos devam ser considerados com relação aos estudos, como: número inapropriado de sujeitos na amostra, tempo da utilização do recurso e falta de controle por parte do examinador no que se refere à utilização do recurso em nível domiciliar. O uso do *flutter* na desobstrução das vias aéreas pode constituir um importante recurso terapêutico, pois melhora a adesão ao tratamento, especialmente de pacientes pediátricos,[18] porém são necessários estudos futuros que esclareçam melhor sua eficácia.

Pontos-chave

- A fundamentação fisiológica da utilização do *flutter* baseia-se em três princípios: oscilação das vias aéreas, aumento do fluxo aéreo intermitente e pressão positiva na via aérea.
- O *flutter* é indicado em condições de acúmulo de secreção em vias aéreas proximais, principalmente em pacientes que apresentam instabilidade bronquial e colapso prematuro das vias aéreas.

Referências Bibliográficas

1. McIlwaine PM et al. Long-term comparative trial of positive expiratory pressure versus oscillating positive expiratory pressure (flutter) physiotherapy in the treatment of cystic fibrosis. J Pediatr 2001; 138(6): 845-50.
2. Langenderfer B. Alternatives to percussion and postural drainage. A review of mucus clearance therapies: percussion and postural drainage, autogenic drainage, positive expiratory pressure, flutter valve, intrapulmonary percussive ventilation, and high-frequency chest compression with the ThAIRapy Vest. J Cardiopulm Rehabil 1998; 18(4): 283-9.
3. App EM et al. Sputum rheology changes in cystic fibrosis lung disease following two different types of physiotherapy: flutter vs autogenic drainage. Chest 1998; 114(1): 171-7.
4. Bellone A et al. Chest physical therapy in patients with acute exacerbation of chronic bronchitis: effectiveness of three methods. Arch Phys Med Rehabil 2000; 81(5): 558-60.
5. Fink JB. Bronchial Hygiene and Lung Expansion. In: Fink JB, Hunt GE. Clinical practice in respiratory care. Philadelphia: Lippincott Willliams & Wilkins, 1999. p.343-78.

6. Gondor M et al. Comparison of Flutter device and chest physical therapy in the treatment of cystic fibrosis pulmonary exacerbation. Pediatr Pulmonol 1999; 28(4): 255-60.
7. Hardy KA. A review of airway clearance: new techniques, indications, and recommendations. Respir Care 1994; 39(5): 440-52.
8. Homnick DN et al. Comparison of the flutter device to standard chest physiotherapy in hospitalized patients with cystic fibrosis: a pilot study. Chest 1998; 114(4): 993-7.
9. Konstan MW et al. Efficacy of the Flutter device for airway mucus clearance in patients with cystic fibrosis. J Pediatr 1994; 124(5 Pt 1): 689-93.
10. Newhouse PA et al. The intrapulmonary percussive ventilator and flutter device compared to standard chest physiotherapy in patients with cystic fibrosis. Clin Pediatr (Phila) 1998; 37(7): 427-32.
11. Postiaux G. Fisioterapia respiratoria en el niño. 1.ed. Madri: McGraw-Hill Interamericana de España, 2000.
12. Pryor JA et al. The Flutter VRP1 as an adjunct to chest physiotherapy in cystic fibrosis. Respir Med 1994; 88(9): 677-81.
13. Pryor JA. Physiotherapy for airway clearance in adults. Eur Respir J 1999; 14(6): 1418-24.
14. Soares SMTP, Veloso CA, Figueiredo LC. Manobras fisioterápicas em Pacientes sob Ventilação Mecânica. In: Carvalho CRR. Ventilação mecânica: Volume II - Avançado. Campinas: Atheneu, 2000. p.353-80.
15. Swift GL et al. Use of flutter VRP1 in the management of patients with steroid--dependent asthma. Respiration 1994; 61(3): 126-9.
16. Thompson CS et al. Randomised crossover study of the Flutter device and the active cycle of breathing technique in non-cystic fibrosis bronchiectasis. Thorax 2002; 57(5): 446-8.
17. Van Winden CM et al. Effects of flutter and PEP mask physiotherapy on symptoms and lung function in children with cystic fibrosis. Eur Respir J 1998; 12(1): 143-7.
18. Webber BA, Pryor JA. Técnicas fisioterápicas. In: Webber BA, Pryor JA. Fisioterapia para problemas respiratórios e cardíacos. Rio de Janeiro: Guanabara Koogan, 2002. p.97-150.
19. Wolkove N et al. Use of a mucus clearance device enhances the bronchodilator response in patients with stable COPD. Chest 2002; 121(3): 702-7.
20. Santos AP et al. Mechanical behaviors of flutter VRP1, shaker, and acapella devices. Respir Care 2013; 58(2: 298-304.
21. Alves LA et al. Performance analysis of the flutter VRP1 under different flows and angles. Respir Care 2008; 53(3: 316-23.
22. Romeiro LL et al. Uso do flutter na higiene brônquica de pacientes hipersecretores: revisão de literatura. Fisioterapia em Movimento 2006; 19(3): 65-74.

2

Capítulo 13

TÉCNICAS CONVENCIONAIS DE DESOBSTRUÇÃO BRÔNQUICA, TOSSE ASSISTIDA E EXPIRAÇÃO FORÇADA

Hilda Angélica Iturriaga Jimenez

SUMÁRIO

Este capítulo tem o intuito de discorrer sobre as técnicas convencionais, a tosse assistida e a técnica de expiração forçada. Para isso, ele foi dividido em três partes, e em cada uma delas será discutida a evolução histórica, o modo de realização, as bases fisiológicas, as indicações e as contraindicações dessas técnicas, bem como a literatura disponível sobre o assunto.

DRENAGEM POSTURAL, PERCUSSÃO E VIBRAÇÃO

Introdução

A abordagem convencional, que inclui a drenagem postural, a percussão e a vibração, foi muito difundida no Reino Unido a partir da década de 1970, no século XX, e posteriormente foi mundialmente utilizada.[1] Aos componentes convencionais foram incluídas, mais tarde, a tosse ativa e a técnica de expiração forçada (TEF) ou *huffing*, sendo estas últimas de fundamental importância na remoção das secreções da parte proximal da árvore brônquica.[2-7]

Nas últimas décadas, foram criadas novas abordagens fisioterapêuticas de depuração brônquica com os mesmos objetivos das técnicas convencionais,[8-12] mas que possibilitaram mais independência aos pacientes com doenças pulmonares crônicas e maior adesão ao tratamento.[12-14] Essas mudanças propiciadas pelas técnicas mais recentes são importantes em relação à fisioterapia respiratória convencional.[10,15] Entretanto, ainda hoje, as técnicas convencionais de desobstrução brônquica consistem em tratamento muito utilizado para remoção das secreções pulmonares nos bebês e crianças menores e foi, por muitos anos, o único tratamento de pacientes hipersecretivos.[16] Essa abordagem terapêutica visa compensar a inabilidade de depuração do sistema mucociliar, com o objetivo de reduzir a obstrução da via áerea e suas consequências, tais como atelectasias pós-operatórias e, nos casos crônicos, hiperinsuflação, infecção, inflamação e destruição das paredes brônquicas formando bronquiectasias com consequente redução da função pulmonar.

Histórico das técnicas

Drenagem postural

A primeira descrição da drenagem postural foi realizada em 1901, por Ewart.[17] Ele registrou a importância da drenagem postural contínua para pacientes bronquiectásicos e bronquíticos crônicos. Recomendou, ainda, que a drenagem contínua poderia ser reduzida para 1 hora, 2 vezes ao dia. No mesmo artigo, o autor mencionou a utilização de drenagem postural citada por Quincke, em 1898. Mais tarde, em 1934, Nelson recomendou a postura de drenagem por um período de 10 minutos, 3 vezes ao dia, no início do tratamento, podendo chegar a 1 hora com o avançar do tratamento.[17]

Percussão

A percussão pode ser observada nas gravuras ou pinturas antigas, nas quais vemos que um dos papéis do guarda-costas de um personagem importante era ajudar a eliminar o corpo estranho do senhor que costumava engasgar com as comidas fartas. Pode-se especular que esta manobra, a percussão entre as escápulas, teria sido a primeira manobra fisioterápica, que evoluiu e passou a ser chamada de manobra de Heimlich,[18] na qual o golpe seco entre as escápulas foi substituído pela compressão brusca, com ambas as mãos, na região epigástrica. O objetivo das duas técnicas era a eliminação de um corpo estranho.

Não menos antigo era o uso combinado de drenagem e percussão como prática corriqueira para eliminar o líquido amniótico no momento do nascimento do bebê. Esta prática ainda é usada no caso de não existir aspirador para eliminar as secreções das vias aéreas da criança no momento do parto. É possível que esta seja uma das manobras desobstrutivas primeiramente utilizadas na vida dos recém-nascidos.

Os primeiros desenhos em que as percussões aparecem como parte de um tratamento de um pulmão doente, no século XIX, encontram-se na biblioteca de Ciências da Saúde, na Universidade de Washington.[19]

Vibração

Não foram encontrados na literatura relatos específicos sobre o início da utilização da técnica de vibração. A vibração pode ter surgido após observação de deslocamento de objetos em eventos naturais, como ocorre nos tremores de terra ou com o deslizar dos cristais com os sons graves em alta intensidade.

Descrição das técnicas

Drenagem postural

Todas as posturas de drenagem têm por objetivo favorecer a ação da gravidade nos brônquios de um segmento ou lobo pulmonar, em particular, na tentativa de ajudar a deslocar as secreções brônquicas até a carina. A carina é a área de confluência dos brônquios fontes dos pulmões esquerdo e direito. A delimitação de sua exata localização permite um bom entendimento das posturas de drenagem. A carina está localizada no mediastino.

Em uma vista anterior, na altura do ângulo de Louis ou articulação do manúbrio com o corpo do esterno, posteriormente entre o terceiro e o quarto corpos vertebrais, e em uma vista lateral, entre as linhas axilares média e posterior.[9,20] A partir da carina, as secreções são deslocadas pela traqueia, o que permite a eliminação do muco que pode ser deglutido, ou, dependendo da quantidade das secreções, eliminado pelo reflexo de tosse ou pigarro.[21] A eliminação do muco pela postura de drenagem vai depender, também, da localização da obstrução, da característica das secreções, do grau de broncoespasmo dos brônquios e da eficiência dos cílios.

Na literatura, estão descritas diferentes posições, de acordo com o segmento ou lobo a ser drenado, variando de 11 a 12 posições. Cada posição deve ser mantida de 3 a 15 minutos, o que requer pelo menos 1 hora para uma drenagem completa.[20,22,23] Davidson, em 2002, recomendou, para crianças, apenas cinco posições de drenagem: duas em posição vertical (Figura 13.1) e três em Trendelenburg (Figura 13.2). Em cada postura, o paciente recebeu percussão por 5 minutos.[22]

Para crianças com refluxo gastroesofágico, a posição de Trendelenburg não é utilizada.[24] Os bebês são colocados em um plano inclinado de 45°, de modo que a cabeça fique elevada, evitando assim o refluxo (Figura 13.3A), em decúbito dorsal a 45° (Figura 13.3B), ou simplesmente em decúbito ventral, para drenar os segmentos basais dos lobos inferiores do pulmão (Figura 13.3C).[25,26]

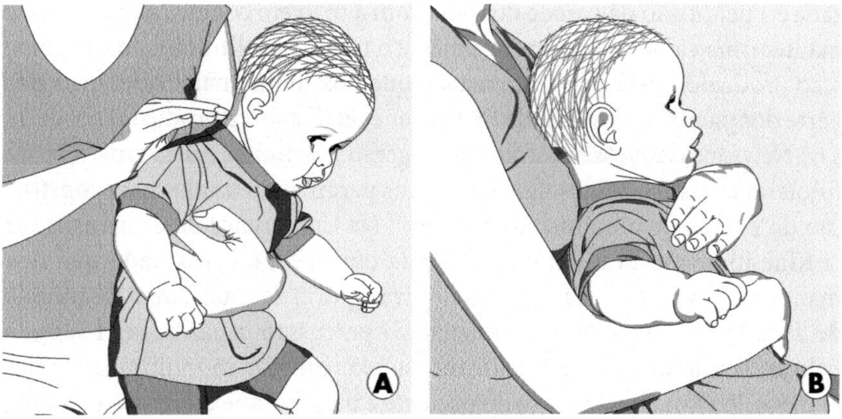

Figura 13.1 Representação das posições de drenagem em posição vertical.

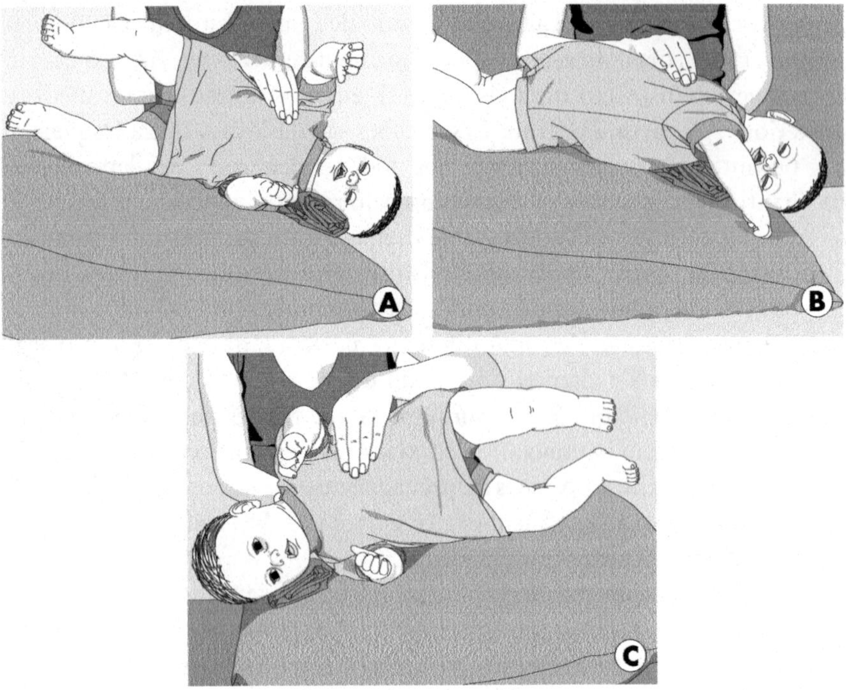

Figura 13.2 Representação das posições de drenagem em Trendelenburg.

Percussão

Esta técnica pode ser realizada de várias maneiras, mas a mais preconizada é a percussão da parede do tórax com a mão em concha, o que permite manter uma câmara de ar entre a mão e o tórax que elimina a dor do golpe seco produzido pela palma da mão, o que possibilita maior tolerância por parte dos pacientes. No estudo de Flower et al.,[27] a força produzida foi de 58 a 65 Newtons e a pressão intratorácica gerada variou de 5 a 15 cmH_2O para fisioterapeutas femininos. Esses foram os parâmetros usados para construção do percussor mecânico de Salford.[27] Na Conference de Consensus sur la Kinèsithèrapie Respiratoire, realizada em 1994, foi ressaltado que essa manobra deveria alcançar, para maior transporte de muco, uma frequência de 25 a 35 Hz.[28] Porém, a frequência da percussão capaz de ser realizada pelo ser humano é normalmente de 1 a 8 Hz quando são utilizadas ambas as mãos. Para maior conforto do paciente e para evitar exacerbação do som, costuma-se colocar uma toalha sobre a pele ou sobre a roupa do paciente. Deve-se evitar que o tecido seja excessivamente espesso, o que amortece o

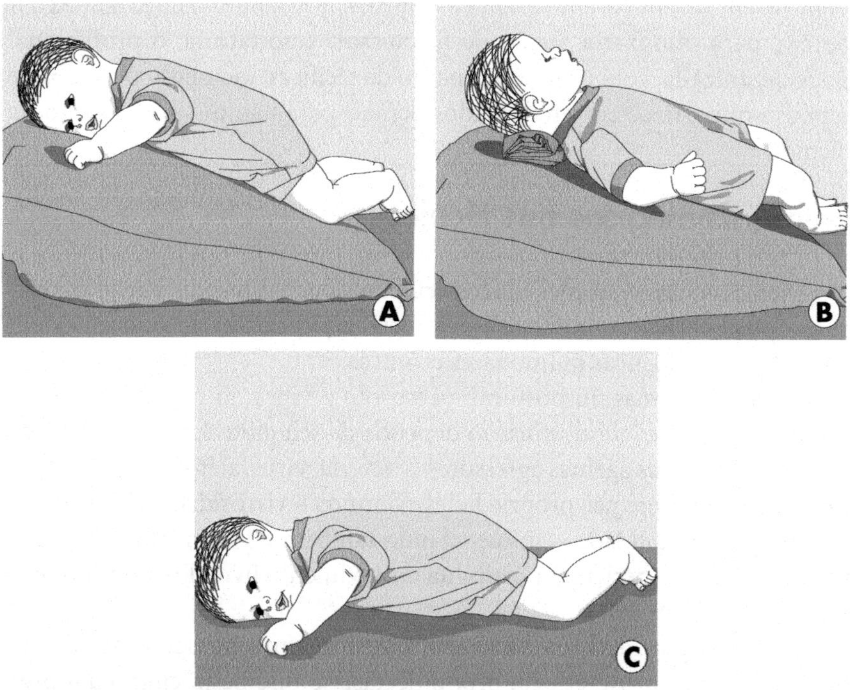

Figura 13.3 Representação das posições de drenagem em presença de refluxo gastroesofágico.

efeito da percussão. Esta técnica pode ser realizada tanto durante a inspiração como durante a expiração.

Vibração

São movimentos oscilatórios aplicados sobre o tórax manualmente, e a oscilação pode variar de 3 a 75 Hz.[28] A vibração manual é executada pela tetanização dos músculos agonistas e antagonistas dos antebraços do fisioterapeuta, perpendicularmente ao tórax do paciente. A vibração resultante é aplicada pelas mãos sobre o tórax, de preferência na expiração, no sentido das costelas. O efeito clínico desta técnica é a modificação das propriedades físicas do muco, especialmente a viscosidade. A vibração, para agir sobre o batimento ciliar, deve ter uma frequência de 13 Hz. A eficácia da técnica depende do fisioterapeuta, que deverá conseguir uma frequência de, no mínimo, 13 Hz por tempo suficiente para agir sobre o muco.[28] Segundo Rubim, para que a vibração seja efetiva ela deve ser realizada por um período acima de 1 hora.[29] Esta sugestão é de difícil execução pelo fisioterapeuta, porém, para otimizar a sessão de fisioterapia respiratória, o profissional pode organizá-la com uma combinação de técnicas, incluindo períodos de repouso que não sejam prolongados demais para não dissipar o efeito da técnica.[4,15,30]

Efeitos fisiológicos das técnicas

A remoção das secreções mucopurulentas pode diminuir a ação das enzimas proteolíticas responsáveis pela destruição do tecido pulmonar em pacientes com doenças pulmonares crônicas.[12,17]

A ação da drenagem postural, percussão e vibração no deslocamento do muco até a área de eliminação depende de seu grau de hidratação e da ação dos diferentes agentes agressores (bactéria, vírus, alérgeno). O grau de hidratação interfere nas propriedades do muco – viscosidade, elasticidade, tixotropia e plasticidade –, influenciando também o batimento ciliar, uma vez que o líquido periciliar possibilita o movimento livre dos cílios no sentido da carina.[8,19,31]

A ação da gravidade na drenagem postural tem sido demonstrada em pacientes com fibrose cística, bronquiectasia e discinesia ciliar cuja produção de muco ultrapassa 30 mL/dia.[25,32-35] Os posicionamentos mostram maior influência na capacidade residual funcional,[36] na hematose[37] e padrão ventilatório, com impacto na eficácia da tosse.[2,3] O maior benefício será a eliminação das secreções com mínimo esforço, o que pode ser conseguido com a utilização de protocolo único de posturas de drenagem.[19]

A percussão na área a ser tratada gera fluxos no interior da via aérea, melhorando a interação gás-líquido. Entretanto, pode produzir diminuição do calibre de pequenas vias aéreas, colapsáveis, o que aumenta a compressão dos brônquios.[38]

A vibração aumenta a velocidade do batimento ciliar por um fenômeno de ressonância provocado por ondas vibratórias no tórax, influenciadas pela rigidez deste e pela energia na execução da técnica.[11,22,61] Portanto, o efeito da vibração depende da aplicação da manobra, ou seja, de uma frequência de, no mínimo, 13 Hz e do tempo de execução para que as propriedades físicas do muco sejam modificadas.[28]

Indicações e contraindicações

A inclusão das técnicas convencionais na rotina de higiene brônquica depende da idade e da preferência dos pacientes com doenças pulmonares crônicas, tais como fibrose cística, bronquiectasias, discinesia ciliar e bronquite crônica. Em linhas gerais, essa abordagem terapêutica deve ser feita antes das refeições e, se necessário, com uso prévio de broncodilatador e/ ou mucolíticos previamente prescritos, com o objetivo de potencializar o tratamento fisioterápico.[24,39]

Drenagem postural

Está comprovado que a postura de drenagem é eficaz no tratamento de pacientes agudos ou estáveis com fibrose cística, bronquiectasias e outras condições pulmonares com hipersecreções ou com dificuldade de eliminar as secreções.[6] Os pacientes que mais se beneficiam com a drenagem são aqueles que produzem mais de 30 mL de muco por dia.[29,32,40-42] A postura de drenagem com inclinação inferior da cabeça, conhecida como posição de Trendelenburg, tem impacto hemodinâmico.[43] Essa postura deve ser evitada em pacientes com pressão intracraniana acima de 20 mmHg,[44,45] hipertensão arterial não controlada, hemoptise maciça, após cirurgias de carcinoma pulmonar ou radioterapia. Lactentes e idosos com presença de refluxo gastroesofágico não devem ser posicionados em Trendelenburg.[24]

A drenagem postural tem sido associada a efeitos adversos, tais como hipoxemia,[46-50] broncoespasmo, hipotensão aguda, aumento de pressão intracraniana, hemoptise, vômito e aspiração.[31,44]

Percussão

A manobra deve ser bem tolerada pelo paciente e sua aplicação deve evitar situações de risco como tumores, tuberculose pulmonar, lipomas, cistos sebáceos, cirurgias de tórax e cabeça, osteoporose, fraturas de arcos costais, osteomielites, cardiopatias graves, hemoptise e dor torácica. A percussão pode aumentar o broncoespasmo e a dispneia, situações que contraindicam sua execução.[19]

Vibração

O uso desta técnica durante a expiração auxilia no deslocamento das secreções. Esta técnica, bem como a percussão, pode aumentar o processo de infecção da pele, dificultar a cicatrização, aumentar o enfisema subcutâneo, bem como provocar interferências em marca-passo cardíaco.[3,41]

Revisão da literatura

Teoricamente, a percussão auxilia a mobilização das secreções, mas não há evidência de sua eficácia como manobra isolada pelo fato de ela estar sempre associada à drenagem postural.

As técnicas convencionais têm sido analisadas e comparadas com as novas técnicas desobstrutivas.[7,11,21,51,52] Alguns autores têm identificado queda da saturação de oxigênio após drenagem postural;[6] por outro lado, quando é incluído controle respiratório e descanso durante o tratamento, não ocorre dessaturação.[53] A função pulmonar foi avaliada antes e após a drenagem postural com radioisótopos e foi registrado que, nas sessões da manhã, havia uma diminuição da função pulmonar.[9] A comparação entre drenagem postural e drenagem autógena mostrou que ambas as técnicas eliminavam o muco sem diferença significativa. Os valores de fluxo expiratório forçado$_{25\text{-}75\%}$ foram melhores com drenagem autógena, e os valores de capacidade vital forçada foram melhores quando a drenagem postural foi associada ao controle respiratório e ao repouso. Não foi observada dessaturação em nenhuma das situações.[54]

Estudos utilizando radioisótopos mostraram que houve maior eliminação da área do pulmão dependente, gerando questionamento sobre a capacidade de ação da drenagem postural. Este fato foi atribuído ao efeito da gravidade sobre o aumento do fluxo sanguíneo da área apoiada, influenciando a ventilação e facilitando o deslocamento do muco.[55,56]

O efeito da percussão em pacientes com secreção abundante foi estudado por Gallon.[41] Em 1991, este pesquisador observou que a drenagem postural, em associação à percussão, aumentava a eliminação do muco, e quanto maior a frequência da percussão, maior a quantidade de muco. Foi observada dessaturação nesses pacientes.

A percussão é uma técnica que, na maioria dos casos, não pode ser aplicada pelo próprio paciente. Para garantir a independência no tratamento, foram criados percussores mecânicos, que têm sido testados e comparados à percussão manual, não apresentando resultados superiores aos desta última.[27,53,57] Diferentes regimes de tratamento que incluíram drenagem postural, percussão mecânica associada à drenagem postural e tosse mostraram eficácia na eliminação das secreções, quando comparados com os grupos controles.[27,53,57]

Nos pacientes com fibrose cística, foi observado o efeito deletério sobre a função pulmonar após um período de suspensão de drenagem postural e percussão por 3 semanas. Os pacientes voltaram aos valores de base após a retomada do tratamento.[43] Em outro estudo, observou-se que havia menor perda da função pulmonar naqueles pacientes que mantinham um regime de tratamento com drenagem postural, percussão e técnica de expiração forçada.[23]

Considerações finais

As técnicas convencionais ainda hoje têm seu espaço no tratamento de pacientes hipersecretivos,[4] visto que, em determinadas situações clínicas, eles são incapazes de eliminar voluntariamente o muco que obstrui as vias aéreas. Alguns autores consideram que os efeitos deletérios são maiores que os benefícios obtidos por essas técnicas. Porém, uma metanálise que avaliou a eficácia das técnicas convencionais apontou resultados positivos para pacientes que se beneficiaram de sua utilização. Esses resultados não foram observados nos pacientes dos grupos controle. Observou-se, ainda, aumento da eficácia com a inclusão de programa de exercícios.[58] Os revisores da Cochrane Database afirmam que as pesquisas de higiene brônquica, que incluem as técnicas convencionais em pacientes com doenças obstrutivas crônicas e bronquiectasias, são inconclusivas, visto que os estudos não cumpriram os critérios de seleção adequados, gerando um número reduzido de pacientes em apenas sete trabalhos. Portanto, não existem até o momento evidências suficientes para a utilização ou não das técnicas convencionais.[59]

A escolha da técnica deve ser criteriosa, com o suporte da ausculta pulmonar e da oximetria de pulso.

A baixa adesão às técnicas convencionais é um dos motivos relacionados ao abandono do tratamento de higiene brônquica,[13,14] o que foi contestado em um estudo multicêntrico que avaliou a adesão ao tratamento fisioterápico respiratório mostrando que 79 dos 120 pacientes faziam uso regular das técnicas convencionais. A adesão foi maior quando estes pacientes tinham processos agudos da doença.[12] Em geral, existe uma relação inversa entre a adesão e o tempo gasto no tratamento.[13] Porém, as novas técnicas podem demorar tanto quanto as técnicas convencionais na eliminação do muco.[57]

Observa-se, após revisão da literatura, que a maioria dos estudos foi feita em pacientes com fibrose cística, os quais apresentam viscosidade aumentada do muco, o que dificulta a sua eliminação. Para estes pacientes, as técnicas convencionais têm sido uma opção de tratamento muito utilizada.

O paciente deve conhecer e eventualmente participar, juntamente do profissional, da escolha e execução da técnica mais apropriada a seu caso. Para tal, uma boa relação entre o fisioterapeuta e o paciente é de importância fundamental.

TOSSE ASSISTIDA

Introdução

A tosse assistida é um conjunto de recursos que o fisioterapeuta utiliza para potencializar a tosse, caso o paciente apresente alguma dificuldade de realizá-la. O profissional induzirá a tosse, aproveitando-se desse importante mecanismo de defesa do sistema respiratório, que ajudará a eliminar as secreções e o material aspirado das vias aéreas. A tosse pode gerar uma força comparável à energia necessária para acender uma lâmpada de lanterna (25 joules) e pode alcançar a velocidade de 25 metros por segundo.[50] Esta velocidade permite a nebulização do muco. Os primeiros fluxos criam ondas de muco que serão removidas, as paredes dos brônquios se aproximam ajudando a eliminar o muco. Procura-se, portanto, obter os mesmos efeitos da tosse espontânea por meio do estímulo da tosse assistida.

Histórico da técnica

Aparentemente, as técnicas de tosse assistida foram criadas pelos próprios doentes, pois quando aparecia uma tosse espontânea, eles seguravam com ambas as mãos a área dolorida para assim serem capazes de tossir. Inicialmente, a tosse assistida foi usada em pacientes com doenças pulmonares crônicas ou em pacientes com fraqueza muscular.[49] Posteriormente, foi um recurso utilizado nos pacientes em pós-operatório de cirurgias abdominais ou torácicas para conter as áreas cirúrgicas, manualmente ou com travesseiros,[60] auxiliando na minimização da perda da força expulsiva da tosse. A compressão da traqueia aparece publicada em 1971.[49] Esta manobra passou a ser muito utilizada nos recém-nascidos e crianças que não participavam ativamente da higiene brônquica. A manobra de Heimlich, publicada em 1974,[18] que ajuda a eliminar corpos estranhos, faz parte, atualmente, das técnicas de tosse assistida. A indução da tosse através de inalação de gases irritantes parece ser uma técnica antiga, bem como o estímulo do ouvido médio com cotonetes em recém-nascidos e crianças. Foi descrito, também, que o estímulo elétrico no nível de T10 estimula os músculos expiratórios provocando, ocasionalmente, a tosse.[50]

Descrição da técnica

Essas técnicas tentam aumentar a contensão da parede torácica ou abdominal, e sua eficácia é proporcionada por um estímulo rápido e inesperado no final da inspiração, o que provoca uma explosão incontrolável, uma tosse explosiva que permite a saída das secreções sem muito esforço do paciente. As manobras devem ser feitas quando as secreções estão nas vias aéreas proximais, após outras técnicas de *clearance* brônquica. Os diferentes tipos de manobras serão descritos a seguir.

Manobras

Manobra sobre o tórax superior (Figura 13.4A). Paciente em decúbito dorsal: as mãos cruzadas do fisioterapeuta são colocadas sobre o esterno com os dedos apontados para a traqueia.

Execução: seguir vários movimentos respiratórios profundos. Subitamente, fazer uma compressão brusca em sentido cefálico ao final de uma inspiração.

Manobra sobre o tórax inferior (Figura 13.4B). Paciente em decúbito dorsal: mãos do fisioterapeuta contornando as costelas inferiores.

Execução: seguir vários movimentos respiratórios profundos. Subitamente, fazer uma compressão brusca em sentido do mediastino ao final de uma inspiração.

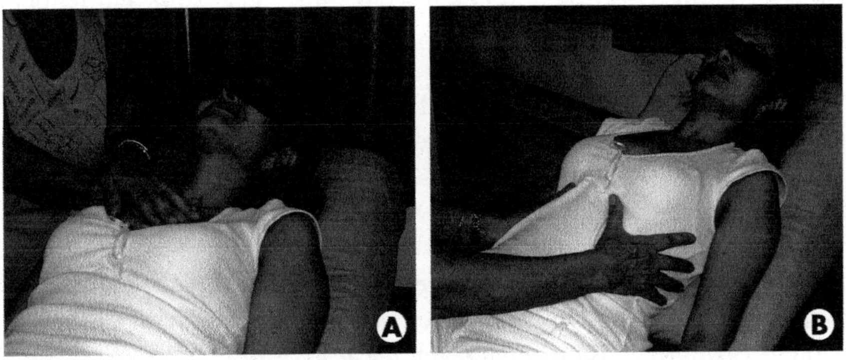

Figura 13.4 Representação da manobra sobre o tórax superior (A) e da manobra sobre o tórax inferior (B).

Manobra abdominal (Figura 13.5). Posição em decúbito dorsal: ambas as mãos são colocadas em direção cefálica na parte alta do abdome (Figura 13.5A). Outra possibilidade é a utilização da manobra de Heimlich,[42] na qual o paciente permanece em posição sentada: o fisioterapeuta abraça o paciente por trás e cruza os antebraços na região epigástrica (Figura 13.5B).

Execução: seguir vários movimentos respiratórios profundos. Subitamente, fazer uma compressão brusca em sentido cefálico no final de uma inspiração.

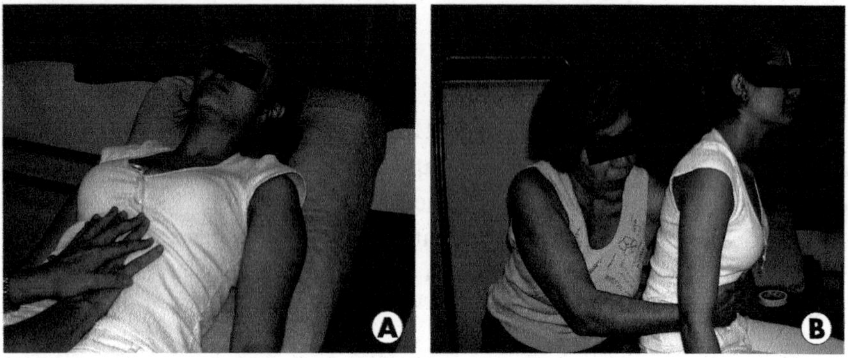

Figura 13.5 Representação da manobra abdominal.

Manobra combinada (Figura 13.6A). Paciente em decúbito dorsal: uma mão colocada sobre o esterno e a outra no abdome alto.

Execução: seguir alguns movimentos respiratórios profundos. Subitamente, fazer uma compressão brusca e simultânea; a mão do esterno direciona a compressão em sentido podálico e a mão do abdome em sentido cefálico no final de uma inspiração.

Compressão da traqueia (Figura 13.6B). A traqueia é comprimida fortemente com o polegar em sua parede anterior. Para maior eficácia, a mão deve estar apoiando a parte de trás do pescoço do paciente.[41] Outra modalidade da mesma manobra são os movimentos laterais bruscos da traqueia.

Pacientes intubados em uso de respiração assistida. O fisioterapeuta, no momento de ventilar o paciente com ambu (bolsa inflável), pode interromper a expiração insuflando um volume de ar bruscamente, o que levará a um choque de fluxos, provocando a tosse, para posteriormente aspirar as secreções.

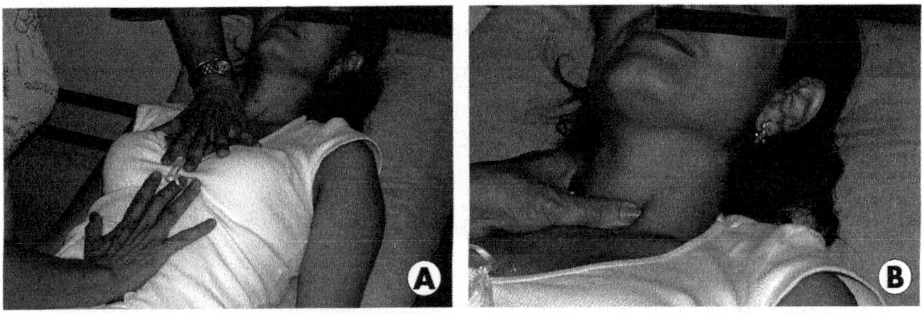

Figura 13.6 Representação da manobra combinada (A) e da manobra de compressão da traqueia (B).

Suporte de ferida cirúrgica (Figura 13.7). Uma forma eficiente de proteger a ferida cirúrgica no momento da tosse é usando um lençol de solteiro dobrado em quatro em seu comprimento. Deve-se rodear o tórax ou abdome com o lençol e garantir que ambos os extremos do lençol fiquem distantes da ferida cirúrgica. Enrolar, então, os extremos do lençol até que este fique encostado e firme próximo, mas não sobre, a ferida cirúrgica. Sustentar firme, porém sem apertar, e logo a seguir estimular a tosse.

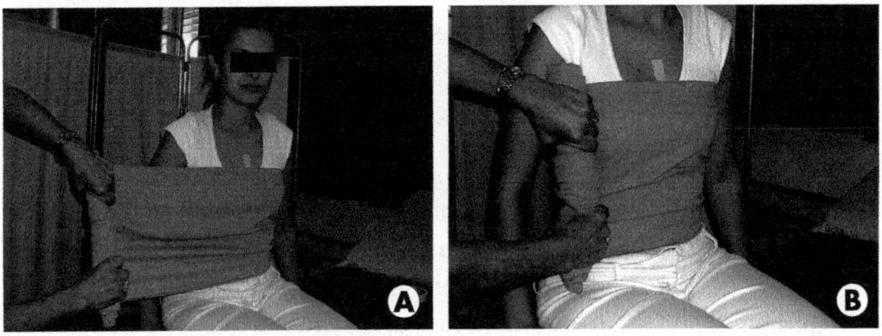

Figura 13.7 Representação da manobra de suporte de ferida cirúrgica. Preparo do lençol (A) e posicionamento final (B).

Efeitos fisiológicos da técnica

A manobra de tosse assistida tem os mesmos efeitos da tosse espontânea. A habilidade do fisioterapeuta fará com que o paciente seja capaz de alcançar grandes quantidades de fluxo e velocidade do gás durante a expulsão. O estímulo súbito ao final da expiração aumenta a velocidade do gás, rompendo as partículas do muco em partículas menores de mais fácil eliminação. Além disso, a aproximação das paredes dos brônquios aumenta a mobilização das secreções. Na manobra de tosse assistida, o estímulo súbito perde sua força se repetido sequencialmente, visto que o paciente estará alerta e provavelmente fará resistência à manobra.

Indicações e contraindicações

Estas técnicas são apenas indicadas para pacientes que apresentam secreções e que tenham limitações de realizar uma tosse eficaz, tais como recém-nascidos, crianças que não tossem e pacientes com déficit muscular toracoabdominal. As técnicas podem ser usadas em pacientes com doenças pulmonares crônicas que têm mucos viscosos de difícil eliminação e que apresentam cansaço na eliminação das secreções. Também podem ser indicadas para idosos, desde que a manobra escolhida evite os possíveis riscos de fratura pela osteoporose que eles podem apresentar.

Não há, aparentemente, pesquisas que contraindiquem ou indiquem as técnicas de assistência à tosse. Entretanto, deve-se evitar tais técnicas nos casos de hipotensão arterial, perda de consciência, síncope, cefaleia, refluxo gastroesofágico, hérnia inguinal, incontinência urinária, fraturas de costelas, osteoporose, enfisema intersticial e pneumotórax.

Considerações finais

Na utilização de técnicas de tosse assistida devem prevalecer o cuidado e o conforto do paciente. A surpresa no estímulo da tosse é o melhor aliado para que esta manobra seja efetiva. Porém, todo reflexo vira aprendizado, o que faz com que sua eficácia tenha efeito limitado. Em alguns casos, os próprios pacientes aprendem as manobras para facilitar o *clearance* brônquico, o que mostra a eficácia da técnica e a aceitação do paciente.

Às vezes o paciente se recusa a continuar o tratamento com a utilização desta técnica. Este fato pode indicar a necessidade de explicar melhor o procedimento para que ele compreenda seu objetivo.

TÉCNICA DE EXPIRAÇÃO FORÇADA

Introdução

As terapias desobstrutivas têm por objetivo eliminar o muco da árvore brônquica, sendo o reflexo da tosse o mecanismo fisiológico mais efetivo.

Entretanto, pacientes com doenças respiratórias crônicas podem apresentar, após tosse sequencial, uma tendência ao fechamento das vias aéreas periféricas, o que dificulta o deslocamento do muco da periferia para as regiões centrais e torna o reflexo da tosse menos eficaz. A tosse pode levar a um excesso de gasto de energia, provocando exaustão nestes pacientes, além de apresentar manifestações nefastas, como elevação da pressão arterial, micção involuntária, síncope, tonturas, dentre outras manifestações,[50,51] devido principalmente ao aumento da pressão intratorácica no momento da fase compressiva.

Para minimizar os efeitos negativos da tosse, foram propostos exercícios de expiração forçada, inicialmente para pacientes asmáticos, os quais têm grande dificuldade de eliminar o muco, fato este que produz aumento do estresse durante a crise asmática. Esta técnica é semelhante à tosse, mas sem compressão excessiva das vias áreas periféricas, visto que a glote permanece aberta. Posteriormente, ficou conhecida como *huffing*, cujo fonema é fácil de ser ensinado ao paciente, o qual adquire a prática do esforço expiratório com a glote aberta,[4,7,61] o que ajuda na eliminação das secreções brônquicas com menor esforço.

Histórico da técnica

Esta técnica foi desenvolvida na Nova Zelândia e, posteriormente, adotada no Reino Unido.[8] Thompson, em 1968, fez uso dos exercícios de expiração forçada para assistir a eliminação das secreções de pacientes asmáticos.[34] Langlands,[33] no ano anterior, havia demonstrado que a expiração forçada com a glote aberta gerava pressão intratorácica menor que a tosse, o que afastava seus efeitos deletérios. Posteriormente, os exercícios de expiração forçada foram denominados técnica de expiração forçada (TEF) quando eram utilizados associados à respiração diafragmática, e, mais recentemente, a TEF foi incluída como parte do ciclo ativo das técnicas respiratórias, juntamente dos exercícios de expansão torácica.[4,15,62]

O efeito da TEF é semelhante ao da tosse, porém com menor esforço do paciente; a glote permanece aberta, o que permite uma pressão transmural menor que a da tosse, evitando, assim, o colapso dos bronquíolos.[4,15,33,35,62] Esta técnica faz parte de outras modalidades de depuração brônquica, tais como drenagem autógena, terapias oscilantes[5,23,30] e pressão positiva expiratória.[55,63]

Descrição da técnica

A técnica de expiração forçada é a combinação de uma ou duas expirações consecutivas seguidas de uma pausa ou controle da respiração. Não deve ser violenta. A eliminação das secreções dependerá do volume mobilizado. No caso de pequenos volumes, as secreções da periferia do pulmão serão mobilizadas, o que permitirá que os pontos de igual pressão se localizem nas vias aéreas pequenas, iniciando assim o desprendimento do muco da periferia. Para continuar a mobilizar o muco da periferia seria necessário utilizar a técnica de expiração forçada a médio volume. E para eliminar o muco das vias áreas centrais, faz-se necessário uma respiração profunda seguida de expirações forçadas. Esta respiração a grandes volumes pode ser o início de uma série de *huffing* para limpar primeiramente as vias centrais antes do início do desprendimento das secreções periféricas.

Os seguintes passos compõem a técnica de expiração forçada: primeiro, o paciente deve ser instruído a realizar uma inspiração diafragmática, a médio volume, com relaxamento da cintura escápulo-umeral e com a boca e a glote abertas. O médio volume será acima da capacidade residual funcional, em que os pontos de igual pressão estão localizados nos brônquios lobares e segmentares.[50] O ar é comprimido usando a força da contração dos abdominais. A expiração é brusca e longa o suficiente para mobilizar as secreções mais periféricas.

Para aprender a manter a glote aberta, um bocal pode ser usado colocando-o o mais profundo na boca e sendo segurado pelos lábios. Pode ser estimulada a expiração, colocando um papel ou uma bola de algodão no outro extremo do tubo, que deverão ser deslocados com o fluxo expiratório. Às vezes, é possível manter a glote aberta com a interposição de dois dedos cruzados na boca.

Após uma ausculta cuidadosa e palpação da localização dos frêmitos brônquicos, o paciente pode ser instruído sobre qual deve ser o volume necessário a ser usado para maior eficácia da técnica. Pela prática clínica e para evitar gasto de energia desnecessário, parece ser mais eficiente efetuar a técnica de médio volume. Para potencializar a expiração, pode-se comprimir o tórax por meio da adução dos braços. Deve-se evitar provocar a tosse quando as secreções ainda não estiverem presentes nas vias de eliminação.

O aparecimento de sibilos pode ser indicativo de colapso da via aérea, e pode ser evitado com um maior número de inspirações diafragmáticas ou período de repouso mais prolongado; e também com o controle da velocidade do fluxo expiratório, que pode diminuir o aparecimento de espasmo. Essa técnica pode ser executada de forma isolada ou associada a outras técnicas.

Caso o paciente tenha tendência a broncoespasmo, a pausa entre as manobras deve ser mais longa. Pacientes com fibrose cística em uso de broncodilatadores têm mostrado menor resposta a manobra de TEF e tosse,[50,64] fato este não confirmado por outro estudo.[46] Sua eficácia foi avaliada em várias pesquisas.[4,12,30,33,35,55,61,62]

Efeitos fisiológicos da técnica

As vias são comprimidas devido ao aumento da pressão transmural durante a expiração forçada com velocidade alta, o que provoca o aumento do atrito dentro dos brônquios e causa a redução da viscosidade do muco e favorece o transporte mucociliar.[33,38,50,65]

À medida que o volume pulmonar decresce durante a manobra de TEF, os pontos de igual pressão se deslocam provocando oscilações das paredes dos brônquios[35,38] que, adicionado à compressão, ajuda a eliminar as secreções. Volumes menores que a capacidade residual funcional (CRF) podem chegar até o alvéolo e volumes maiores que a CRF atingem os brônquios lobares ou segmentares.[59,61] Até mesmo a manobra com volume corrente é capaz de deslocar o muco a grande velocidade, o que permite dividir as partículas das secreções.[38] Durante a manobra de TEF, a pressão transpulmonar média é menor que a produzida com a tosse, evitando a compressão exagerada dos bronquíolos, o que permite o deslocamento do muco. Esta é a maior vantagem da técnica, pois deslocará o muco com menor gasto energético.

Indicações e contraindicações

A técnica pode ser executada por pacientes cooperativos desde crianças até idosos. Ela é bem aceita pelos pacientes e, quando executada corretamente, pode atingir tanto áreas proximais como áreas periféricas do pulmão, sendo imprescindível a integridade do sistema musculoesquelético para a sua realização.

Dentre as prováveis contraindicações, podemos apontar a presença do broncoespasmo quando o esforço é muito exagerado. Deve-se evitar a execução da técnica após as refeições.

Revisão da literatura

A técnica de expiração forçada tem sido comparada à tosse em estudos envolvendo pacientes com bronquite crônica e grupo controle. Langlands[33] observou que a pressão transpulmonar era maior durante a tosse do que na TEF em pacientes bronquíticos crônicos e em pessoas normais. No mesmo estudo, foi observado que 4 dos 10 pacientes apresentaram tontura e síncope durante a tosse.[33] A TEF eliminou maior quantidade de partículas radioativas em pacientes com bronquite crônica quando comparada à tosse.[61] O autor observou ainda que a TEF, associada à postura de drenagem, foi mais eficaz que apenas a TEF. Em outro estudo, não foi observada diferença significativa na eliminação do muco quando se comparou tosse e TEF usando a técnica de raios gama, porém, a TEF foi eleita pelos pacientes para o tratamento.[35]

Segundo Bateman,[3] a TEF elimina as secreções periféricas do pulmão, o que é contestado por Selsby,[38] que observou partículas radioativas localizadas na área central do pulmão. Quando a TEF foi usada como único tratamento em pacientes com fibrose cística por um período de 3 anos, foi observada queda significativa da CV e do VEF_1. A técnica, associada à drenagem postural,[7,19] potencializa a eliminação do muco. Foi demonstrado que o tratamento feito pelo próprio paciente sem ajuda de terceiros pode ser tão eficiente quanto o executado por um profissional.[4] Comparando estatisticamente as técnicas convencionais, a drenagem postural, a percussão, a vibração e a TEF, esta última eliminou mais muco, não havendo, entretanto, diferença significativa entre elas.[58] A TEF foi comparada com recursos terapêuticos, tais como a pressão expiratória positiva (PEP)[55,63] e o *flutter*.[21] Além de ser muito pesquisada em pacientes com fibrose cística, ela tem sido parte integrante de seu tratamento domiciliar.[55]

A partir da observação da eliminação de substâncias radioativas inaladas, foram realizados estudos da influência da técnica de expiração forçada no transporte de muco das diferentes áreas do pulmão.[6,35,62] Um estudo comparativo entre a TEF e a máscara de PEP em pacientes com bronquite crônica, com produção de muco superior a 30 mL/dia, mostrou que foram eliminadas as secreções de todas as regiões do pulmão com uso de TEF e drenagem postural e que a eliminação das secreções com uso da PEP não foi diferente do grupo controle.[36] Porém, na comparação entre pacientes com enfisema e bronquite crônica, observou-se que o *clearance* foi mais efetivo em pacientes com bronquite crônica com muco espesso do que em pacientes com enfisema.[35] Também foi observado que a TEF aumenta o transporte do muco da periferia em pacientes com tração elástica preservada, porém, em pacientes com perda da retração elástica, este efeito não é observado, provavelmente devido ao surgimento de colapso bronquial durante a manobra.[11,35] A TEF, comparada à tosse em pacientes com doença pulmonar obstrutiva, não mostrou diferença em relação à quantidade de muco eliminado, porém, foi a técnica escolhida pelos pacientes, provavelmente devido ao menor gasto energético.

Para evitar o aumento da compressão das vias aéreas e o excesso de gasto energético produzido pela tosse, a TEF tem sido utilizada associada à drenagem postural e à percussão em pacientes hipersecretores.[41]

Considerações finais

A técnica de expiração forçada objetiva aumentar o transporte mucociliar, respeitando a localização do muco e o grau de compressão da via aérea graduado pelo volume pulmonar. Essas variáveis devem ser consideradas pelo profissional para que o paciente aprenda a forma mais eficiente da técnica, de acordo com suas condições individuais. A técnica é muito usada em regimes de tratamento de *clearance* pulmonar, sendo bem aceita pelos pacientes, provavelmente porque a eliminação das secreções é feita com menor gasto energético. Entretanto, deve ser ministrada com cuidado, pois pode provocar broncoespasmo quando é executada repetidamente e sem pausa.

INFORMAÇÕES ADICIONAIS

Abordagem do recém-nascido

No atendimento ao recém-nascido, o fisioterapeuta deve levar em consideração alguns cuidados adicionais. É muito difícil distinguir se o choro está relacionado ao desconforto ou se é referente à dor, pois a diferença é muito sutil. Portanto, é importante observar a exacerbação de sinais como: maior inquietude, fechamento dos olhos fortemente e mudanças do ritmo respiratório, que podem orientar se as manobras não estão sendo bem aceitas e se há presença de dor.[66] A criança, e menos ainda o recém-nascido, serão incapazes de perceber que o desconforto e a dor decorrentes das manobras estarão relacionados com a melhora de seu estado de saúde no futuro. Eles possuem orientação temporal muito curta, o que significa que serão incapazes de perceber os benefícios futuros de uma manipulação que provocou dor.[67,68] Diante desta situação, os pais podem manifestar-se de duas maneiras: persistir no programa de tratamento, apesar de estarem cientes que o mesmo pode gerar desconforto e mesmo dor no bebê; ou podem descontinuar o tratamento, mesmo sentindo o peso da responsabilidade que lhes cabe, caso ocorra piora do quadro da doença respiratória.[69] Cabe ao profissional fornecer o máximo de esclarecimentos que permitam uma escolha consciente. De maneira geral, a literatura mostra que são utilizados poucos recursos para reduzir a dor de recém-nascidos submetidos a manipulações que podem gerar dor.[70] Alguns fisioterapeutas e outros profissionais da saúde acreditam que as crianças não sentem ou não se lembram da dor na mesma intensidade do adulto.[69] Mas crianças expostas a repetidos procedimentos dolorosos ou de desconforto podem alterar sua resposta antecipatória de medo, frustração ou fuga com a redução da participação no tratamento e consequentemente da eficácia do mesmo.[70]

Na drenagem postural dos recém-nascidos, devemos considerar que as trocas gasosas do bebê são feitas preferencialmente nas áreas superiores do tórax, diferente do adulto.[57] Alterações no movimento toracoabdominal dos recém-nascidos podem indicar aumento da resistência ao fluxo aéreo, motivo pelo qual é importante observar se há ou não assincronia antes e durante a realização do manuseio. O mesmo ocorre com o tônus da musculatura extensora do tronco e pescoço que pode estar aumentado na expiração; ao contrário do adulto que apresenta aumento do tônus dos extensores da coluna na inspiração (sinal de flexão da cabeça).

Vibração – estudos recentes

Estudos recentes têm avaliado o efeito das vibrações executadas por fisioterapeutas. Um deles identificou que não há diferença na força e qualidade da técnica ao comparar fisioterapeutas experientes e não experientes.[71] Foi identificado, ainda, que as técnicas de vibração, oscilação e compressão no final da expiração aumentaram o fluxo e a pressão pleural. Estudo experimental indicou aumento de até 50% do *peak flow*. [72]

Pontos-chave

- A drenagem postural, a percussão e a vibração são manobras que têm por objetivo a remoção de secreções brônquicas.
- A tosse assistida tem como objetivo potencializar a tosse quando o paciente tem alguma dificuldade de realizá-la.
- A técnica de expiração forçada pode ser utilizada para mobilizar secreções brônquicas em pacientes com tendência ao fechamento das vias aéreas periféricas, onde é necessário minimizar os efeitos negativos da tosse.

- A abordagem terapêutica visando à remoção de secreções deve ser criteriosa, com suporte da ausculta pulmonar e da oximetria de pulso.
- As manobras descritas são parte de um leque de opções que o paciente com doenças crônicas respiratórias tem para escolher. Os benefícios serão de acordo com a idade e o entendimento da técnica.

Referências Bibliográficas

1. Mackenzie CF. História da fisioterapia respiratória e resenha da literatura, programa de fisioterapia respiratória, população de pacientes e terapia respiratória no imssmu. In: Mackenzie CF, Ciesla N, Imle PC, Klemic N. Fisioterapia respiratória em unidade de terapia intensiva. São paulo: Panamericana, 1988. p.1-29.
2. Bain J et al. Evaluation of directed coughing in cystic fibrosis. Br J Dis Chest 1988; 82(2): 138-48.
3. Bateman Jr et al. Is cough as effective as chest physiotherapy in the removal of excessive tracheobronchial secretions? Thorax 1981; 36(9): 683-7.
4. Pryor JA et al. Evaluation of the forced expiration technique as an adjunct to postural drainage in treatment of cystic fibrosis. Br Med J 1979; 2(6187): 417-8.
5. Rossman CM et al. Effect of chest physiotherapy on the removal of mucus in patients with cystic fibrosis. Am Rev Respir Dis 1982; 126(1): 131-5.
6. Van Hengstum M et al. No effect of oral high frequency oscillation combined with forced expiration manoeuvres on tracheobronchial clearance in chronic bronchitis. Eur Respir J 1990; 3(1): 14-8.
7. Webber BA et al. Effects of postural drainage, incorporating the forced expiration technique, on pulmonary function in cystic fibrosis. Br J Dis Chest 1986; 80(4): 353-9.
8. Hardy KA. A review of airway clearance. New techniques, indication, and recommendations. Respir Care 1994; 39(5): 440-55.
9. Miller S et al. Chest physiotherapy in cystic fibrosis: a comparative study of autogenic drainage and the active cycle of breathing techniques with postural drainage. Thorax 1995; 50(2): 165-9.
10. Prasad SA. Current concepts in physiotherapy. J R Soc Med 1993; 86(suppl 20): 23-9.
11. Schoni MH. Autogenic drainage: a modern approach to physiotherapy in cystic fibrosis. J R Soc Med 1989; 82(suppl 16): 32-7.

12. Varekojis SM et al. A comparison of the therapeutic effectiveness of and preference for postural drainage and percussion, intrapulmonary percussive ventilation, and high-frequency chest wall compression in hospitalized cystic fibrosis patients. Respir Care 2003; 48(1): 24-8.
13. Abbott J et al. Treatment compliance in adults with cystic fibrosis. Thorax 1994; 49(2): 115-20.
14. Oermann CM et al. Validation of an instrument measuring patient satisfaction with chest physiotherapy techniques in cystic fibrosis. Chest 2000; 118(1): 92-7.
15. Pryor JA. Physiotherapy for airway clearance in adults. Eur Respir J 1999; 14(6): 1418-24.
16. Webber BA, Pryor JÁ, Bethune DD, Potter HM, Mckenzie D. Técnicas fisioterápicas. In: Pryor JA, Webber BA. Fisioterapia para problemas respiratórios e cardíacos. Rio de Janeiro: Guanabara Koogan, 2002. p.97-150.
17. Ewart W. The treatment of bronquiectasis and chronic bronquial affections by posture and by respiratory exercises. Lancet 1901; 2: 70-2.
18. Netter FH. The ciba collection. Respyratory System, 1997
19. Rubin BK. Physiology of airway mucus clearance. Respir Care 2002; 47(7): 761-8.
20. AARC (American Association for Respiratory Care) clinical practice guideline. Postural drainage therapy. Respir Care 1991; 36(12): 1418-26.
21. Mcilwaine PM et al. Long-term comparative trial of positive expiratory pressure versus oscillating positive expiratory pressure (flutter) physiotherapy in the treatment of cystic fibrosis. J Pediatr 2001; 138(6): 845-50.
22. Davidson KL. Airway clearance strategies for the pediatric patient. Respir Care 2002; 47(7): 823-8.
23. Reisman JJ et al. Role of conventional physiotherapy in cystic fibrosis. J Pediatr 1988; 113(4): 632-6.
24. Button BM et al. Postural drainage in cystic fibrosis: is there a link with gastro-oesophageal reflux? J Paediatr Child Health 1998; 34(4): 330-4.
25. Bush A et al. Primary ciliary dyskinesia: diagnosis and standards of care. Eur Respir J 1998; 12(4): 982-8.
26. Chen HC et al. Chest physiotherapy does not exacerbate gastroesophageal reflux in patients with chronic bronchitis and bronchiectasis. Changgeng Yi Xue Za Zhi 1998; 21(4): 409-14.
27. Flower KA et al. New mechanical aid to physiotherapy in cystic fibrosis. Br Med J 1979; 2(6191): 630-1.
28. Barthe J, Cabilic M, Chate G, Delaunay JP, Fazilleau JF, Lepresle C, Linossier JP, Palomba B, Postiaux G, Thumerelle M, Vandevenne A, Willeput R, Wills J, Zahm JM. Conference de consensus sur la kinesitherapie respiratoire. Ed. Lyon: 1994. 47 p.

29. Pavia D. The role of chest physiotherapy in mucus hypersecretion. Lung 1990; 168(suppl): 614-21.
30. Pryor JA et al. A comparison of mechanical and manual percussion as adjuncts to postural drainage in the treatment of cystic fibrosis in adolescents and adults. Physiotherapy 1981; 67(5): 140-1.
31. Fink JB. Positioning versus postural drainage. Respir Care 2002; 47(7): 769-77.
32. Anthonisen P et al. The value of lung physiotherapy in the treatment of acute exacerbations in chronic bronchitis. Acta Med Scand 1964; 175: 715-9.
33. Langlands J. The dynamics of cough in health and in chronic bronchitis. Thorax 1967; 22(1): 88-96.
34. Thompson B, Thompson HT. Forced expiration exercises in asthma and their effect on Fev1. New Zealand Journal of Physiotherapy 1968; 3: 19-21.
35. Van Der Schans CP. Forced expiratory manoeuvres to increase transport of bronchial mucus: a mechanistic approach. Monaldi Arch Chest Dis 1997; 52(4): 367-70.
36. Jerkins SC et al. The effects of posture on lung volumes in normal subjects and in patients pre-post-coronary artery surgery. Physiotherapy 1989; 44: 634-9.
37. Dean E. Effect of body position on pulmonary function. Phys Ther 1985; 65(5): 613-8.
38. Selsby D, Jones JG. Some physiological and clinical aspects of chest physiotherapy. Br J Anaesth 1990; 64(5): 621-31.
39. Wagener JS, Headley AA. Cystic fibrosis: current trends in respiratory care. Respir Care 2003; 48(3): 234-45.
40. Campbell AH et al. The effect of chest physiotherapy upon the fev1 in chronic bronchitis. Med J Aust 1975; 1(2): 33-5.
41. Gallon A. Evaluation of chest percussion in the treatment of patients with copious sputum production. Respir Med 1991; 85(1): 45-51.
42. Oberwaldner B et al. Chest physiotherapy in hospitalized patients with cystic fibrosis: a study of lung function effects and sputum production. Eur Respir J 1991; 4(2): 152-8.
43. Dallimore K et al. Respiratory and cardiovascular responses to manual chest percussion in normal subjects. Aust J Physiother 1998; 44(4): 267-74.
44. Tyler ML. Complications of positioning and chest physiotherapy. Respir Care 1982; 27(4): 458-66.
45. Wong JW et al. Effects of gravity on tracheal mucus transport rates in normal subjects and in patients with cystic fibrosis. Pediatrics 1977; 60(2): 146-52.
46. Desmond KJ et al. Immediate and long-term effects of chest physiotherapy in patients with cystic fibrosis. J Pediatr 1983; 103(4): 538-42.
47. Lorin MI, Denning CR. Evaluation of postural drainage by measurement of sputum volume and consistency. Am J Phys Med 1971; 50(5): 215-9.

48. Mackenzie CF, Shin B. Cardiorespiratory function before and after chest physiotherapy in mechanically ventilated patients with post-traumatic respiratory failure. Crit Care Med 1985; 13(6): 483-6.
49. Nett LM. Respiratory care techniques. In: Nett LM. Intensive and rehabilitative respiratory care. Philadelphia: Lea & Pebiger, 1982. P.-.
50. Irwin RS et al. Managing cough as a defense mechanism and as a symptom. A consensus panel report of the american college of chest physicians. Chest 1998; 114(2 suppl managing): 133s-181s.
51. Langenderfer B. Alternatives to percussion and postural drainage. A review of mucus clearance therapies: percussion and postural drainage, autogenic drainage, positive expiratory pressure, flutter valve, intrapulmonary percussive ventilation, and high-frequency chest compression with the thairapy vest. J Cardiopulm Rehabil 1998; 18(4): 283-9.
52. Morton S et al. The current physical therapy regimens of 108 consecutive patients attending a regional cystic fibrosis unit. Scand J Gastroenterol Suppl 1988; 143: 110-3.
53. Pryor JA et al. Effect of chest physiotherapy on oxygen saturation in patients with cystic fibrosis. Thorax 1990; 45(1): 77-.
54. Giles DR et al. Short-term effects of postural drainage with clapping vs autogenic drainage on oxygen saturation and sputum recovery in patients with cystic fibrosis. Chest 1995; 108(4): 952-4.
55. Lannefors L, Wollmer P. Mucus clearance with three chest physiotherapy regimes in cystic fibrosis: a comparison between postural drainage, pep and physical exercise. Eur Respir J 1992; 5(6): 748-53.
56. Webster NR. Ventilation in the prone position. Lancet 1997; 349(9066): 1638-9.
57. Zach MS, Oberwaldner B. Chest physiotherapy - the mechanical approach to antiinfective therapy in cystic fibrosis. Infection 1987; 15(5): 381-4.
58. Thomas J et al. Chest physical therapy management of patients with cystic fibrosis. A meta-analysis. Am J Respir Crit Care Med 1995; 151(3 pt 1): 846-50.
59. Jones AP, Rowe BH. Bronchopulmonary hygiene physical therapy for chronic obstructive pulmonary disease and bronquietasis. Cochrane database syst rev 2002; 2: CD000045-.
60. Jimenez Hai. Conceitos básicos de fisioterapia na cirurgia cardíaca. In: Jimenez HAI. Rio de Janeiro: Edusuam, 1985. P.18-.
61. Sutton PP et al. Assessment of the forced expiration technique, postural drainage and directed coughing in chest physiotherapy. Eur J Respir Dis 1983; 64(1): 62-8.
62. Van der Schans CP et al. Effect of forced expirations on mucus clearance in patients with chronic airflow obstruction: effect of lung recoil pressure. Thorax 1990; 45(8): 623-7.

63. Christensen EF et al. Long-term treatment of chronic bronchitis with positive expiratory pressure mask and chest physiotherapy. Chest 1990; 97(3): 645-50.
64. Zach MS et al. Bronchodilators increase airway instability in cystic fibrosis. Am Rev Respir Dis 1985; 131(4): 537-43.
65. Zahm JM et al. Role of simulated repetitive coughing in mucus clearance. Eur Respir J 1991; 4(3): 311-5.
66. Royal Australian College of Physicians (Paediatrics and Child Health Division). Guideline statement: management of procedure related pain in children and adolescents. Sydney: The College; 2005.
67. Versloot J, Craig KD. The communication of pain in paediatric dentistry. Eur Arch Paediatr Dent 2009; 10(2): 61-6.
68. Finley GA, McGrath PJ. Introduction: the roles of measurement in pain management and research. In: Finley GA, McGrath PJ, editors. Measurement of pain in infants and children. Seattle: IASP Press; 1998. p. 1-2.
69. Simons SH et al. Do we still hurt newborn babies? a prospective study of procedural pain and analgesia in neonates. Arch Pediatr Adolesc Med 2003; 157: 1058-64.
70. Von Baeyer CL, Tupper SM. Procedural pain management for children receiving physiotherapy. Physiother Can 2010; 62: 327-37
71. Li SK, Silva YR. Investigation of the frequency and force of chest vibration performed by physiotherapists. Physiotherapy Can 2008; 60: 341-8.
72. Mc Carren B et al. Manual vibration increases expiratory flow rate via increase intrapleural pressure in healthy adults: an experimental study. Australian J of Physiotherapy 2006; 52: 267-327.

2

Capítulo 14

AEROSSOLTERAPIA

Armèle Dornelas de Andrade

Patrícia Érika de Melo Marinho

SUMÁRIO

Histórico

A terapêutica pela inalação de substâncias vem sendo utilizada há muito tempo no tratamento das patologias do trato respiratório. Do ponto de vista histórico, existem citações do uso de aerossóis com fins terapêuticos desde a inalação de vapores marinhos, na época de Hipócrates, na medicina ayurvédica datada de vários séculos,[1] até as citações mais recentes, nos últimos 50 anos, em que o uso da via inalatória para a administração medicamentosa tornou-se uma das preferências na prática clínica.[2]

Objetivo e indicações

A aerossolterapia é o uso terapêutico de aerossóis, que consistem em suspensões de partículas (líquidas ou sólidas) em um gás ou em uma mistura de gases[3] administrados por via inalatória. O objetivo maior da aerossolterapia é depositar substâncias diretamente no trato respiratório, aproveitando-se da sua grande área de secção transversa. Devido à ação direta no local, é importante na redução da dispneia nos quadros de agudização de algumas patologias, como a asma e as doenças pulmonares obstrutivas crônicas. Outro aspecto importante desta via de administração é a redução dos efeitos colaterais quando comparado ao uso de medicamentos ingeridos por via oral, em especial no que se refere aos broncodilatadores e corticoides.[4,5]

Generalidades e propriedades dos aerossóis

Além dos aerossóis disponíveis na natureza, eles podem ser gerados por dispositivos específicos que dispersam fisicamente substâncias em pequenas partículas e as suspendem em um gás. Esses dispositivos são usados para o tratamento das patologias do aparelho respiratório, sendo os mais usuais os nebulizadores (a jato e ultrassônico), os nebulímetros pressurizados (conhecidos como "bombinhas") e os nebulímetros liofilizados (conhecidos como "inaladores a pó").

Para entender a deposição do aerossol na via aérea, é importante definir alguns parâmetros, considerando as características das partículas do aerossol (Tabela 14.1).

Tabela 14.1 Características das partículas do aerossol.[10,28,31,40,58]

MMD (*mass median diameter*): diâmetro da massa mediana; ou DAD (diâmetro efetivo da partícula)	Esta grandeza define o modo de distribuição da massa do aerossol em partículas de diversos tamanhos; 50% da massa do aerossol terá partículas com diâmetro inferior ao diâmetro aerodinâmico da massa especificada e 50% da massa será formada por partículas com diâmetro acima da massa especificada
MMAD (*mass median aerodynamic diameter*): diâmetro aerodinâmico da massa mediana	Define o diâmetro efetivo da partícula: é o diâmetro de uma esfera de densidade 1 que tem as mesmas propriedades aerodinâmicas
GSD (*geometric standard deviation*): desvio geométrico padrão	Esta grandeza define a dispersão do aerossol, descrevendo a variabilidade do tamanho das partículas. Quanto maior esse valor, mais ampla será a variação de tamanho das partículas no aerossol, podendo ser denominadas heterodispersas (GSD > 1,2) ou monodispersas (GSD < 1,2)
Partículas respiráveis	Partículas com diâmetro menor que 5 a 6 µm e maior que 0,5 µm são ideais, pois depositam-se até as vias aéreas inferiores Partículas entre 5 e 10 µm depositam-se nas vias aéreas superiores (boca e garganta) Partículas menores que 0,5 µm apresentam tendência a exalação
Higroscopicidade	É a capacidade das partículas de absorver moléculas de água e, por consequência, aumentar de tamanho

Mecanismos físicos que afetam a deposição do aerossol

A deposição das partículas ao longo da árvore respiratória depende basicamente de três mecanismos físicos, descritos a seguir (Figura 14.1):

1. Impactação inercial: é a tendência da partícula em movimento a resistir à mudança de velocidade e direção. Fluxos elevados e alterações bruscas de direção, como ocorre na bifurcação da traqueia e nas divisões dos grandes brônquios, afetam a deposição por inércia. Quanto maior o fluxo aéreo, maior será a tendência das partículas

impactarem, devido à massa e à velocidade das partículas. Este mecanismo afeta principalmente partículas maiores (diâmetro > 8 μm), depositando-as no nariz, na boca e na garganta.

2. Sedimentação: ocorre quando as partículas são capazes de se depositarem nas pequenas vias aéreas e alvéolos (partículas entre 2 e 5 μm). A sedimentação se dá a partir da separação das partículas da suspensão por ação da gravidade, sendo favorecida pelo decorrer do tempo e por fluxos inspiratórios com baixa velocidade. Assim, a pausa inspiratória de 10 segundos após a inalação favorece a sedimentação dessas partículas e sua permanência no pulmão. Em termos de penetração na via aérea mais periférica, as partículas de 2 μm têm uma penetração em torno de 70%, ao passo que as partículas em torno de 5 μm têm uma penetração que alcança 50%.[6]

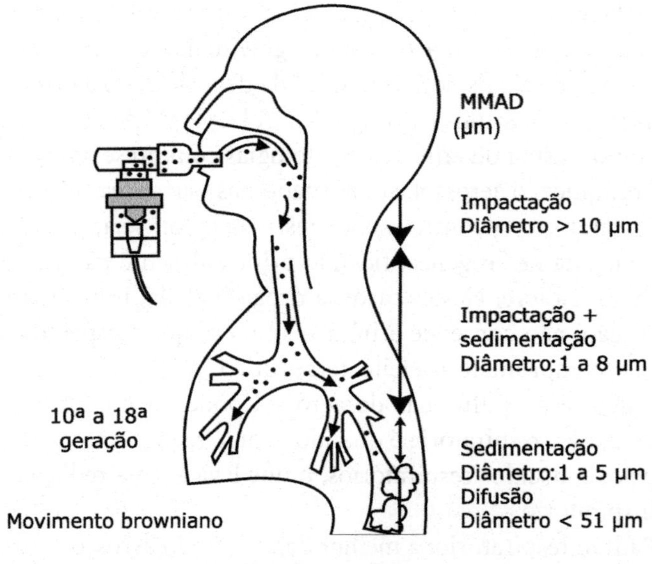

Figura 14.1 Deposição das partículas de aerossóis nas vias aéreas. Mecanismos físicos de deposição do aerossol em função do diâmetro aerodinâmico da massa mediana das partículas (MMAD).

3. Difusão: as partículas que possuem baixa massa chegam à região alveolar e colidem com moléculas do gás transportador e, assim, depositam-se sobre as superfícies circundantes. Este mecanismo ocorre

com partículas com tamanho inferior a 3 µm que se depositam nas vias aéreas a partir da 18ª geração brônquica (efeito browniano). As partículas menores que 1 µm tendem a ser estáveis, permanecendo suspensas e, por isso, são frequentemente eliminadas com o gás expirado.[7]

Outros fatores que afetam a deposição do aerossol

Além dos fatores físicos, muitos outros influenciam a deposição do aerossol, como aqueles inerentes ao paciente e aqueles dependentes dos dispositivos geradores dos aerossóis, a saber:

- Características das vias aéreas e mecânica respiratória do paciente: a anatomia das vias aéreas (presença de bifurcações, ramificações dos brônquios, presença de processo obstrutivo, alterações no parênquima pulmonar) e a mecânica respiratória do paciente influenciam a deposição do aerossol em função dos fatores físicos já descritos, dos quais a ação da gravidade e o calibre da via aérea são os principais determinantes da deposição do aerossol nas vias aéreas mais distais (bronquíolos e alvéolos).[8] Assim, em situações como a asma ou em outras patologias com presença de obstrução brônquica, o aerossol é depositado nas vias aéreas em que o fluxo inspiratório encontra menor resistência, ou seja, será depositado de forma heterogênea, ficando principalmente nas vias aéreas de maior calibre. Nestes casos, a droga inalada, impedida pela obstrução, não consegue atingir o sítio em que é esperada a ação, o que compromete o efeito terapêutico.[3,9] Outra situação em que a deposição pulmonar do aerossol pode ser comprometida pela mecânica respiratória é quando ocorre redução na pressão gerada pelos músculos respiratórios, o que leva a uma redução no fluxo inspiratório.
- Padrão respiratório: a melhor deposição do aerossol é obtida com o paciente usando uma inspiração de forma lenta e profunda (maior volume corrente inalado), com o objetivo de tornar o fluxo laminar e favorecer a deposição nas regiões mais periféricas dos pulmões.[10,11] A respiração rápida (ou seja, com fluxos de velocidade alta) tende a gerar fluxo turbulento, promovendo maior impacto das partículas do aerossol nas vias aéreas superiores.[12,13] O fluxo ideal para inalação varia em função do dispositivo gerador de aerossol que está sendo usado. No caso da nebulização e dos ne-

bulímetros dosimetrados, os fluxos ideais são menores que 30 L/min; no entanto, nos nebulímetros liofilizados (inaladores a pó), o fluxo do paciente é responsável por gerar o aerossol, sendo sugerido nestes casos que os fluxos sejam superiores a 30 L/min.[12-15]

- Pausa pós-inspiratória: uma apneuse (ou pausa inspiratória) após a inalação do aerossol favorece a deposição das partículas pelo efeito gravitacional. A duração da pausa deve ser de aproximadamente 10 segundos. Deve ser realizada uma expiração a partir da capacidade residual funcional, antes da inspiração ser iniciada. A expiração até o nível do volume residual leva ao colapso de algumas vias aéreas, reduzindo assim a deposição pulmonar.[16] Fluxos com velocidade baixa associados à pausa pós-inspiratória aumentam a resposta a broncodilatadores.[17]
- Via de entrada de ar: o uso da respiração por via nasal deve ser evitado na aerossolterapia, uma vez que as vibrissas presentes nas narinas servem normalmente para filtrar, umidificar e aquecer o ar. No caso do aerossol, estas funções são dispensáveis, uma vez que podem alterar as características das partículas (a filtração leva à retenção de partículas e a umidificação contribui para o aumento do tamanho das partículas higroscópicas). Além disso, as narinas possuem passagens estreitas e tortuosas que conduzem à impactação das partículas. Por todos esses fatores, a respiração na aerossolterapia deve ser por via oral.
- Interface entre o gerador do aerossol e o paciente: este aspecto está diretamente ligado à respiração nasal. O uso de peças bucais (boquilhas) é preferível ao uso de máscaras durante a nebulização. Quando a nebulização é realizada com a respiração nasal, há uma redução de 50% da deposição pulmonar do aerossol.[18,19] Além disso, o uso de nebulização com máscaras pode levar à deposição de drogas broncodilatadoras no globo ocular, o que provoca efeitos indesejados, como irritação da mucosa e alteração da pressão ocular. O uso de boquilha produz aumento no volume expiratório forçado no primeiro segundo (VEF_1) em crianças asmáticas quando comparado à utilização de máscara.[20,21]
- Posicionamento do paciente: outro aspecto a ser considerado diz respeito ao posicionamento do paciente durante a nebulização. Alcoforado et al.,[22] em estudo realizado *in vivo*, observaram aumento da deposição do aerossol no decúbito dependente do pulmão, especialmente quando foram avaliados os decúbitos laterais direi-

to e esquerdo, associado ao padrão respiratório diafragmático. Os resultados obtidos deixam claro que a elevada ventilação do pulmão infralateral é resultante do deslocamento do hemidiafragma para uma posição mais cranial auxiliado pela pressão hidrostática das vísceras na porção inferior dessa hemicúpula, favorecendo assim o seu deslocamento e consequentemente a ventilação desse segmento.

- Os efeitos da postura sobre a nebulização em asmáticos agudos puderam ser observados por Brandão et al.[23] pelo aumento do VEF_1 e PFE quando submetidos à nebulização na postura inclinada para a frente em relação ao sentado com o dorso ereto, possivelmente devido ao deslocamento do centro de gravidade e estabilização dos músculos acessórios da inspiração, otimizando assim a força expiratória.

Fatores que afetam a produção do aerossol

A produção do aerossol, assim como suas características, dependem de fatores inerentes de cada dispositivo que gera o aerossol, determinando sua eficácia.

Aparelhos geradores de aerossol:

- nebulizadores a jato e ultrassônico;
- nebulímetros dosimetrados ("bombinhas");
- nebulímetros liofilizados ("inaladores a pó").

Nebulizadores

Os nebulizadores podem ser definidos como instrumentos que convertem líquidos em um fino *spray*.

- Nebulizadores a jato: usa-se gás comprimido (ar ou oxigênio) de um cilindro ou compressor elétrico para converter o líquido em partículas inaláveis. O princípio de funcionamento baseia-se na passagem do gás por um orifício estreito (sistema Venturi), levando a uma queda da pressão e a um aumento na velocidade do gás (efeito Bernoulli). O líquido é, então, aspirado neste pequeno orifício e quebrado em partículas que são inaladas pelo paciente. As partículas maiores sofrem impactação no anteparo ou nas paredes do equipamento, voltando ao estado líquido, e serão renebulizadas.[24]

- Nebulizadores ultrassônicos: as partículas líquidas são pulverizadas a partir da vibração de um cristal, por meio do efeito piezoelétrico (1 a 3 MHz de frequência), sendo transmitidas à superfície do líquido a ser nebulizado, pulverizando-o em pequenas partículas.[24] Existem duas teorias para explicar o mecanismo de desintegração e produção do aerossol:
  - teoria da onda capilar: propõe que a formação de partículas resulta da produção de ondas capilares sobre a superfície do líquido excitado; quando a amplitude da energia é elevada, as cristas das ondas capilares são quebradas e as partículas são formadas. A taxa de geração das ondas capilares é dependente da intensidade da vibração e das propriedades físico-químicas do líquido;
  - teoria da cavitação alternativa: propõe que o líquido é aerossolizado a partir de choques produzidos pela implosão de bolhas de ar próximas da superfície.

Na década de 1960, as duas teorias foram incorporadas por Bogulavskii e Eknadiosyants, que propuseram a formação de partículas a partir das ondas capilares iniciadas e impelidas pelas bolhas de ar.[25]

O fluxo do equipamento de nebulização a jato varia entre 6 e 10 L/min, sendo dependente do desenho do nebulizador, das dimensões das conexões do tubo e da droga usada. O fluxo e o percentual de partículas respiráveis produzidos pelos nebulizadores sofrem uma grande variação entre os equipamentos.[26,27] Por meio da análise da relação entre volume morto, volume de produção e fluxo, observou-se que fluxos de 5 a 7 L/min apresentaram maior volume de produção do aerossol e menor volume morto. Portanto, sugerem-se esses fluxos para realização de nebulização em pacientes em respiração espontânea.[28-30]

O volume morto ou residual é o volume da solução que permanece no copo dos dispositivos mesmo que se prolongue o tempo da nebulização. O nebulizador ultrassônico pode reter uma quantidade maior de volume morto, mas mostra uma tendência menor a aumentar a concentração de soluto dentro do copo durante o uso, em relação ao nebulizador a jato. O volume morto pode ser reduzido por meio da adequação do fluxo da nebulização e com a aplicação de "tapinhas" no copo.[29]

O volume da solução pode ser alterado devido à evaporação, o que leva à menor liberação da droga e ao aumento de sua concentração. O aumento do volume diluente favorece maior liberação da droga ao paciente, com menor retenção desta no volume morto.[26,28] A literatura recomenda que o volume colocado no nebulizador não deva ser inferior a 2 mL nem superior a 4 mL.[28,31]

A temperatura da solução pode ser alterada durante a nebulização. Durante a nebulização a jato, a temperatura da solução cai a 10ºC, ou menos. Durante a nebulização ultrassônica, a temperatura da droga pode elevar-se acima de 20ºC da temperatura ambiente, resultando em modificações da viscosidade e da tensão superficial da solução. Devido a estas alterações na temperatura, deve ser evitada a utilização de drogas com princípios ativos termossensíveis nos nebulizadores ultrassônicos.

A temperatura ambiente pode contribuir para a evaporação nos nebulizadores a jato, para o aumento da concentração da solução e para a diminuição do tamanho da partícula. Quando há aumento da umidade do ar inalado, pode haver aumento do tamanho das partículas, dependendo da concentração da solução e da higroscopicidade.

As partículas podem adquirir cargas estáticas se nebulizadas a jato ou no nebulizador ultrassônico; e podem se unir formando partículas maiores ou se repelirem mantendo o tamanho inicial.

O desenho do copo do nebulizador e do difusor pode contribuir para aumentar o volume morto. Observou-se que difusores de forma cônica e copos que dificultam o escoamento da solução aumentam o volume morto que permanece no copo ao final da nebulização.[24,30]

No que se refere à deposição pulmonar dos aerossóis, estudos utilizando radioaerossóis demonstraram que o nebulizador a jato apresenta uma deposição pulmonar maior com uma distribuição mais homogênea, sugerindo maior eficiência destes nebulizadores.[4,32] A Tabela 14.2 apresenta algumas vantagens e desvantagens dos nebulizadores a jato e ultrassônicos. A otimização da deposição do aerossol nos nebulizadores pode ser alcançada com a utilização de válvulas de pressão positiva (Figura 14.2) ou com o uso de retardos expiratórios (orifícios).

Outro tipo de nebulizador vem sendo utilizado na prática clínica, o chamado *vibrating mesh nebulizer* (MESH) também é conhecido como "nebulizador de membrana". Este tipo de dispositivo contém uma membrana com minúsculas perfurações que, pela ação das vibrações produzidas por um cristal piezoelétrico acoplado a um transdutor, vibram de forma a gerar o aerossol.[33,34]

São várias as vantagens do nebulizador de membrana quando comparado aos outros tipos de nebulizadores, dentre elas podemos citar: é portátil; silencioso; a administração do fármaco é feita de forma mais rápida e em

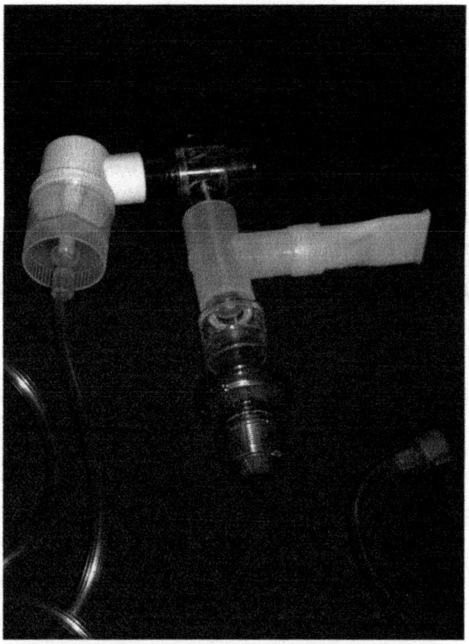

Figura 14.2 Nebulizador a jato de ar associado a uma válvula de pressão positiva ao final da expiração (PEEP) para otimizar a deposição do aerossol.

menor tempo; funciona com baterias; apresenta menor volume residual; não altera a temperatura da solução e pode nebulizar diferentes tipos de substâncias.[34,35]

No que concerne às evidências científicas de comparação entre estes nebulizadores de membrana (MESH) e os nebulizadores a jato e ultrassônico, apesar dos poucos estudos encontrados nas bases de dados consultadas, os dados são promissores para o uso deste dispositivo. Estudo comparativo entre o Pari LC plus (NBJ) e o Aerogen (MESH) mostrou um maior percentual de partículas menores que 5 micras e maior aproveitamento da droga nebulizada nos nebulizadores de membrana.[36] Da mesma maneira, observou-se maior concentração plasmática de corticoide inalado e melhora dos sintomas da asma através do uso destes nebulizadores de membrana quando comparados a outros tipos de nebulizadores em crianças asmáticas.[37] Além destes aspectos, também foi evidenciada *in vitro* maior eficácia do dispositivo do tipo MESH com maior massa de aerossol gerada e no menor tempo de nebulização durante inalação de DNase recombinante humana I no tratamento de pacientes com fibrose cística.[38]

Tabela 14.2 Comparação entre os nebulizadores a jato e ultrassônico.[20,28,30,42]

NEBULIZADORES A JATO	
Vantagens	Desvantagens
Não necessitam coordenar a respiração	O tamanho do equipamento dificulta o transporte
Permitem o uso concomitante de várias drogas	Maior custo financeiro e de manutenção
Podem ser usados com padrão respiratório normal	Necessitam de esclarecimento sobre a limpeza e instalação
Apresentam pequeno volume residual	A produção da névoa depende da viscosidade e da tensão superficial da substância da nebulização
Menor perda da névoa na exalação	Risco de contaminação por microrganismos Necessitam de uma corrente elétrica, compressor ou torpedo de gás para gerar o fluxo Produzem névoa fria que pode se depositar na face e no globo ocular dependendo da conexão entre o paciente e o nebulizador
NEBULIZADORES ULTRASSÔNICOS	
Vantagens	Desvantagens
Permitem o uso concomitante de várias drogas	O tamanho do equipamento dificulta o transporte
Podem ser usados com padrão respiratório normal	Necessitam de esclarecimento sobre a limpeza e instalação
Baixo custo financeiro	Requerem manutenção periódica, o que pode elevar o custo
Requerem menor tempo de tratamento para cada nebulização quando comparados ao nebulizador a jato	Risco de contaminação por microrganismos Necessitam de uma corrente elétrica para funcionamento Podem degradar proteínas termolábeis em decorrência da elevação da temperatura da solução ou podem inativar o princípio ativo de drogas termossensíveis

Nebulímetros dosimetrados (MDI = *metered-dose inhaler*)

Usualmente chamados de "bombinha", estes dispositivos contêm aerossóis usados com fins terapêuticos. A droga a ser liberada encontra-se em um cilindro metálico, onde existe uma câmara dosadora que armazena um volume constante desse agente. As partículas são liberadas a uma velocidade elevada (maior que 30 km/h). O *spray* é constituído pela droga, pelo propelente e por substâncias dispersantes. O propelente mais utilizado é o clorofluorocarbono, porém, por sua ação sobre o meio ambiente, vem sendo substituído pelo hidrocluoroalcano. As substâncias dispersantes facilitam a liberação da droga e as mais utilizadas são a lecitina de soja, o trioleato de sorbitol e o ácido oleico.

A deposição pulmonar do aerossol dos nebulímetros depende do fluxo inspiratório, da duração da pausa pós-inspiratória, do uso de espaçador e da presença ou não de obstrução brônquica.[39]

Os nebulímetros apresentam algumas vantagens: são leves e pequenos, o que facilita o seu transporte e o seu manuseio; são de simples conservação e limpeza; contêm múltiplas doses; liberam a dose de forma precisa e reprodutível; e apresentam uma boa relação custo/benefício.[12,13,40]

Em relação às desvantagens, podem ser citadas:[40]

- necessidade de uma coordenação perfeita entre o disparo para a liberação do *spray* e a inspiração do paciente, o que é difícil de ser conseguido em idosos e crianças;
- possibilidade de impactação excessiva na orofaringe;
- necessidade de uma distância entre o dispositivo e a boca para reduzir os efeitos da velocidade alta do *spray*;
- o paciente deve estar bem treinado em relação ao modo de uso do aparelho, ao padrão respiratório, incluindo a pausa pós-inspiratória.

Além dessas desvantagens, ainda existe a possibilidade de variação da dose da droga liberada nos últimos 10/20 jatos do conteúdo do cilindro, o dano à camada de ozônio pelo uso de propelentes e a possibilidade de desencadeamento de broncoconstrição decorrente da baixa temperatura do aerossol (efeito freon).

Para utilizar o nebulímetro, deve-se inicialmente agitá-lo para homogeneizar a solução a ser inalada e preencher a câmara dosadora contida dentro do cilindro. Deve-se iniciar a inspiração lenta e profunda (até a capacidade pulmonar total) simultaneamente ao disparo da medicação, seguindo-se uma pausa pós-inspiratória de 10 segundos. Na sequência, deve-se aguardar de 30 a 60 segundos e realizar o disparo do próximo jato.

Os espaçadores são dispositivos acessórios dos nebulímetros que têm por finalidade reduzir a deposição orofaríngea, atenuar o efeito desagradável causado pelo efeito freon e o sabor de certas medicações. Com o uso de espaçadores, são reduzidos os problemas de coordenação entre disparo e respiração, permitindo maior penetração da droga em seu sítio de ação.[39,41] Preferencialmente, os espaçadores devem possuir válvulas unidirecionais que permitam apenas a expiração, principalmente quando usados em crianças e idosos.[39,42]

As câmaras de suspensão são dispositivos que também têm a finalidade de reduzir a deposição orofaríngea, porém se diferenciam dos espaçadores por possuírem um sistema valvular que impede que o aerossol da câmara seja eliminado durante a expiração. Sendo assim, o aerossol será aproveitado nas duas ou três inspirações subsequentes.

Nebulímetros liofilizados (DPI = *dry powder inhaler*)

Estes dispositivos são também chamados de inaladores a pó, nos quais a droga é apresentada na forma de pó seco. Armazenada em cápsulas ou dentro do próprio aparelho, a medicação é associada a aditivos, como moléculas de glucose ou lactose. A geração do aerossol ocorre por meio da dispersão do pó realizada pelo esforço inspiratório do paciente, que deve apresentar um fluxo inspiratório maior do que 30 L/min. A inspiração deve ser profunda para garantir a deposição pulmonar. Fluxos de velocidade baixa provocam a deposição da droga na boca e na faringe. Assim, a deposição da droga no pulmão depende do tipo de inalador a pó, do fluxo inspiratório e da presença ou não de obstrução brônquica.[43] Uma das principais vantagens dos nebulímetros liofilizados, e que tem aumentado a preferência pela produção e uso desses aerossóis, é o fato de não ser necessário o uso de propelentes.[44,45]

Dentre as limitações do uso dos nebulímetros liofilizados, podemos citar:

- a necessidade de que os pacientes estejam conscientes;
- a dificuldade de gerar o fluxo suficiente para inalação da substância em crianças muito pequenas;
- a dificuldade de compreensão da técnica pelos pacientes idosos;
- a possibilidade de ocorrer dispersão se o paciente expirar no bocal, ou condensação, por serem drogas sensíveis à umidade;
- a necessidade de disponibilização da medicação a cada uso, ou seja, o dispositivo deve ser "carregado" com a cápsula que contém a dose ou acionado para disponibilizar a droga no caso daquelas que são de múltiplas doses.

Aerossolterapia no paciente em ventilação mecânica

A administração de fármacos por via inalatória em pacientes em ventilação mecânica apresenta alguns aspectos que devem ser levados em consideração.

Estudos têm demonstrado que a variabilidade da deposição de aerossol nas vias aéreas está relacionada ao ventilador (tipo do ventilador, modo de ventilação, do tempo de duração do ciclo inspiratório, volume corrente e fluxo inspiratório), ao gerador do aerossol (e sua posição no circuito do ventilador), à utilização de aquecimento/umidificação do gás inspirado e ao paciente (mecânica pulmonar e postura).[23,46-50]

Pesquisa realizada *in vitro* por Ari et al.[51] utilizou diferentes posições do gerador de aerossol no circuito do ventilador (entre o TOT e a peça Y; a 15 cm da peça Y no ramo inspiratório do circuito do ventilador; e entre o umidificador e o ventilador, a 15 cm da saída do gás do ventilador), diferentes tipos de geradores de aerossol (nebulizador a jato, nebulizador ultrassônico, nebulizador de membrana e MDI pressurizado) e o sistema de umidificação/aquecimento para avaliar a deposição do aerossol, mantendo-se os mesmos parâmetros ventilatórios. Os autores concluíram, de maneira geral, que a deposição do aerossol foi maior sem a utilização do sistema de umidificação/aquecimento para todos os tipos de nebulizadores. No entanto, a deposição do aerossol foi maior quando o gerador foi posicionado a 15 cm do tubo Y no ramo inspiratório para os nebulizadores de membrana, ultrassônico e MDI pressurizado, independentemente de utilizarem ou não o sistema de umidificação/aquecimento. O nebulizador a jato obteve menor desempenho em relação aos outros geradores de aerossol, no entanto, a posição entre o umidificador e o ventilador (a 15 cm da saída do gás do ventilador) foi a que demonstrou melhor deposição sem a utilização do sistema de umidificação/aquecimento.

Outro estudo realizado *in vitro* por esse mesmo grupo de pesquisadores procurou avaliar a deposição de aerossol nos modelos adulto e pediátrico sob ventilação mecânica, variando o fluxo inspiratório (2 e 5 L/min, respectivamente) e a posição do gerador de aerossol (a 15 cm do tubo Y no ramo inspiratório do circuito do ventilador e entre o umidificador e o ventilador – a 15 cm da saída do gás do ventilador para o nebulizador a jato – e próximo do tubo Y do circuito do ventilador e a 22 cm do tubo T na entrada do umidificador para o nebulizador de membrana).[52] Os autores

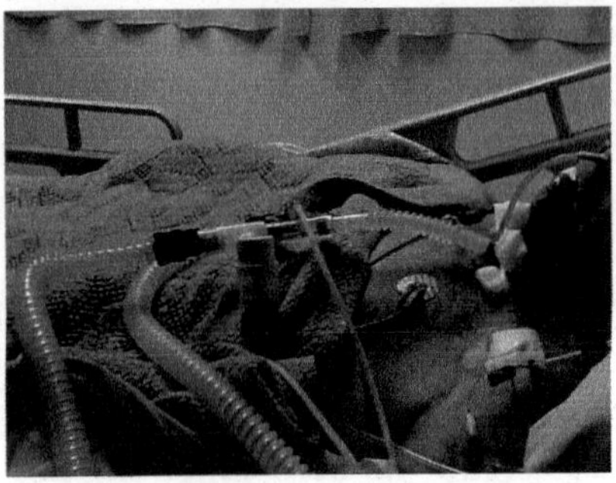

Figura 14.3 Posição do nebulizador usado durante a ventilação mecânica invasiva.

concluíram que o nebulizador de membrana apresentou melhor desempenho em termos de deposição do fármaco nos dois modelos considerados (adulto e pediátrico), no entanto, a deposição do aerossol foi maior para os dois nebulizadores quando posicionados antes do sistema de umidificação/aquecimento e utilizando fluxo de 2 L/min.

A transposição desses resultados para a prática requer cautela do profissional fisioterapeuta que trabalha com ventilação mecânica, por se tratarem de estudos experimentais realizados *in vitro*. Pesquisas realizadas *in vivo* são necessárias para avaliação do comportamento da deposição de fármacos nas vias aéreas, considerando-se os diferentes tipos e modelos de geradores de aerossol, ventiladores mecânicos e dos pacientes sob ventilação mecânica, embora já esteja estabelecido na literatura que a utilização da umidificação/aquecimento diminui a deposição do aerossol nas vias aéreas.

Além destes aspectos, também é necessário sinalizar que o fluxo do nebulizador deve ser ajustado entre 8 e 10 L/min.[53,54] A frequência respiratória deve estar, de preferência, na faixa de 12 incursões por minuto, uma vez que o aumento excessivo desta frequência reduz a deposição do aerossol, em decorrência da redução do volume corrente e da superficialização da respiração, o que leva à deposição em vias aéreas superiores. Quando possível, devem ser utilizadas as válvulas unidirecionais que permitem a liberação da névoa apenas na fase inspiratória, evitando desta forma as perdas do aerossol. O uso da pausa pós-inspiratória favorece a deposição do aerossol e deve ser instituído durante a aerossolterapia tanto no paciente em respiração espontânea cono no paciente sob ventilação mecânica.

No que se refere ao tipo de gerador de aerossol para ser usado com estes pacientes, vários estudos têm demonstrado que o nebulímetro dosimetrado é mais eficaz que o nebulizador a jato. Além disso, o mais importante a ser considerado é que o uso de nebulímetros pode reduzir as infecções respiratórias.[55] Os nebulímetros devem ser utilizados juntamente dos espaçadores. *In vitro*, a adição de um espaçador aumentou a deposição do aerossol nebulizado em 25%, e em pacientes ventilados mecanicamente o uso do espaçador melhorou a deposição do aerossol em 36% (Figura 14.4).[56]

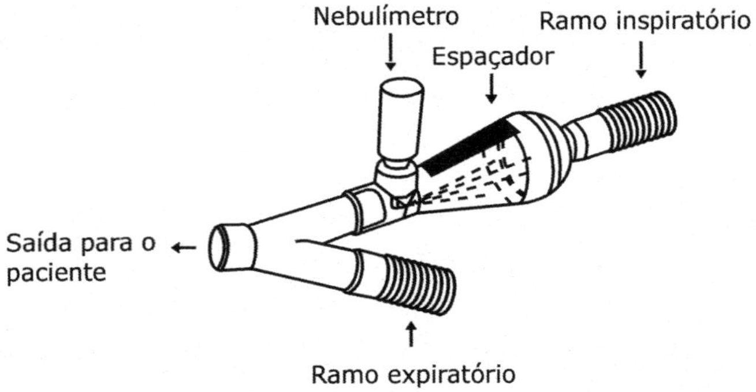

Figura 14.4 Desenho esquemático do posicionamento adequado do espaçador e do nebulímetro dosimetrado para administração de aerossolterapia no paciente submetido à ventilação mecânica invasiva.

A aerossolterapia constitui meio eficaz para administração de fármacos nas vias aéreas, desde que sejam levados em consideração todos os aspectos referentes às propriedades físicas e gerais dos aerossóis. Faz-se necessário também avaliar a capacidade de realização da técnica e a idade do paciente para escolha do melhor meio de administração do aerossol, o que garante a adesão terapêutica e os resultados esperados.[57] A aerossolterapia constitui importante recurso auxiliar para o tratamento de doenças pulmonares, especialmente as obstrutivas, por proporcionar reversão da obstrução na via aérea e principalmente favorecer as alterações na reologia do muco, facilitando a sua eliminação por meio de técnicas específicas.

Pontos-chave

- A aerossolterapia é um recurso terapêutico usado na fisioterapia respiratória com o objetivo de facilitar a remoção de secreções brônquicas e melhorar a hematose, favorecendo a redução do broncoespasmo.

- Existem diferentes tipos de aparelhos geradores de aerossol: nebulizadores a jato e ultrassônico, nebulímetros dosimetrados ("bombinhas") e nebulímetros liofilizados ("inaladores de pó").
- A indicação da nebulização ou de outras formas de aerossolterapia difere em função da condição clínica do paciente, da patologia e da solução a ser administrada.
- Em pacientes em ventilação mecânica deve ser evitado o uso de nebulização em função dos riscos de infecções nosocomiais.

Referências Bibliográficas

1. Gandevia B. Historical review of the use of parasympatholytic agents in the treatment of respiratory disorders. Postgrad Med J 1975; 51(7 SUPPL): 13-20.
2. Anderson PJ. History of aerosol therapy: liquid nebulization to MDIs to DPIs. Respir Care 2005; 50(9): 1139-50.
3. Souza LSF. Aerossolterapia na asma da criança. Jornal de Pediatria 1998; 74(3): 189-204.
4. Hardy JG et al. Lung deposition from four nebulizers. Respir Med 1993; 87(6): 461-5.
5. Newman SP et al. Choice of nebulizers and compression for delivery of carbenicillin aerosol. European Journal of Respiratory Diseases 1986; 69(3): 160-8.
6. O'Doherty MJ, Miller RF. Aerosols for therapy and diagnosis. Eur J Nucl Med 1993; 20(12): 1201-13.
7. Smaldone GC. Assessing new technologies: patient-device interactions and deposition. Respir Care 2005; 50(9): 1151-60.
8. Newhouse MT, Dolovich M. Aerosol therapy of asthma - principles and applications. Respiration 1986; 50: 123-30.
9. Melchor R et al. Lung deposition patterns of directly labelled salbutamol in normal subjects and in patients with reversible airflow obstruction. Thorax 1993; 48(5): 506-11.
10. Pavia D et al. Aerosol inhalation and depth of deposition in the human lung. The effect of airway obstruction and tidal volume inhaled. Arch Environ Health 1977; 32(3): 131-7.
11. Pavia D et al. Effect of lung function and mode of inhalation on penetration of aerosol into the human lung. Thorax 1977; 32(2): 194-7.
12. Borgstrom L et al. The inhalation device influences lung deposition and bronchodilating effect of terbutaline. Am J Respir Crit Care Med 1996; 153(5): 1636-40.
13. Pauwels R et al. Airway deposition and airway effects of antiasthma drugs delivered from metered-dose inhalers. Eur Respir J 1997; 10(9): 2127-38.

14. Dolovich M et al. Optimal delivery of aerosols from metered dose inhalers. Chest 1981; 80(6 Suppl) 911-5.
15. Newman SP et al. Effects of various inhalation modes on the deposition of radioactive pressurized aerosols. Eur J Respir Dis Suppl 1982; 119: 57-65.
16. Carveth HJ, Kanner RE. Optimizing deposition of aerosolized drug in the lung: a review. Medscape Respiratory Care 1999; 3(1): 1-9.
17. Dolovich M. Clinical aspects of aerosol physics. Respir Care 1991; 36: 931-8.
18. Everard ML et al. Factors affecting total and "respirable" dose delivered by a salbutamol metered dose inhaler. Thorax 1995; 50(7): 746-9.
19. McPeck M et al. Aerosol delivery during continuous nebulization. Chest 1997; 111(5): 1200-5.
20. Kishida M et al. Mouthpiece versus facemask for delivery of nebulized salbutamol in exacerbated childhood asthma. J Asthma 2002; 39(4): 337-9.
21. Soares AKDM et al. The use of mouthpiece compared to mask during the nebulization increase of the peak expiratory flow (PEF) of asthmatic children at the paediatric urgency. Eur Respir J 2000; 16(31): 316s-316s. (abstract)
22. Alcoforado L et al. Influence of change in lateral decubitus on pulmonary aerosol deposition. Rev Bras Fisioter 2011; 15(4): 278-83.
23. Brandão D et al. Heliox and forward-leaning posture improve the efficacy of nebulized bronchodilator in acute asthma: a randomized trial. Respir Care 2011; 56(7): 947-52.
24. Rau JL. Design principles of liquid nebulization devices currently in use. Respir Care 2002; 47(11): 1257-75.
25. Taylor KMG, McCallion ONM. Ultrasonic nebulizers for pulmonary drug delivery. International Journal of Pharmaceutics 1997; 153: 93-104.
26. Hess D et al. Medication nebulizer performance. Effects of diluent volume, nebulizer flow, and nebulizer brand. Chest 1996; 110(2): 498-505.
27. Loffert DT et al. A comparison of commercial jet nebulizers. Chest 1994; 106(6): 1788-92.
28. Clay MM et al. Factors influencing the size distribution of aerosols from jet nebulisers. Thorax 1983; 38(10): 755-9.
29. Dornelas de Andrade AF et al. Measuring dead volume with rate flow variation from five different jet nebulisers. Am J Respir Crit Care Med 1999; 159(3): A121-A121. (abstract)
30. Dornelas de Andrade AF et al. Influence of rate flow variation on dead volume from diferent jet nebulizers. Proceedings - 13th International Congress of the World Confederation for Physical Therapy. Yokohama, Japan, 1999. p.302 (abstract)
31. O'Callaghan C, Barry PW. The science of nebulised drug delivery. Thorax 1997; 52(Suppl 2): S31-S44.

32. Dornelas de Andrade AF et al. Comparing scintigraphic pulmonary deposition using a jet and an ultrasonic nebulisers. Am J Respir Crit Care Med 1999; 159(3): A121-A121. (abstract)
33. Ghazanfari T et al. The influence of fluid physicochemical properties on vibrating-mesh nebulization. Int J Pharm 2007; 339(1-2): 103-11.
34. Kesser KC, Geller DE. New aerosol delivery devices for cystic fibrosis. Respir Care 2009; 54(6): 754-67.
35. Knoch M, Keller M. The customized electronic nebulizer: a new category of liquid aerosol drug delivery systems. Expert Opin Drug Deliv 2005; 2(2): 377-90.
36. O'Callaghan C et al. The effects of heliox on the output and particle-size distribution of salbutamol using jet and vibrating mesh nebulizers. J Aerosol Med 2007; 20(4): 434-44.
37. Tezuka J et al. Efficacy and safety of budesonide inhalation suspension nebulization by mesh nebulizer in Japanese infants and young children with bronchial asthma in 12-week, randomized, open study. Aerugi 2008; 57(8): 1034-42.
38. Johnson JC et al. Aerosol delivery of recombinant human DNase I: in vitro comparison of a vibrating-mesh nebulizer with jet nebulizer. Respir Care 2008; 52(12): 1703-8.
39. Barry PW, O'Callaghan C. Nebuliser therapy in childhood. Thorax 1997; 52(Suppl 2): S78-S88.
40. Ganderton D. General factors influencing drug delivery to the lung. Respir Med 1997; 91(Suppl A): 13-6.
41. Barry PW, O'Callaghan C. Inhalation drug delivery from seven different spacer devices - Reply. Thorax 1997; 52(6): 586.
42. Conway SP, Watson A. Nebulised bronchodilators, corticosteroids, and rhDNase in adult patients with cystic fibrosis. Thorax 1997; 52(Suppl 2): S64-S68.
43. Pedersen S. Inspiratory capacity through the Turbuhaler in various patient groups. J Aerosol Med 1994; 7(Suppl 1): S55-S58.
44. Borgstrom L. On the use of dry powder inhalers in situations perceived as constrained. J Aerosol Med 2001; 14(3): 281-7.
45. Pedersen S, Mortensen S. Use of different inhalation devices in children. Lung 1990; 168(Suppl): 653-7.
46. Wilkes W et al. Selecting an accessory device with a metered-dose inhaler: variable influence of accessory devices on fine particle dose, throat deposition, and drug delivery with asynchronous actuation from a metered-dose inhaler. J Aerosol Med 2001; 14(3): 351-60.
47. Hughes JM, Saez BS. Effects of nebuliser mode and position in a mechanical ventilator circuit on dose efficiency. Respir Care 1997; 32: 1131-5.

48. O'Riordan TG et al. Nebulizer function during mechanical ventilation. Am Rev Respir Dis 1992; 145(5): 1117-22.
49. O'Doherty MJ et al. Delivery of a nebulized aerosol to a lung model during mechanical ventilation. Effect of ventilator settings and nebulizer type, position, and volume of fill. Am Rev Respir Dis 1992; 146(2): 383-8.
50. DiBiasi RM. Clearing the mist from our eyes: bronchodilators, mechanical ventilation, new devices, locations, and what you should know about bias flow. Respir Care 2010; 55(7): 942-6.
51. Ari A, Areabi H, Fink James B. Evaluation of aerosol generator devices at 3 locations in humidified and non-humidified circuits during adult mechanical ventilation. Respir Care 2010; 55(7): 837-44.
52. Ari A et al. Influence of nebulizer type, position, and bias flow on aerosol drug delivery in simulated pediatric and adult lung models during mechanical ventilation. Respir Care 2010; 55(7): 845-51.
53. Muers MF. Overview of nebuliser treatment. Thorax 1997; 52(Suppl 2): S25-S30.
54. Pearson MG et al. BTS guidelines for the management of chronic obstructive pulmonary disease - Foreword. Thorax 1997; 52: S1-S28.
55. Fuller HD et al. Pressurized aerosol versus jet aerosol delivery to mechanically ventilated patients. Comparison of dose to the lungs. Am Rev Respir Dis 1990; 141(2): 440-4.
56. Harvey CJ et al. Effect of a spacer on pulmonary aerosol deposition from a jet nebuliser during mechanical ventilation. Thorax 1995; 50(1): 50-3.
57. Dolovich MB et al. Device selection and outcomes of aerosol therapy: Evidence-based guidelines: American College of Chest Physicians/American College of Asthma, Allergy, and Immunology. Chest 2005; 127(1): 335-71.
58. Dessanges JF. Techniques de nébulization: appareillage et résultats. Pneumologie no Special de la Socirté de Pneumologie de Langue Française 1992; 6: 3-4.

2

Capítulo 15

EXERCÍCIOS RESPIRATÓRIOS TERAPÊUTICOS

Maria Ignêz Zanetti Feltrim

SUMÁRIO

Introdução

A Fisioterapia Respiratória dispõe de grande variedade de técnicas reputadas como capazes de influenciar a mecânica respiratória, em especial a bomba ventilatória. Dentre elas, destacam-se os exercícios respiratórios, que objetivam modificar o grau de participação dos músculos respiratórios com a finalidade de influenciar a ventilação pulmonar.

A denominação "exercício respiratório" é um nome genérico, usado comumente para descrever os vários tipos de respirações controladas e voluntárias. Vários autores têm questionado o termo "exercício respiratório", uma vez que essa modalidade terapêutica visa muito mais ao controle respiratório, e não ao aumento do trabalho respiratório, como seria esperado no efeito exercício.[1-3] Assim, outros termos têm sido propostos, como "controle respiratório", "retreinamento respiratório" e "respiração controlada".

Os exercícios respiratórios têm sido utilizados desde o século passado.[4] Em 1915, MacMahon descreveu o uso de exercícios respiratórios e motores em pacientes feridos de guerra e naqueles com lesões pulmonares, pleural ou diafragmática. Quatro anos mais tarde, foi publicado um relato sobre a aplicação desses exercícios em pacientes com ferimentos torácicos provocados por arma de fogo, considerando a importância dessa técnica na recuperação da capacidade respiratória.[5] Um marco na história da Fisioterapia Respiratória ocorreu em 1934, quando a fisioterapeuta Linton, do Brompton Hospital de Londres, introduziu os exercícios respiratórios localizados ou segmentares no tratamento de pacientes submetidos à cirurgia torácica.[4]

A partir dos anos de 1980, na América do Sul, Cuello, fisioterapeuta argentino, apresentou um conjunto de exercícios respiratórios realizados de forma voluntária e controlada, os quais denominou "padrões musculares respiratórios".[6] Sob essa denominação, o autor incluiu novos exercícios respiratórios, a partir de sua concepção em relação aos conhecimentos da fisiologia pulmonar, os quais tiveram ampla divulgação em nosso meio, com destaque para os exercícios dos tipos: soluços ou suspiros inspiratórios; respiração desde volume residual; expiração abreviada e uma estratégia para uso em situações de broncoconstrição, atualmente chamada de exercício respiratório de tempos equivalentes. Esses exercícios, no Brasil, sofreram algumas modificações em sua técnica de realização, recebendo inclusive outros nomes, como inspirações em tempos, inspirações fracionadas.[7] Passaram a ser conhecidos, genericamente, como "padrões ventilatórios".

A denominação aleatória de "padrões ventilatórios" aos exercícios respiratórios trouxe conflito entre os especialistas da área, uma vez que na fisiologia pulmonar "padrão ventilatório" refere-se à ritmicidade espontânea da respiração, ou seja, geração de impulsos que automaticamente desencadeiam o ciclo respiratório básico, expresso pelo volume deslocado (profundidade) e frequência ventilatória.[8]

Porém, não é somente esta a diversidade existente. Na literatura nacional, a técnica "exercícios respiratórios" é também denominada cinesioterapia respiratória, ora referindo-se unicamente aos exercícios respiratórios, ora referindo-se à associação desses exercícios à movimentação de tronco e membros. A cinesioterapia respiratória objetiva melhorar as condições funcionais do aparelho respiratório ao mesmo tempo em que age na coordenação e no equilíbrio dos movimentos respiratórios, trazendo benefícios físicos e bem-estar.[9] Outros preferem utilizar a denominação "reeducação funcional respiratória" para se referirem ao emprego dos exercícios respiratórios com o objetivo de reestabelecer um padrão respiratório funcional; e o termo "cinesioterapia respiratória" para os exercícios associados aos movimentos de tronco e membros.[10]

Pereira da Costa[11] realizou um levantamento dos termos empregados para as técnicas de Fisioterapia Respiratória com a finalidade de propor sua padronização no território nacional. Neste trabalho, houve participação efetiva de 27 renomados fisioterapeutas especialistas na área, que enviaram seu parecer sobre os termos empregados. Em relação aos exercícios respiratórios, estes foram classificados como técnicas para expansão pulmonar com subdivisão em: recursos não instrumentais, isto é, exercícios respiratórios realizados sem qualquer dispositivo mecânico; e exercícios respiratórios instrumentais. Os exercícios respiratórios não instrumentais receberam níveis variados de concordância em relação à denominação da técnica, seu objetivo e sua descrição. Os exercícios respiratórios dos tipos freno-labial e expansão torácica inferior bilateral obtiveram 70 e 80% de concordância, respectivamente, ao passo que os outros tipos apresentaram uma taxa maior de concordância. Esta é uma importante contribuição à nossa compreensão de que existe diversidade nos termos empregados, o que pode dificultar a comunicação e o aprendizado.

Embora não exista clareza na literatura quanto à terminologia referente aos exercícios respiratórios que se realizam com o contato manual e sem instrumento adicional, a aplicação clínica desta modalidade terapêutica é bastante familiar aos fisioterapeutas. Assim, a inclusão de exercícios respiratórios para os pacientes submetidos à Fisioterapia Respiratória não é nova, estando presentes em quase todos os procedimentos da área, embora pouca atenção tenha sido dispensada para a análise dos efeitos específicos desta forma de tratamento.[12]

Neste capítulo será utilizada a denominação "exercícios respiratórios terapêuticos" para descrever e discutir cada técnica, selecionando aquelas mais usualmente empregadas e que apresentam estudos específicos.

Objetivos

A literatura relativa à Fisioterapia Respiratória atribui vários objetivos aos exercícios respiratórios, dentre eles: restaurar o padrão respiratório normal; controlar a respiração com mínimo esforço; participar na mobilização de secreções brônquicas e auxiliar a eficiência da tosse; reexpandir tecido pulmonar colapsado; mobilizar a caixa torácica; melhorar força e *endurance* dos músculos respiratórios; aumentar o volume corrente; e promover relaxamento.[1-4,13]

Exercício respiratório com freno-labial

Esta estratégia respiratória adotada, muitas vezes, de forma espontânea pelos pacientes com doença pulmonar obstrutiva crônica (DPOC) é, também, denominada expiração labial, ou exercício com lábios franzidos. Consiste em realizar expiração suave contra a resistência imposta pelos lábios ou dentes semifechados, podendo o tempo expiratório ser curto ou longo (Figura 15.1).

Por meio deste exercício obtém-se melhora do padrão respiratório, com redução da frequência respiratória se o tempo expiratório for prolongado, e aumento do volume corrente com consequente diminuição do trabalho respiratório. Sua vantagem se estende à hematose: a inspiração nasal e lenta aumenta o tempo inspiratório, o que contribui para a igualdade das constantes de tempo das unidades pulmonares; ao passo que a expiração lenta e prolongada contra uma resistência permite manter a pressão intrabrônquica.[14]

Os exercícios respiratórios com freno-labial e diafragmático foram estudados e divulgados nos anos de 1960 e 1970 para melhorar o padrão respiratório e a hematose. Pacientes com DPOC foram estudados em repouso e no exercício. Durante o exercício em esteira foi observado que, ao se realizar a expiração com freno-labial, houve aumento do volume corrente (VC) e diminuição da frequência respiratória (FR), sem alteração nos níveis de

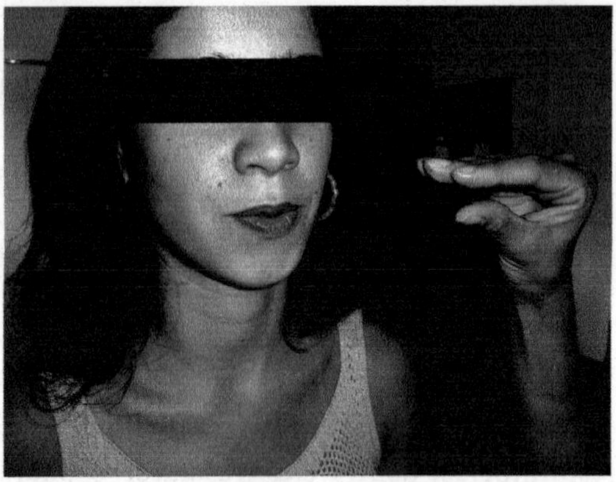

Figura 15.1 Representação do exercício com freno-labial.

oxigenação e de gás carbônico. No repouso, entretanto, a expiração com freno-labial, além de aumentar o VC e diminuir a FR, também melhorou os níveis das pressões parciais de oxigênio (PaO_2), de gás carbônico ($PaCO_2$) e a saturação arterial da hemoglobina em oxigênio (SaO_2).[15] Resultados semelhantes enfatizam a importância da expiração com freno-labial para promover a melhora na oxigenação, como estratégia a ser empregada pelos pacientes hipoxêmicos para evitar o pânico, reforçar a autoestima e melhorar a qualidade de vida.[16] Na análise do efeito da expiração com freno-labial no padrão respiratório e na mecânica respiratória, em indivíduos sadios, foi observado que este exercício promoveu uma inspiração mais lenta e profunda associada ao prolongamento dos tempos expiratório e total, tanto em repouso como no exercício. O aumento da resistência expiratória, criado pela expiração com freno-labial, foi vencido pelo recrutamento dos músculos expiratórios.[17]

No exercício com freno-labial, a expiração é realizada com lábios ou dentes semicerrados, de maneira suave e controlada, não sendo forçada e não muito prolongada, mantendo-se a relação inspiração/expiração (I:E) de 1:2. Esta estratégia pode ser usada na fase expiratória dos exercícios respiratórios diafragmático, de expansão torácica, suspiros inspiratórios, em tempos equivalentes e expiração abreviada.

Exercício respiratório diafragmático

Esta modalidade de exercício é utilizada em processos agudos e crônicos que provocam redução do volume pulmonar. O exercício diafragmático objetiva melhorar a ventilação pulmonar, sobretudo em regiões basais, pela maior excursão do músculo diafragma. A técnica também pode ser realizada em conjunto com manobras de remoção de secreção brônquica.

O exercício diafragmático é realizado aplicando estímulo manual na região abdominal, com leve compressão, solicitando-se inspiração nasal de forma suave e profunda com deslocamento anterior da região abdominal.

Estudos têm mostrado que é possível controlar voluntária e seletivamente os músculos respiratórios. Stigol e Cuello[18] foram os primeiros estudiosos a demonstrar que um indivíduo sadio poderia realizar respiração diafragmática com aumento da pressão transdiafragmática e respiração intercostal sem ativação do diafragma, contrariando a conclusão de Wade,[19] de que não era possível haver controle voluntário de músculos respiratórios. A importância da contração seletiva, propiciada pelos exercícios respiratórios, reside no fato de que cada compartimento pode, então, contribuir para a distribuição regional da ventilação. Este pressuposto foi estudado em 9 indivíduos sadios por meio de manobras semelhantes aos exercícios diafragmático e intercostal, com fluxo aéreo constante e em várias posições corporais; o que mostrou que os exercícios podem influenciar na distribuição da ventilação pulmonar.[20] A contração diafragmática resultou em maior deslocamento da parede abdominal, associada ao aumento da pressão transdiafragmática (Pdi) e do diâmetro anteroposterior do abdome. Neste exercício, iniciado a partir da CRF e realizado nas posições ereta, dorsal e lateral, o gás inalado distribuiu-se, preferencialmente, para as regiões pulmonares dependentes.

Um dos conceitos utilizados em Fisioterapia Respiratória é a indicação de exercícios respiratórios em pacientes com distúrbios ventilatórios localizados. Um estudo realizado em 6 pacientes com DPOC mostrou que, mesmo havendo maior deslocamento abdominal durante o exercício diafragmático, não houve diferença na distribuição da ventilação nas bases pulmonares.[21] Segundo os autores, em pacientes com DPOC o exercício diafragmático não deveria ser aplicado com o objetivo primário de alterar a distribuição regional da ventilação. Esta mesma conclusão foi expressa por Brach et al.[22] ao avaliarem a distribuição da ventilação durante o exercício diafragmático iniciado a partir do volume residual em indivíduos com DPOC e sadios. Neste estudo, os autores não encontraram alteração significante na distribuição da ventilação em pacientes com DPOC, embora fosse registrado aumento no volume corrente. A manobra diafragmática foi efetiva para dirigir a ventilação das zonas superiores para as inferiores somente em indivíduos sadios. A ausência de mudança na distribuição regional de ventilação nos pacientes com DPOC foi atribuída à posição rebaixada do diafragma.[23] Os autores concluíram que a respiração diafragmática é considerada útil para situações em que o nível de repouso expiratório estiver próximo do volume residual.

Assim, em pulmões normais, os exercícios respiratórios são capazes de ativar diferentes grupos musculares e com isto variar a distribuição da ventilação. Em pacientes acometidos por DPOC, que apresentam rebaixamento da cúpula diafragmática, os exercícios respiratórios não são suficientes para alterar a distribuição da ventilação. Não há informações sobre qual seria o comportamento da ventilação em pacientes com distúrbios do tipo restritivo, submetidos a estes exercícios.

Embora reduza a atividade muscular acessória, o exercício não diminui o movimento anormal da parede torácica, o trabalho respiratório e a eficiência respiratória.[12] Uma questão a se considerar é se o movimento toracoabdominal descoordenado provoca efeitos negativos. As anormalidades no movimento toracoabdominal em pacientes com DPOC são comuns e podem ser características da hiperinsuflação crônica.[24] Estudos demonstraram que a contribuição da caixa torácica ao volume corrente aumenta com graus mais acentuados de hiperinsuflação, sugerindo aumento na atividade dos músculos torácicos.[25,26] Nesse caso, a realização de exercício respiratório do tipo diafragmático pode diminuir a eficiência muscular respiratória e tornar o movimento toracoabdominal mais descoordenado, com tendência a piorar a sensação de dispneia.[12] O grupo do Dr. Ambrosino[27] estudou pacientes com DPOC grave e hipercapnia, em recuperação de episódio agudo de insuficiência respiratória. Foi observado que durante a realização de exercícios respiratórios diafragmáticos houve aumento do volume corrente e diminuição da frequência respiratória, o que resultou em significante aumento do volume minuto. Apesar da melhora nos gases sanguíneos arteriais, houve piora na sensação de dispneia, atribuída ao aumento no esforço muscular inspiratório (avaliado por oscilações da pressão esofágica, expressão indireta do trabalho muscular). Provavelmente, para esses pacientes, a respiração denominada sincrônica, com tórax e abdome movendo-se em fase durante a inspiração, traga maiores benefícios.[28]

Alguns autores sugerem que essas diferenças observadas entre os estudos ocorram pela falta de padronização na aplicação da técnica, nas orientações fornecidas aos pacientes, nos estímulos tátil, visual e auditivo, na associação ao exercício freno-labial e na adoção de posturas que facilitem a sua execução. Para Cahalin et al.[29] a eficiência do exercício diafragmático nos pacientes com DPOC relaciona-se à sua capacidade de gerar um volume corrente efetivo (2 a 3 vezes maior do que o do repouso) e à escolha do melhor candidato para esta técnica.

Pensando em identificar qual tipo de paciente com DPOC poderia se beneficiar com esta terapêutica, nosso grupo estudou pacientes classificados como moderados e graves pelo VEF_1, comparando-os a indivíduos saudáveis. Em todos os indivíduos a respiração diafragmática promoveu aumento de volume corrente e redução de frequência respiratória, com maior deslocamento abdominal e melhora da ventilação. Os indivíduos saudáveis tiveram melhor desempenho. Neste estudo, observou-se que os pacientes, independentemente do grupo, apresentaram dois padrões de comportamento durante a realização do exercício diafragmático: o primeiro, que ocorreu na maioria dos casos, foi o aumento do VC a partir de pequenas oscilações no nível de repouso expiratório final e este aumento procedia a partir do acionamento do volume de reserva inspiratório; o segundo padrão mostrava que o VC aumentava em um grupo de pacientes a partir do recrutamento do volume de reserva expiratório com um volume corrente inspiratório menor e presença de descoordenação toracoabdominal. Ao analisar os volumes correntes resultantes desses dois subgrupos, os autores puderam concluir que o exercício diafragmático é efetivo naqueles que apresentam menor hipoxemia, menor referência de dispneia e maior mobilidade diafragmática.[30]

No entanto, estudos são necessários para complementar esse entendimento.

A Figura 15.2 ilustra o padrão respiratório no repouso e durante exercício diafragmático e a Figura 15.3 mostra a execução da técnica.

Recentemente, a atenção para a prática de exercícios diafragmáticos ou exercícios com características de frequência respiratória baixa (menor que 12 rpm) tem se dirigido para os efeitos sobre o sistema circulatório. A hipótese de que esses exercícios, por movimentarem o compartimento abdominal, pudessem afetar positivamente o retorno venoso via veia cava inferior foi testada por Byeon et al.[31] Esses autores observaram maior índice de colapsibilidade da veia cava inferior durante respirações lentas com a pausa inspiratória. Outros estudos têm apontado que os exercícios diafragmáticos têm efeitos significantes na redução da pressão sanguínea, no estresse e na ansiedade em indivíduos hipertensos. Registros de diminuição da variabilidade da frequência cardíaca (VFC) em pacientes com doença cardíaca isquêmica com ou sem diabetes foram mostrados no estudo de Kulur et al.[32] Aumentos significantes da VFC foram observados após 3 meses de prática do exercício diafragmático. Para Martarelli et al.,[33] a respiração diafrag-

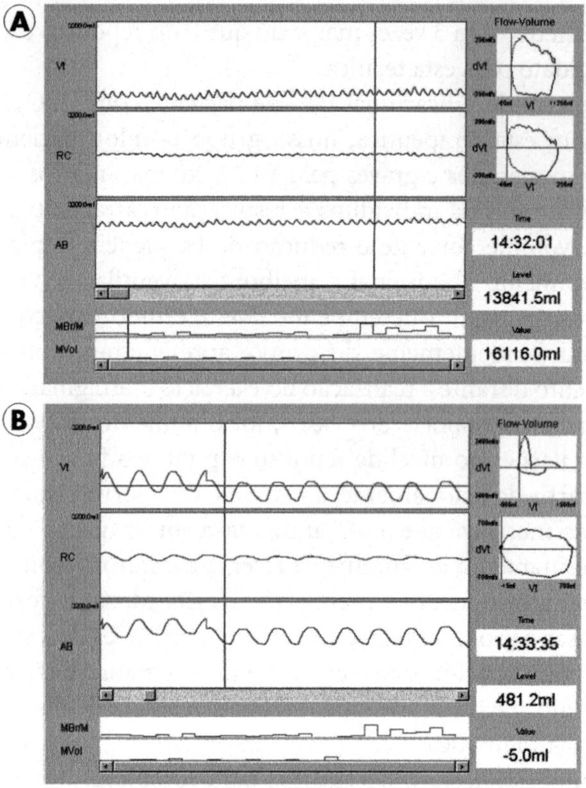

Figura 15.2 Registro pletismográfico do padrão respiratório em repouso (A) e durante exercício diafragmático (B).

mática resultou em reduções significantes na frequência cardíaca, nas taxas de glicemia e de produção de radicais livres, e em aumento de insulina, em sujeitos saudáveis após ingesta alimentar, provavelmente devido à ativação do sistema nervoso parassimpático.

Portanto, o olhar do fisioterapeuta nesta aplicação de exercício deve-se voltar para esta interação pulmão-coração e, neste contexto, abre-se uma série de hipóteses para explicar como esta técnica, embora pouco estudada, tem estado presente em toda a história da Fisioterapia.

Exercício respiratório de expansão torácica

Este exercício foi sistematizado e divulgado pela fisioterapeuta inglesa Miss Linton nos anos de 1930/1940, que o denominou também de "exercí-

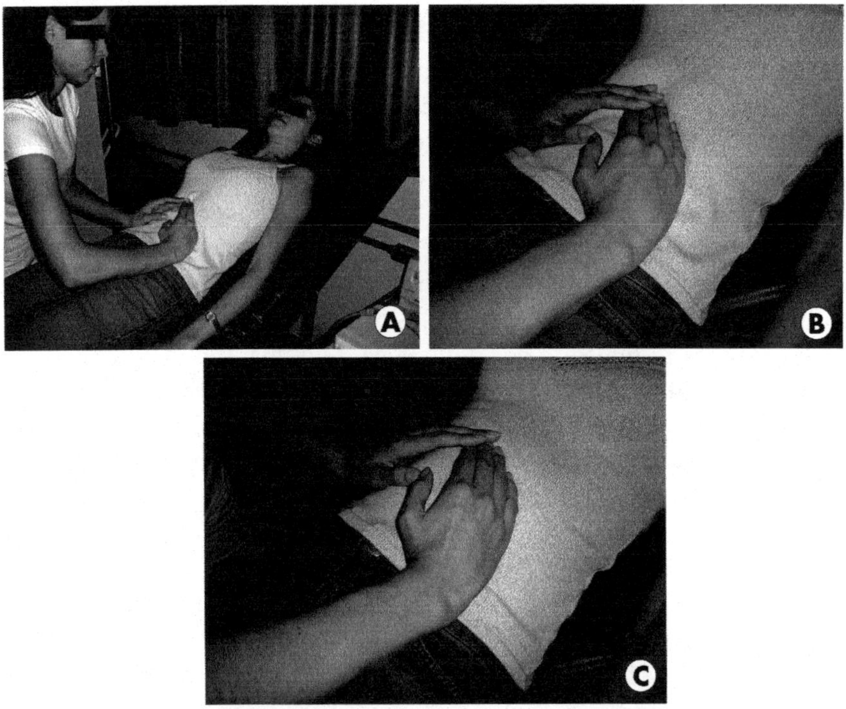

Figura 15.3 Fotos ilustrativas da realização do exercício diafragmático: posicionamento (A), início (B) e término (C).

cios respiratórios segmentares ou localizados".[2] Os exercícios de expansão torácica recebem denominações diferentes dependendo da região do tórax em que o estímulo manual é aplicado:

1. Expansão torácica inferior unilateral: é o exercício realizado com aplicação do estímulo manual na região inferior de um dos hemitórax. O paciente pode colocar uma das mãos na região que compreende a 7ª, a 8ª e a 9ª costelas. Orienta-se a realização de inspiração profunda nasal, expandindo a região na qual está posicionada a mão, que deve exercer uma leve compressão no início desta fase. A fase expiratória pode ser associada ao freno-labial e a uma compressão leve e firme da mão, na área apoiada, o que contribui para a depressão das costelas.

2. Expansão torácica inferior bilateral: este exercício é também conhecido como costal basal, tendo sido descrito por MacMahon em 1919, quando relatou que "[...] o operador coloca suas mãos no lado, na região das costelas inferiores. O paciente deve respirar pelo nariz e as costelas

inferiores devem ser sentidas expandindo fortemente [...]".[5] Nos anos de 1930, Linton o descreveu como exercício de expansão torácica inferior bilateral,[4] no qual as mãos são posicionadas sobre essa superfície. A inspiração é nasal e profunda, atingindo a capacidade pulmonar total, e as mãos exercem suave compressão no início do movimento. A expiração pode estar associada ao freno-labial enquanto uma compressão é exercida sobre o tórax no sentido de desinsuflação (Figura 15.4). O comportamento dos exercícios respiratórios do tipo diafragmático e do tipo expansão torácica inferior bilateral (costal basal) foi estudado utilizando-se o sistema de pletismografia respiratória por indutância,[34] no qual foram analisados os componentes de volume e tempo do padrão respiratório de indivíduos sadios, nas posições sentada, decúbitos dorsal e laterais. Durante a realização desses exercícios, foram alcançados altos volumes pulmonares, de 2,0 a 3,0 litros no exercício diafragmático e de 1,7 a 2,0 litros no costal basal. O exercício diafragmático promoveu maior deslocamento do compartimento abdominal (86% de contribuição para o VC), enquanto o exercício costal basal deslocou predominantemente o compartimento torácico (60% de contribuição para o VC).[35]

A maior complacência do compartimento abdominal, em relação à rigidez da caixa torácica, explica sua maior participação no volume corrente durante o exercício diafragmático quando comparado ao exercício costal basal. Assim, pode-se inferir que ao realizar o exercício costal basal, estimula-se, inicialmente, a contração das fibras diafragmáticas em sua inserção costal, com elevação e rotação das costelas, aumentando o diâmetro transverso. Na sequência da inspiração, outros músculos torácicos atuam, aumentando o deslocamento da caixa torácica. Neste mesmo estudo foi

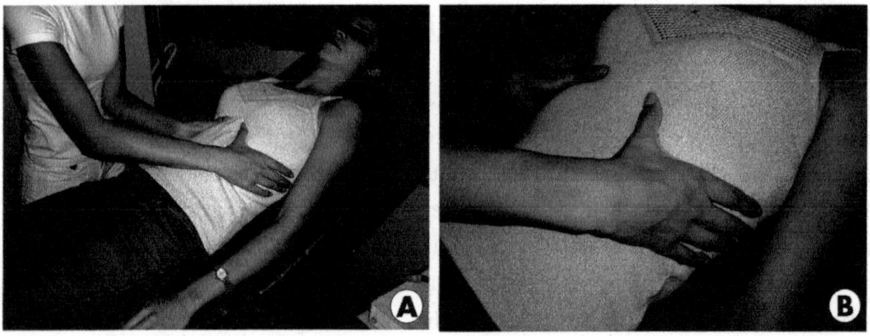

Figura 15.4 Fotos ilustrativas da realização do exercício costal basal: início (A) e término (B).

observada a coordenação do movimento toracoabdominal no exercício diafragmático. No entanto, no exercício costal basal, nas posições dorsal e sentada, o compartimento abdominal apresentou tendência à descoordenação.

3. Expansão apical: a técnica consiste no apoio da mão ou dos dedos na região abaixo da clavícula. A inspiração deve ser nasal, expandindo-se o tórax superior contra a pressão manual. A expiração pode ser associada ao freno-labial.

4. Expansão torácica inferior posterior: o estímulo manual ocorre na face posterior do tórax, em um dos lados, sobre as costelas inferiores. Para um adequado posicionamento, orienta-se o paciente a inclinar-se à frente, mantendo a coluna reta. Este exercício, bem como o de expansão torácica inferior unilateral, pode ser realizado com ajuda de faixas ou cintos elásticos que envolvam o tórax inferior produzindo uma resistência à inspiração. A orientação é a confecção de cintos que tenham de 5 a 7 centímetros de largura e cerca de 2 metros de comprimento.[2]

Os exercícios de expansão torácica têm por objetivo a reexpansão do tecido pulmonar e a mobilização e eliminação de secreções brônquicas. Sua efetividade é explicada pela interdependência das unidades alveolares que sofrem a ação das forças de expansão durante a inspiração profunda.[36] Embora ocorra aumento no deslocamento da caixa torácica e ganho no volume pulmonar inspirado, até o presente momento não há relatos que evidenciem aumento na ventilação pulmonar na área em que está sendo realizado o exercício respiratório de expansão torácica.[37]

Exercício respiratório suspiros inspiratórios

Os exercícios respiratórios idealizados por Cuello[6] têm sido propostos como um plano sistemático para treinamento em pacientes com disfunção respiratória com o objetivo de melhorar força e *endurance* muscular ventilatória, aumentar a saturação da hemoglobina no sangue arterial e os volumes pulmonares e distribuir homogeneamente a ventilação (Figura 15.5).

O exercício respiratório denominado "suspiros" ou "soluços inspiratórios" consiste em inspirações nasais breves, sucessivas e rápidas até atingir a capacidade inspiratória máxima, podendo ser associadas à colocação das mãos na região abdominal ou torácica inferior. A expiração deve ser realizada de forma suave e prolongada, com resistência labial e leve compressão na região estimulada.

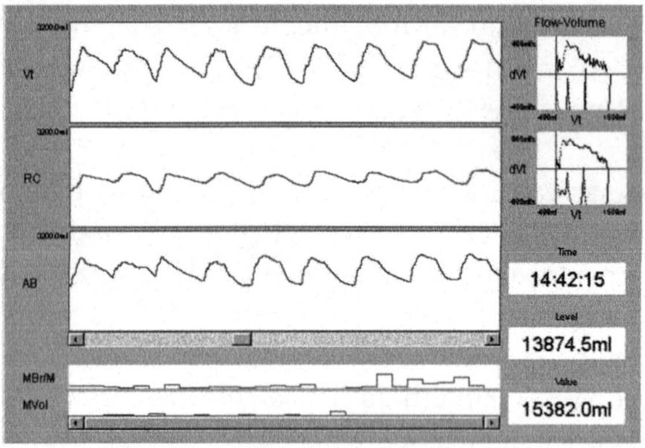

Figura 15.5 Registro pletismográfico do exercício suspiros inspiratórios.

Nesta técnica, o tempo inspiratório é prolongado, atingindo valores acima de 6 segundos em indivíduos sadios,[34] o que pode favorecer o aumento no volume inspirado e a melhor distribuição da ventilação. As inspirações são breves para que não haja grande variação pressórica intrapulmonar e, com isto, seja possível ventilar unidades alveolares com constante de tempo elevada.

Este exercício favorece o recrutamento alveolar e, por conseguinte, o aumento da complacência pulmonar. Sua proposição está baseada no trabalho de Ferris e Pollard,[38] que demonstraram aumentos na complacência pulmonar após a realização de 3 a 4 inspirações sucessivas. Em defesa de sua proposição, Cuello (comunicação pessoal) argumenta que o diafragma é regido pelas propriedades força × velocidade e força × frequência de estimulação, e com menor velocidade e maior frequência de estímulo o músculo é capaz de desenvolver maior força. O exercício suspiros inspiratórios seria, segundo ele, útil para aumentar a força muscular diafragmática e contribuir para maior ventilação. Em nosso estudo, verificamos que nas posições horizontais o exercício suspiros inspiratórios mobilizou maior volume pulmonar do que os exercícios de inspiração máxima e expiração abreviada.[35] No entanto, à luz dos conhecimentos atuais relativos à fisiologia do treinamento muscular, temos dúvidas sobre o aumento da força muscular respiratória, uma vez que o exercício é realizado sem carga inspiratória alguma e por tempo muito curto. Esta premissa deve ser investigada.

Exercício respiratório inspiração em tempos

Este exercício é uma variação do exercício respiratório do tipo soluços inspiratórios, no qual é introduzida uma pausa inspiratória entre os volumes inspirados.[7] A inspiração é nasal, suave e curta, fracionando o tempo inspiratório total com pausas intermediárias. A expiração é lenta e suave, podendo ser associada ao freno-labial. Como ocorre a interrupção da inspiração, este exercício também é conhecido como inspiração em três tempos ou inspiração fracionada.

Exercício respiratório com expiração abreviada

Este exercício respiratório, também proposto por Cuello, utiliza-se de inspiração nasal de pequeno volume de ar seguida de expiração breve entre os lábios (sem expirar todo o volume inspirado); posteriormente, realiza-se nova inspiração de médio volume pulmonar e nova expiração, como descrito anteriormente (Figura 15.6). Por último, realiza-se uma inspiração até a capacidade máxima e expira-se prolongada e suavemente, podendo-se associar o freno-labial. O estímulo manual deve exercer leve compressão na região durante a fase expiratória.

Este é um dos exercícios indicados para os processos de perda de volume pulmonar, nos quais o fisioterapeuta tem como objetivo aumentar o volume inspirado, expandindo áreas colapsadas ou prevenindo seu cola-

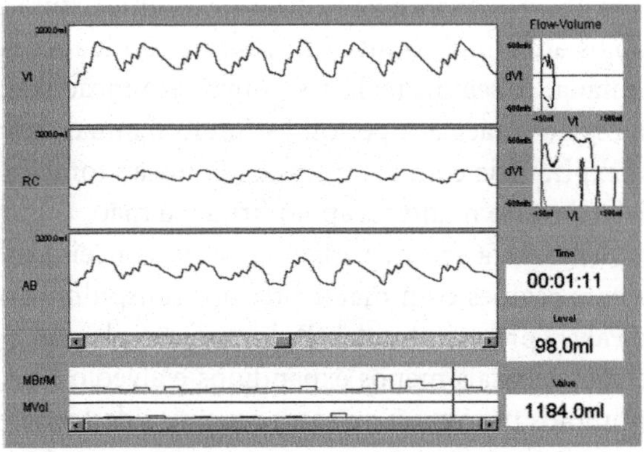

Figura 15.6 Registro pletismográfico do exercício de expiração abreviada.

bamento. Este exercício mantém uma relação inspiração/expiração de 3:1, baseando-se na sustentação de elevada pressão intratorácica média com a finalidade de expandir áreas colapsadas, melhorando a relação ventilação/perfusão (V/Q) e a hipoxemia.

Os fundamentos deste exercício necessitam de confirmação científica, embora se espere que, ao aumentar a pressão inspiratória, o volume gerado seja maior e a manutenção da inspiração por um período de tempo faça com que ocorra equilíbrio das constantes de tempo, favorecendo a relação V/Q.[39] À semelhança do exercício suspiros inspiratórios, o de expiração abreviada atinge o pico máximo inspiratório em um tempo mais prolongado, mantendo os pulmões insuflados por mais tempo. No entanto, ao se realizar breves expirações, é possível que o volume corrente seja parcialmente perdido, o que explicaria os valores de volumes correntes menores encontrados ao final deste exercício quando comparados aos dos exercícios de suspiros inspiratórios e inspiração máxima.[16]

Cuello[6] verificou modificação da distribuição regional da ventilação provocada pelos exercícios respiratórios em pacientes com diferentes alterações pulmonares, como pneumotórax, infiltrado intersticial, broncoespasmo, derrame pleural e atelectasia.

Exercício respiratório desde o volume residual

Este exercício respiratório idealizado por Cuello tem a finalidade de melhorar a ventilação nas regiões pulmonares apicais, por isso, o autor o indica para os processos de atelectasia nessa região e nos casos de pneumotórax drenado (Figura 15.7). Consiste na realização de uma expiração prolongada entre os lábios até atingir o nível do volume residual com o indivíduo na posição sentada. A seguir, realiza-se uma inspiração nasal, profunda, expandindo a região torácica superior. Estímulo manual deve ser exercido durante a fase expiratória com compressão da região torácica superior. Na fase inspiratória, deve-se manter o apoio firme da mão.

Fisiologicamente, esta estratégia baseia-se no conceito da distribuição da ventilação para regiões com maior pressão transpulmonar (Ptp = Palv – Ppl, em que Palv = pressão alveolar; Ppl = pressão pleural). Nestas condições, temos alvéolos basais menos expandidos e alvéolos apicais expandidos com bronquíolos pérveos, o que leva ao maior deslocamento do fluxo de ar para esta região.

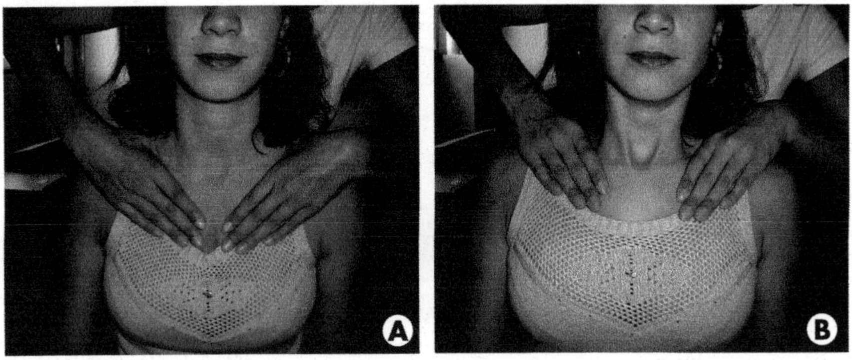

Figura 15.7 Fotos ilustrativas da realização do exercício respiratório desde volume residual. Início (A) e término (B).

Exercício respiratório com tempos respiratórios equivalentes

Criado por Cuello e indicado como estratégia a ser adotada durante quadros de broncoconstrição, o exercício de "pingue-pongue" foi, recentemente, renomeado para "tempos respiratórios equivalentes" (Figura 15.8). O exercício tem a finalidade de minimizar as alterações provocadas pelo aumento da resistência ao fluxo de ar, a turbulência aérea causada pela irregularidade das paredes brônquicas, o colapso precoce das pequenas e médias vias aéreas e o trabalho muscular excessivo.[40]

Segundo o autor, esta técnica deve obedecer às seguintes características, conforme suas próprias afirmações: (1) "volumes correntes suficientes, sem esforço muscular e sem respirações superficiais, para que os músculos diafragma e intercostais inferiores trabalhem sinergicamente, gerando pressões pleurais úteis e aumentando a mobilidade torácica"; (2) "frequências respiratórias relativamente elevadas"; (3) "volumes pulmonares elevados para evitar o colapso prematuro das pequenas vias aéreas"; (4) "fluxo suficiente, constante e não acelerado, com inspiração nasal para manter calor e umidade do ar inspirado e expiração ceceante, passiva, sem participação abdominal"; (5) "relação inspiração:expiração de 1:1 para obter valor de TI/TTOT (em que TI = tempo inspiratório e TTOT = tempo total do ciclo respiratório; esta expressão é conhecida como o tempo efetivo da inspiração) de 0,50, no qual o trabalho muscular é moderado e longe do limiar

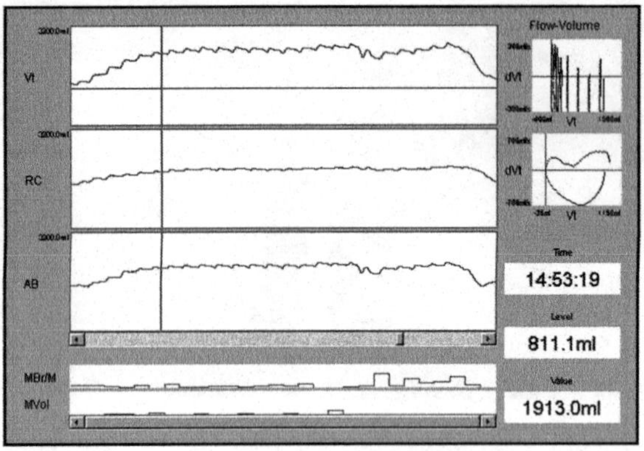

Figura 15.8 Registro pletismográfico durante exercício respiratório de tempos equivalentes.

de fadiga".[40] Cabe registrar que na expiração com freno-labial a saída do ar ocorre entre os lábios semifechados, e que na expiração ceceante a ponta da língua está em contato com os dentes inferiores.

Com a adoção de pequenos volumes correntes e frequência respiratória elevada, ocorrerá hiperinsuflação dinâmica, o que pode, em algumas situações, provocar sensação de desconforto.

Cuello validou este exercício respiratório em pacientes com broncoespasmo por meio de inalação de Xe^{133}. Ele observou aumento considerável da distribuição da ventilação, principalmente para as zonas pulmonares de maior obstrução. Demonstrou, também, aumento na saturação periférica da hemoglobina em oxigênio (SpO_2), medida por oximetria de pulso, durante crises de broncoespasmo no repouso ou quando executavam esforços como o caminhar. Outras comprovações clínicas são relatadas pelo autor, como a diminuição auscultatória de sibilâncias expiratórias, aumento no VC e nos fluxos expiratórios, diminuição da hipersonoridade torácica e da dispneia.

Na prática clínica, observamos que o exercício auxilia os pacientes com limitação ao fluxo expiratório, pois ele aumenta o volume expiratório final, o que pode contribuir para reduzir a resistência das vias aéreas e melhorar a distribuição da ventilação nas áreas obstruídas. No entanto, estudos são necessários para avaliar o custo que esta estratégia respiratória traz aos músculos respiratórios.

Com o objetivo de verificar algumas das características do exercício respiratório de tempos equivalentes, analisou-se o comportamento dos volumes e tempos respiratórios. Os resultados mostraram que:

- O movimento toracoabdominal durante este exercício esteve descoordenado, com os compartimentos movimentando-se assincronicamente. A literatura tem sugerido que o movimento toracoabdominal assincrônico ou descoordenado pode representar má adaptação muscular a uma carga imposta e ser um sinal precoce de fadiga muscular respiratória.[41] Entretanto, um estudo com cinco indivíduos sadios, respirando através de resistência inspiratória até a exaustão, não mostrou diminuição da atividade dos músculos diafragma e intercostais/acessórios, apesar das pressões pleural e gástrica variarem de modo alternado.[42] É possível que a aparente atividade assincrônica do movimento toracoabdominal tenha sido um esforço coordenado na tentativa de proteger ambos os grupos musculares da exaustão, pela alternância de sua contribuição à respiração.[43]
- A frequência respiratória foi, em média, de 45 irpm e a relação TI/TTOT, de 0,45 a 0,50, com os tempos respiratórios – TI (tempo inspiratório), TE (tempo expiratório) e TTOT (TTOT = tempo total do ciclo respiratório) – diminuídos quando comparados à respiração tranquila. Como o VC manteve-se inalterado e a frequência respiratória eleva-se, o volume minuto foi mais alto, confirmando as características do exercício recomendadas por Cuello de respirar durante o exercício com frequências respiratórias e volume pulmonar elevados. Os tempos respiratórios foram muito semelhantes entre todos os indivíduos; e TI variou entre 0,56 e 0,81 segundo e o TE entre 0,72 e 0,79 segundo; nesta situação, a expiração é um ato ativo, ocorrendo ação muscular expiratória.
- O fluxo inspiratório médio, expresso pela relação VC/TI variou entre 528 e 945 mL/s, e na posição sentada foram registrados os maiores valores (804 a 945 mL/s). Podemos afirmar que durante este exercício o fluxo se eleva acima dos valores de repouso e é influenciado pela posição.
- Elevação da linha de repouso expiratório, que se manteve em um novo patamar até o término do exercício. A ocorrência do aumento da CRF é interessante e não deixa de ser benéfica, porque aumenta a tração elástica das vias aéreas e alarga o seu calibre intrínseco, o que, por sua vez, reduz a resistência ao fluxo de ar, condições favoráveis para manter a ventilação e a troca gasosa. A adoção de uma relação de tempos respiratórios equivalentes de 1:1 faz com que o tempo disponível para expirar o VC normal esteja reduzido,

tornando possível a hiperinsuflação dos pulmões, o que aumenta a CRF. Em situações de hiperinsuflação, a caixa torácica está desviada cefalicamente, em uma posição inspiratória, e o diafragma está aplainado. Nesta situação, ambos os grupos musculares inspiratórios estão encurtados e para gerar a entrada de um mesmo volume de ar os músculos devem desenvolver maior pressão.[44]

Na rotina prática de orientação sobre este exercício, além das explicações prévias, usamos sinal visual com os dedos para controlar o ciclo respiratório. Esta é a única forma que usamos para monitorar o exercício e não é possível assegurar que este volume seja adequado ou, como afirmam os autores,[40] suficiente, uma vez que não existe descrição acerca de quais seriam os valores normais durante o exercício e quais são as repercussões sobre a ventilação alveolar, a saturação de oxigênio ou a resistência da via aérea.

Exercício respiratório intercostal

O exercício respiratório do tipo intercostal, proposto por Cuello, enfatiza a atividade dos músculos da caixa torácica, promovendo maior deslocamento do compartimento torácico.

A posição corporal adotada é a sentada ou semirrecostada. A inspiração é nasal enfatizando o deslocamento da região superior do tórax, seguida de expiração passiva. Cuello salienta que a fase expiratória deve ser nasal para aumentar a atividade da musculatura torácica em contraposição à expiração oral, que promoveria maior atividade diafragmática.[6]

O exercício respiratório intercostal favorece a ventilação nas zonas não dependentes; sendo assim, nas posições laterais, a respiração diafragmática ventila mais o pulmão infralateral, e a respiração intercostal, o pulmão supralateral. Esses resultados são explicados pelo gradiente de pressão pleural (Ppl) regional, que ocorre pela contração dos diferentes grupos musculares, diafragma e intercostais, o que implica em diferenças na Ppl regional. Estudando os mesmos exercícios, porém com diferentes fluxos de ar, Fixley et al.[45] verificaram que no exercício diafragmático a ventilação predominava nas bases pulmonares, independentemente do fluxo de ar, ao passo que na respiração intercostal a distribuição ocorria nas regiões superiores e era dependente do fluxo (quanto maior o fluxo maior a distribuição). Estes autores sugeriram que, pelo menos em parte, o recrutamento dos músculos respiratórios é responsável pela variação no padrão de distribuição da ventilação a diferentes fluxos.

Há vários estudos publicados comparando a respiração diafragmática com a intercostal. Ambos os exercícios, seja o da respiração intercostal – no qual o indivíduo coloca a mão sobre o tórax superior e maximiza sua excursão –, seja o costal basal – com aumento gradual do diâmetro transverso do tórax inferior e, a seguir, aumento da expansão da porção superior até atingir o limite da excursão do compartimento –, provocam grande deslocamento do volume torácico.

Qual a ação muscular presente nesse exercício? É conhecido que quando a cúpula diafragmática é rebaixada, é exercida uma força em suas inserções nas costelas inferiores. A ação diafragmática produz aumento na pressão abdominal e esta causa aumento nas dimensões do abdome e da caixa torácica.[46] O diafragma pode assistir aos músculos intercostais/acessórios agindo como fixador; neste caso, o tônus muscular do diafragma é suficiente para impedir a transmissão da Ppl ao abdome, embora seu encurtamento não seja tão expressivo.[47] Em consequência, a pressão abdominal não diminui e o abdome não se move para dentro.

Estudos indicam que o diafragma tem um efeito expiratório no tórax superior pela diminuição na Ppl e ação inspiratória no tórax inferior, que prevalece sobre o efeito expiratório.[44,48]

Exercício respiratório inspiração máxima

Este exercício consiste na colocação das mãos na região torácica inferior ou na região abdominal, associando uma inspiração lenta e suave, pelo nariz, até a máxima capacidade inspiratória; na sequência, faz-se uma exalação de pequeno volume, outra inspiração máxima, nova expiração breve e uma última inspiração máxima. Ao final do exercício, faz-se uma expiração labial suave até a CRF.

Alguns pacientes referem sensação de cansaço durante a realização deste exercício, assim, em geral, orienta-se que ele seja repetido poucas vezes (entre 5 e 8 repetições).

Este exercício tem sido aplicado em pacientes no pós-operatório de cirurgia cardíaca, pulmonar e abdominal alta, com a finalidade de recuperar o volume pulmonar. Em nosso serviço, realizamos esse exercício após o segundo dia de pós-operatório, de 6 a 10 vezes por sessão de atendimento. Foi verificado que a técnica de inspiração máxima gera grandes volumes, principalmente em função da contração dos músculos inspiratórios da caixa torácica superior, podendo contribuir para o aparecimento de movimentos descoordenados do abdome.[34]

Exercício respiratório com inspiração máxima sustentada

Este exercício está indicado para aumentar o volume pulmonar em indivíduos com dor e desvantagem mecânica por redução na complacência pulmonar e/ou de caixa torácica ou aumento da resistência, o que resulta em desequilíbrio na relação V/Q.

A inspiração sustentada máxima é realizada com um esforço inspiratório máximo, de forma lenta, pela via nasal, até atingir a máxima capacidade inspiratória. Mantém-se a inspiração máxima por cerca de 3 segundos, realizando, a seguir, a expiração sem esforço. A expiração pode ser feita entre os lábios.

A inspiração é lenta para diminuir a velocidade e aumentar a força de contração muscular,[13] e máxima com pausa ao final para que o recrutamento de fibras musculares gere maior redução da pressão intratorácica, melhorando, assim, a distribuição do gás.[49]

Exercício respiratório com manobra de compressão e descompressão torácica

Este exercício é também conhecido como manobra de pressão negativa de Farley Campos[1] ou de descompressão torácica abrupta localizada.[11] Consiste na realização de pressão manual na região torácica acometida, em geral, a região torácica inferior. Solicita-se a realização de uma expiração prolongada e, em seguida, uma inspiração nasal profunda. No início da fase inspiratória, realiza-se uma resistência com as mãos, a qual é retirada abruptamente, promovendo uma descompressão local. Este procedimento busca a negativação da pressão pleural regional com consequente direcionamento do fluxo de ar para esta área.[7] Acredita-se que a variação da pressão pleural provocada pela compressão e descompressão torácica atue no sistema de reabsorção do líquido pleural; sendo assim, a técnica é empregada rotineiramente em casos de derrame pleural.[7,9]

Sumarizando, os exercícios respiratórios terapêuticos constituem diferentes abordagens para a recuperação ventilatória. Resultados positivos são observados com sua aplicação. Os benefícios podem ser identificados por exames, pelo bem-estar referido pelo paciente, pelo aumento da tolerância ao esforço e redução da morbidade, entre outros. Deve-se considerar que novas evidências científicas devem ser buscadas para subsidiar seu uso.

Pontos-chave

- A respiração controlada e voluntária, comumente, recebe o nome genérico de "exercício respiratório".
- Os principais objetivos dos exercícios respiratórios são: restaurar o padrão respiratório normal, controlar a respiração com mínimo esforço, participar na mobilização de secreções brônquicas e auxiliar na eficiência da tosse.

Referências Bibliográficas

1. Frownfelter DL. Chest physical therapy and pulmonary rehabilitation. 1.ed. Chicago: Year Book, 1978. 470 p.
2. Gaeskell DV, Webbwe BA. Fisioterapia respiratória: guia do Brompton. 4.ed. Rio de Janeiro: Colina, 1984. 225 p.
3. Orlandi O et al. Old and new in chest physiotherapy. Eur Respir J Suppl 1989; 7: 595s-598s.
4. Mackenzie CF, Ciesla N, Imle C, Klemic N. Fisioterapia respiratória em UTI. 1.ed. São Paulo: Editora Panamericana, 1988. 288 p.
5. Macmahon CJ. Some cases of gunshot wounds and other affectations of the chest treated by breathing and physical exercises. Lancet 1919; 1: 697-9.
6. Cuello GA et al. Patrones respiratorios en distintas afecciones. Corde 1982; 3: 48-60.
7. Azeredo CAC. Fisioterapia respiratória. 1.ed. Panamed Editorial, 1984. 282 p.
8. Cherniack NS, Pack AI. Control of ventilation. In: Fishman AP. Pulmonary diseases and disorders. New York: McGraw-Hill, 1988. p.131-44.
9. Carvalho M. Fisioterapia respiratória - fundamentos e contribuições. 5.ed. Rio de Janeiro: Editora Revinter, 2001. 355 p.
10. Costa D. Fisioterapia respiratória básica. 1.ed. São Paulo: Editora Atheneu, 1999. 127 p.
11. Pereira da Costa R. Proposta de uniformização dos termos em fisioterapia respiratória. 2002. UNIFESP/EPM.
12. Gosselink RA et al. Diaphragmatic breathing reduces efficiency of breathing in patients with chronic obstructive pulmonary disease. Am J Respir Crit Care Med 1995; 151(4): 1136-42.
13. Zadai CC. Clinics in physical therapy: pulmonary management in physical therapy. New York: Churchill Livinstone, 1992. 234 p.

14. Bellone A. Riabilitazione respiratoria - nuovio orientamente. 1.ed. Monza: Midia edizione, 1996. 307 p.
15. Mueller RE et al. Ventilation and arterial blood gas changes induced by pursed lips breathing. J Appl Physiol 1970; 28(6): 784-9.
16. Tiep BL et al. Pursed lips breathing training using ear oximetry. Chest 1986; 90(2): 218-21.
17. Spahija JA, Grassino A. Effects of pursed-lips breathing and expiratory resistive loading in healthy subjects. J Appl Physiol 1996; 80(5): 1772-84.
18. Stigol LC, Cuello AC. Voluntary control of the diaphragm in one subject. J Appl Physiol 1966; 21(6): 1911-2.
19. Wade OL. Movements of the thoracic cage and diaphragm in respiration. J Physiol 1954; 124(2): 193-212.
20. Roussos CS et al. Voluntary factors influencing the distribution of inspired gas. Am Rev Respir Dis 1977; 116(3): 457-67.
21. Grimby G et al. Effects of abdominal breathing on distribution of ventilation in obstructive lung disease. Clin Sci Mol Med 1975; 48(3): 193-9.
22. Brach BB et al. 133Xenon washout patterns during diaphragmatic breathing. Studies in normal subjects and patients with chronic obstructive pulmonary disease. Chest 1977; 71(6): 735-9.
23. Sackner MA et al. Distribution of ventilation during diaphragmatic breathing in obstructive lung disease. Am Rev Respir Dis 1974; 109(3): 331-7.
24. Jubran A, Tobin MJ. The effect of hyperinflation on rib cage-abdominal motion. Am Rev Respir Dis 1992; 146(6): 1378-82.
25. Decramer M. Effects of hyperinflation on the respiratory muscles. Eur Respir J 1989; 2(4): 299-302.
26. Martinez FJ et al. Factors influencing ventilatory muscle recruitment in patients with chronic airflow obstruction. Am Rev Respir Dis 1990; 142(2): 276-82.
27. Vitacca M et al. Acute effects of deep diaphragmatic breathing in COPD patients with chronic respiratory insufficiency. Eur Respir J 1998; 11(2): 408-15.
28. Gosselink HAAM. Breathing exercises in patients with chronic obstructive pulmonar disease an experimental study on the efficiency and coordination of breathing. 1991. Vrije Universiteit et Amsterdam.
29. Cahalin LP et al. Efficacy of diaphragmatic breathing in persons with chronic obstructive pulmonary disease: a review of the literature. J Cardiopulm Rehabil 2002; 22(1): 7-21.
30. Fernandes M, Cukier A, Feltrim MIZ. Efficacy of diaphragmatic breathing in patients with chronic obstructive pulmonary disease. Chron Respir Dis 2011; 8(4): 237-44.
31. Byeon K et al. The response of the vena cava to abdominal breathing. J Altern Complem Med 2012; 18(2): 153-7.

32. Kulur AB et al. Effect of diaphragmatic breathing on heart rate variability in ischemic heart disease with diabetes. Arq Bras Cardiol. 2009; 92(6): 423-9.
33. Martarelli D et al. Diaphragmatic breathing reduces postprandial oxidative stress. J Altern Complement Med 2001; 17(7): 623-8.
34. Feltrim MIZ. Análise da configuração toracoabdominal e do volume corrente durante a realização de exercícios respiratórios em indivíduos sadios. 1999. UNIFESP/EPM.
35. Feltrim MIZ. Fisioterapia respiratória no Brasil. Boletin Informativo de la ALAT 2001; 12: 2-10.
36. Pryor J, Webber B. Fisioterapia para problemas respiratórios e cardíacos. 2.ed. Rio de Janeiro: Guanabara Koogan, 2002. 366 p.
37. Martin CJ et al. Chest physiotherapy and the distribution of ventilation. Chest 1976; 69(2): 174-8.
38. Ferris BJJ, Pollard DS. Effect of deep and quiet breathing on pulmonary compliance in man. J Clin Invest 1960; 39: 143-9.
39. Tisi GM. Pulmonary physiology in clinical medicine. 2.ed. Baltimore: Williams & Wilkins, 1983. 287 p.
40. Cuello AF, Acordaci CS. Bronco obstrução. 1.ed. São Paulo: Editora Panamericana, 1987. 189 p.
41. Jardim JRB, Feltrim MIZ. Avaliação da fadiga respiratória. In: Terzi RGG. Monitorização respiratória em UTI. São Paulo: Editora Atheneu, 1998. p. 299-320.
42. Roussos C, Macklem PT. Response of the respiratory muscles to fatiguing loads. Am Rev Respir Dis 1976; 133: 200-6.
43. Luce JM, Culver BH. Respiratory muscle function in health and disease. Chest 1982; 81(1): 82-90.
44. Estenne M, De Troyer A. Relationship between respiratory muscle electromyogram and rib cage motion in tetraplegia. Am Rev Respir Dis 1985; 132(1): 53-9.
45. Fixley MS et al. Flow dependence of gas distribution and the pattern of inspiratory muscle contraction. J Appl Physiol 1978; 45(5): 733-41.
46. Goldman MD, Mead J. Mechanical interaction between the diaphragm and rib cage. J Appl Physiol 1973; 35(2): 197-204.
47. Macklem PT et al. Partitioning of inspiratory pressure swings between diaphragm and intercostal/accessory muscles. J Appl Physiol 1978; 44(2): 200-8.
48. De Troyer A, Sampson MG. Activation of the parasternal intercostals during breathing efforts in human subjects. J Appl Physiol 1982; 52(3): 524-9.
49. Bartlett RH et al. Physiology of yawning and its application to postoperative care. Surg Forum 1970; 21: 222-4.

Capítulo 16

ESPIROMETRIA DE INCENTIVO

Verônica Franco Parreira

Geórgia Miranda Tomich

Valéria da Silva Caldeira

SUMÁRIO

Histórico

A espirometria de incentivo foi descrita na década de 1970 por Bartlett et al.,[1] que desenvolveram o primeiro espirômetro de incentivo, equipamento utilizado para a realização dessa técnica. O tratamento da atelectasia, até esse período, incluía o uso de exercícios respiratórios contra resistência, *blow-bottles, rebreathing devices* (CO_2) e respiração com pressão positiva intermitente. A falta de dados relacionados à eficácia clínica dessas técnicas e, posteriormente, a constatação de possíveis complicações, como hipercapnia e redução de volume pulmonar, incentivaram a investigação de uma solução alternativa.[1-3]

O primeiro espirômetro de incentivo, o Bartlett-Edwards, era movido à bateria e composto por um cilindro com uma escala graduada que indicava o volume inspirado (durante a inspiração havia a subida de um pistom no cilindro). Quando o paciente atingia o volume prescrito, o pistom ativava uma luz – o incentivo. O paciente era instruído a tentar manter a luz acesa por 3 a 4 segundos.[3,4] Esse aparelho foi utilizado por muitos anos, sendo substituído à medida que aparelhos de uso individual e de menor custo foram desenvolvidos.[5] Após o Bartlett-Edwards, foi desenvolvido o Spirocare, também orientado a volume, e os espirômetros de incentivo tornaram-se mais populares como instrumentos para realização da inspiração máxima sustentada.[3] Atualmente, existem aparelhos de diferentes marcas disponíveis no mercado, orientados de acordo com um nível de volume a ser atingido durante a inspiração ou de fluxo inspiratório.

Princípios fisiológicos

A manobra que baseia a espirometria de incentivo é a inspiração máxima sustentada, uma ação voluntária que consiste na execução de inspirações profundas imitando o mecanismo do suspiro ou do bocejo.[1,3]

O suspiro é definido como uma ação involuntária, lenta e profunda, seguido por uma pausa pós-inspiratória. Partindo-se da capacidade residual funcional, o volume de um suspiro aproxima-se da capacidade inspiratória. O volume de ar no pulmão durante a pausa pós-inspiratória aproxima-se da capacidade pulmonar total. A pausa pós-inspiratória dura em torno de 1 a 3 segundos.[2]

Indivíduos saudáveis suspiram em torno de 10 vezes por hora.[6] Estima-se que os alvéolos insuflados se mantenham insuflados por 1 hora com 10 suspiros por hora. Além disso, está documentado que a falta dessas respirações profundas pode levar à hipoxemia e ao colapso alveolar progressivos em 1 hora.[1,3]

Sabe-se, portanto, que um dos fatores patogênicos que levam à atelectasia pulmonar é a alteração do mecanismo do suspiro, que resulta em um padrão respiratório superficial, com número de suspiros menor que o normal.[2]

O objetivo terapêutico primário da espirometria de incentivo é promover a reinsuflação ou hiperinsuflação de alvéolos totalmente ou parcialmente colapsados, por meio do aumento da pressão transpulmonar decorrente da queda da pressão pleural.[2] Além disso, consequentemente, a inspiração máxima sustentada aumenta a capacidade residual funcional, reduz diferenças regionais de ventilação-perfusão e resulta em diminuição do espaço-morto fisiológico e aumento de surfactante.

A pressão transpulmonar (Pt) pode ser considerada como a diferença entre a pressão alveolar (Pa) e a pressão pleural (Ppl), de acordo com a seguinte equação:[7-10] $Pt = Pa - Ppl$

Existe uma relação direta entre Pt e volume pulmonar: o aumento na Pt resulta em aumento no volume pulmonar, e a diminuição na Pt resulta em diminuição no volume pulmonar. Essa relação, no entanto, não é linear, pois segue a curva de complacência pulmonar.[8]

Quando as forças entre o pulmão e a caixa torácica estão em equilíbrio, a Pa é atmosférica (0 cmH_2O) e a Ppl, em média, é normalmente 5 cmH_2O abaixo da pressão atmosférica (–5 cmH_2O). A Pt resultante é, então, igual a 5 cmH_2O, e o volume pulmonar corresponde à capacidade residual funcional.

Ao final de uma inspiração máxima voluntária, os músculos inspiratórios agem contra as forças de retração elástica do pulmão e da caixa torácica, a Pa continua atmosférica e a Ppl pode variar entre 32 e 40 cmH_2O abaixo da pressão atmosférica (–32 a –40 cmH_2O). A variação de Ppl ocorre devido às diferenças de pressões existentes verticalmente no pulmão, e pressões mais subatmosféricas ocorrem nos ápices pulmonares. Na presença de surfactante, a Pt atingida com o suspiro espontâneo excede a pressão crítica de abertura alveolar de 7 a 20 cmH_2O, e os alvéolos colapsados são reinsuflados. Essa é a base fisiológica do exercício de inspiração máxima, com ou sem espirômetros de incentivo.[8,11]

Uma inspiração máxima produz aumento na Pt. No entanto, para que ocorra o recrutamento alveolar, o nível aumentado de Pt deve ser mantido por um certo período de tempo.[3] Por meio da pausa pós-inspiratória, o fluxo inspiratório cessa, e ocorre uma equalização das pressões dos alvéolos, que apresentam constantes de tempo diferentes, havendo, assim, o recrutamento alveolar.[12] Outros autores sugeriram que o aumento na pressão parcial de oxigênio associado à pausa pós-inspiratória também estaria relacionado com o recrutamento alveolar e com a redução do *shunt* fisiológico,[12] contribuindo para diminuir o assincronismo ventilatório presente.[13]

Ward et al.[14] compararam inspirações máximas não sustentadas e sustentadas por 5 segundos e observaram aumento significativo na pressão parcial de oxigênio quando as inspirações foram sustentadas. Esses autores concluíram que inspirações máximas sustentadas por, no mínimo, 3 segundos seriam mais eficientes que inspirações não sustentadas no tratamento da atelectasia pulmonar, e sugeriram que o aumento na pressão parcial de oxigênio seria um reflexo da abertura de regiões com atelectasia.

Durante a manobra de inspiração máxima, um fluxo inspiratório com velocidade alta deve ser evitado, pois dificulta que o ar atinja as bases pulmonares,[13,15] regiões com maior incidência de atelectasia. Contrariamente, uma inspiração lenta possibilita um fluxo com velocidade baixa, laminar, necessário para atingir vias aéreas periféricas, onde a área de secção transversa é grande.[16]

Levando-se em consideração o exposto anteriormente, a manobra ideal para expandir os alvéolos colapsados deve incluir: o aumento máximo da Pt; a manutenção desse aumento permitindo recrutamento alveolar; a distribuição do ar de maneira uniforme pelo pulmão atingindo a periferia pulmonar; e a manutenção do ganho atingido. Clinicamente, os seguintes parâmetros devem ser monitorados para que esses objetivos sejam alcançados:

- volume inspirado;
- pausa pós-inspiratória;
- velocidade de fluxo inspiratório;
- número de repetições;
- frequência de uso do espirômetro de incentivo.

Equipamentos

Existem, basicamente, dois tipos de espirômetros de incentivo: espirômetros orientados a volume, nos quais um volume predeterminado deve ser atingido, e espirômetros orientados a fluxo, nos quais um fluxo predeterminado deve ser atingido.

Os espirômetros de incentivo a volume têm indicadores da qualidade do fluxo inspiratório. Portanto, durante o uso de aparelhos a volume, deve-se prescrever o volume a ser alcançado e orientar quanto ao fluxo inspiratório (Figura 16.1). Os manuais dos diferentes aparelhos descrevem os indicadores de qualidade de fluxo.

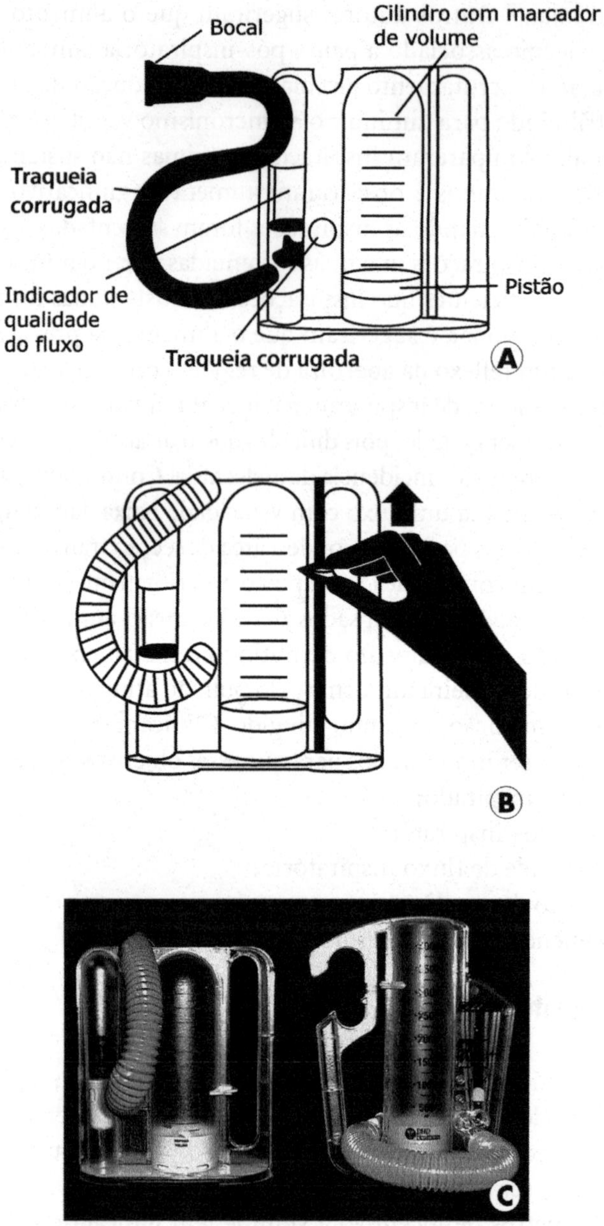

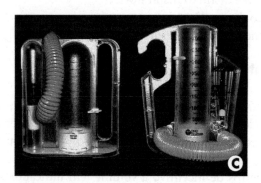

Figura 16.1 Esquema ilustrando as diferentes partes de um espirômetro de incentivo orientado a volume (A), indicação do volume a ser atingido (B) e foto de espirômetros orientados a volume disponíveis no mercado (C).

Os espirômetros de incentivo a fluxo não têm marcador de volume, mas somente escalas numéricas indicando o fluxo inspiratório que deve ser desenvolvido durante a realização das inspirações (Figura 16.2). De acordo com o manual de instruções de uso do espirômetro de incentivo Triflo II, um dos mais utilizados em nosso meio, fluxos inspiratórios de 600 mL/s (correspondem à elevação da primeira esfera através de cilindro graduado) e de 900 mL/s (elevação da primeira e da segunda esferas) permitiriam distribuição uniforme do ar no pulmão. A elevação da terceira esfera não seria recomendada, pois para isso seria necessário uma velocidade de fluxo inspiratório muito alta.[15] Em princípio, é possível estimar o volume inspirado levando-se em consideração que: Fluxo = Volume corrente/Tempo inspiratório. Conhecendo-se o fluxo e o tempo inspiratório, calcula-se o volume.[17]

Há diferentes marcas disponíveis no mercado, dentre elas podemos citar:

- Espirômetros de incentivo orientados a volume: Coach e Coach Jr (DHD Medical Products, Canasota, NY, USA), Voldyne 5000, Voldyne 4000, Voldyne 2500 (Sherwood Medical, St. Louis, MO, USA), Spiroball 4000 (Leventon, Espanha).
- Espirômetros de incentivo orientados a fluxo: Triflo II (DHD Medical Products, Canasota, NY, USA), Respirex (Sherwood Medical, St. Louis, MO, USA), Air$_x$ (Airlife Inc, American Hospital

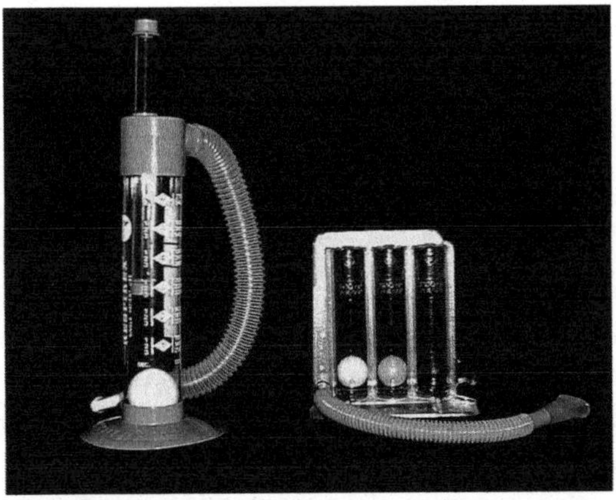

Figura 16.2 Foto de espirômetros orientados a fluxo disponíveis no mercado.

Spply Corp, Montclair, CA), Lung Volume Exerciser (Hudson Oxygen Therapy Sales Co, Tmecula, CA, USA).

Descrição da técnica

A espirometria de incentivo tem como objetivo incentivar, por meio de *feedback* visual e/ou auditivo, a inspiração máxima sustentada, e, assim, prevenir ou reverter o colapso alveolar.[1,2,15]

Para realização da espirometria de incentivo, as instruções ao paciente devem ser fornecidas da forma mais clara possível; o procedimento e os objetivos da técnica devem ser explicados de maneira compreensível, enfatizando-se a importância da cooperação do paciente para a efetividade do tratamento. O paciente deve ser motivado a fazer inspirações máximas imitando o suspiro e instruído a:[2,15,18]

1. Envolver o bocal do aparelho com os lábios, de forma a evitar a entrada de ar externamente a ele, o que comprometeria o volume ou fluxo a ser atingido.
2. Segurar o espirômetro de incentivo na posição vertical, dentro do seu campo de visão.
3. Inspirar profunda e lentamente, tentando manter o fluxo inspiratório constante até atingir o volume ou o fluxo prescritos. Essa inspiração deve ser iniciada a partir da capacidade residual funcional, ponto de equilíbrio do sistema respiratório.
4. Retirar os lábios do bocal.
5. Realizar uma pausa pós-inspiratória de 3 a 5 segundos.
6. Expirar até a capacidade residual funcional, de maneira "suave", sem realizar expiração forçada.
7. Repetir as inspirações no mínimo de 5 a 10 vezes, podendo haver descanso entre elas para evitar a ocorrência de hiperventilação.

Quanto à frequência de uso, é recomendado que o espirômetro de incentivo seja utilizado a cada hora, enquanto o paciente estiver acordado.[1,2,15,18] Uma das propostas para utilização desse recurso consiste na realização das inspirações máximas sustentadas de forma independente, sem a presença do profissional para supervisão direta.[3,18]

Quando o paciente inspira, deve ser possível visualizar o deslocamento de um pistom nos espirômetros orientados a volume ou de esferas nos espirômetros orientados a fluxo. O deslocamento do pistom ou das esferas ocorre através de um cilindro transparente graduado.

Quando se trabalha com espirômetros a volume, deve ser feita a prescrição do volume a ser inspirado. Há a recomendação de que ele deva corresponder a 2 ou 3 vezes o volume corrente do paciente (Volume corrente = 5 a 8 mL/kg de peso corporal) para que a espirometria de incentivo seja eficaz.[13] Outro parâmetro a ser utilizado pode ser o volume máximo inspirado avaliado no período pré-operatório, ou a capacidade inspiratória medida ou predita para o paciente. Segundo esse critério, a espirometria deve começar com a prescrição de volume abaixo do máximo atingido no pré-operatório, devendo esse nível ser reajustado de acordo com a evolução do paciente, até que 80% da capacidade inspiratória seja atingida.[2]

Parâmetros a serem observados durante o acompanhamento do paciente em uso de espirometria de incentivo:[17]

- diminuição da frequência respiratória;
- manutenção de frequência cardíaca dentro de valores normais;
- melhora da ausculta pulmonar;
- melhora de índices de oxigenação;
- radiografia do tórax.

Quando possível, deve-se instruir o paciente no período pré-operatório, iniciando o tratamento após a recuperação da anestesia.[2] Usualmente, utiliza-se a média de volume atingido após um mínimo de 5 inspirações realizadas durante a avaliação pré-operatória, momento em que a técnica é ensinada ao paciente.

Indicações clínicas

O espirômetro de incentivo está indicado nas condições que predispõem o desenvolvimento de atelectasia, como cirurgias abdominais altas, cirurgias torácicas e cirurgias em portadores de doença pulmonar obstrutiva crônica.[18]

A atelectasia é a mais frequente das complicações pulmonares pós-operatórias.[19,20] A estimativa sobre a incidência de complicações pulmonares pós-operatórias varia muito na literatura, dependendo dos critérios usados para definir tais complicações, dos regimes terapêuticos utilizados no pós-operatório, da população estudada, assim como da importância relativa dada aos fatores de risco.[21-26] Entre os fatores de risco relacionados ao paciente, pode-se citar: idade avançada, excesso de peso, desnutrição, história de tabagismo e de doenças respiratórias. Variam também de acordo com o tipo e a duração da cirurgia, o tamanho e o local da incisão cirúrgica, o tipo de anestesia, a analgesia, a dor e a distensão abdominal.[21,27-30] O consenso realizado em Lyon, no ano de 2000, reforçou a indicação da espirometria de incentivo na prevenção de atelectasia no pós-operatório.[31]

Na década de 1980, a espirometria de incentivo foi prescrita para prevenção e tratamento de atelectasia após cirurgias torácicas e abdominais em 95% dos hospitais americanos,[32] assim como em 44% dos hospitais do Reino Unido, após cirurgia de revascularização do miocárdio.[33] Wattie, na década de 1990, relatou que, a despeito de publicações que deixam dúvidas em relação aos seus efeitos, o uso do espirômetro de incentivo no pós-operatório foi de 71% nos hospitais do Reino Unido que realizavam cirurgias cardíacas.[34] O uso dos espirômetros de incentivo está indicado também na presença de alterações pulmonares restritivas associadas à tetraplegia e/ou disfunção diafragmática.[18]

Contraindicações

Para realização da espirometria de incentivo, os pacientes devem estar alertas e conscientes, e devem ser capazes de compreender e seguir as instruções de uso da técnica. Portanto, há contraindicação ao seu uso quando o paciente não pode ser instruído adequadamente, por falta de cooperação ou pela incapacidade de compreender as instruções.[2,18] Em geral, crianças com menos de 4 anos de idade não são capazes de realizar corretamente os exercícios usando espirômetros de incentivo.[2]

Existe também contraindicação quando o paciente é incapaz de respirar profundamente de maneira efetiva (capacidade vital menor que 10 mL/kg, ou capacidade inspiratória menor que 1/3 do previsto).[2,18]

Outra contraindicação ao uso da espirometria de incentivo é quando o paciente apresenta hiperinsuflação pulmonar, pois nesse caso já existe um aumento da capacidade residual funcional. É citado na literatura que pacientes com traqueostomia podem realizar espirometria de incentivo, caso haja indicação, mas é necessário uma adaptação.[18]

Eficácia da espirometria de incentivo

Embora essa terapia seja largamente usada na prevenção e no tratamento das complicações pulmonares pós-operatórias, existe controvérsia em relação a sua eficácia. Alguns autores descreveram resultados que demonstraram a eficácia da espirometria de incentivo,[21,23] enquanto outros não observaram diferenças quando a espirometria de incentivo foi comparada a outras técnicas de fisioterapia respiratória.[22,35-42]

Algumas revisões sistemáticas sobre a espirometria de incentivo já foram realizadas. Thomas e McIntosh,[43] em 1994, realizaram uma revisão sistemática com metanálise sobre a efetividade da espirometria de incentivo, da respiração com pressão positiva intermitente e de inspirações profundas realizadas sem recurso instrumental na prevenção de complicações pulmonares após cirurgia abdominal alta. A espirometria de incentivo e o exercício de inspirações profundas foram considerados mais efetivos do que a ausência de fisioterapia. Um questionamento foi levantado, no entanto, considerando as falhas metodológicas existentes nos estudos analisados.

Overend et al.,[5] em 2001, concluíram que não havia evidência que sustentasse o uso da espirometria de incentivo para diminuir a incidência de complicações pulmonares após cirurgias abdominais altas ou cardíacas. Os autores ressaltaram, no entanto, que houve muitas diferenças metodológicas entre os estudos analisados, e isso pode ter concorrido para o aparecimento das controvérsias.

Pasquina et al.,[44] em 2003, publicaram uma revisão sistemática cujo objetivo foi determinar se a fisioterapia respiratória previne complicações pulmonares após cirurgia cardíaca e qual seria a melhor forma de tratamento. A espirometria de incentivo estava entre as formas de tratamento analisadas. Não foram encontradas evidências sobre qual tratamento previne complicações pulmonares após cirurgia cardíaca. Como nas revisões sistemáticas citadas anteriormente, foram ressaltadas pelos autores as limitações dos estudos analisados, como a ausência de um critério para definição de complicações pulmonares pós-operatórias, seleção inadequada da amostra do estudo, falhas na aplicação dos tratamentos, ausência de controle de cointervenções, ausência de dados sobre adesão ao tratamento, medidas inadequadas dos desfechos de interesse e análise estatística inadequada.

Mais recentemente foram publicadas três revisões que avaliaram o uso da espirometria de incentivo em cirurgias de grande porte,[45] na prevenção de complicações pulmonares após cirurgia abdominal superior[46] e após cirurgia de revascularização cardíaca.[47] Em nenhuma destas revisões foi encontrada evidência sobre a eficácia do uso de espirometria de incentivo no manejo de pacientes cirúrgicos ou para a prevenção de complicações pulmonares após cirurgia abdominal superior ou de revascularização cardíaca.

No entanto, Guimarães et al.[46] ressaltaram que há necessidade de grandes ensaios clínicos randomizados de alto rigor metodológico, a fim de definir qualquer benefício da utilização de espirometria de incentivo em relação à mortalidade no pós-operatório de cirugias abdominais; e Freitas et al.[47] reiteraram que tendo em vista o pequeno número de pacientes estudados e falhas metodológicas, um ensaio com devido rigor metodológico é necessário para determinar aqueles pacientes que podem se beneficiar da espirometria de incentivo após cirurgia de revascularização cardíaca.

Muito do sucesso dessa abordagem fisioterapêutica depende da instrução correta que é dada ao paciente, assim como de sua compreensão para garantir maior adesão.[48] Uma vantagem potencial da espirometria de incentivo é que os pacientes podem assumir maior grau de independência em seu tratamento, o que proporciona redução do tempo de contato direto do terapeuta com o paciente.[49] Esse fator significa, *a priori*, redução de custo. Se o profissional precisar supervisionar o uso do espirômetro de incentivo para assegurar adesão, os benefícios e suas implicações em relação à independência e ao custo podem ficar comprometidos.

Espirometria de incentivo X Trabalho respiratório

Durante a respiração, os músculos respiratórios trabalham para vencer a resistência das vias aéreas e dos tecidos – trabalho respiratório resistivo – e para vencer a retração elástica pulmonar e da caixa torácica – trabalho respiratório elástico. Na respiração de repouso, a expiração é passiva, pois a força de retração elástica é suficiente para vencer a resistência ao fluxo do ar expirado.[16]

Algumas situações podem levar ao aumento do trabalho respiratório, como a presença de doenças pulmonares obstrutivas e restritivas.[50] No período pós-operatório, o aumento da pressão abdominal, a diminuição dos volumes pulmonares, a presença de áreas de atelectasia e a retenção de secreção afetam a mecânica respiratória, o que leva ao aumento do trabalho respiratório.[28]

Durante a realização da espirometria de incentivo, o trabalho respiratório pode ser influenciado pelo equipamento utilizado. Mang e Obermayer[51] avaliaram, por meio de um modelo de pulmão, seis diferentes espirômetros de incentivo, três a volume (Coach, Coach Jr e Voldyne 5000) e três a fluxo (Air_x, Lung Volume Exerciser e Triflo II). Foram observadas diferenças significativas no trabalho respiratório imposto pelos diferentes espirômetros de incentivo (classificados em três grupos homogêneos, em ordem crescente em termos de trabalho respiratório imposto): (1) Air_x, (2) Voldyne 5000 e Coach, (3) Triflo II, Lung Volume Exerciser e Coach Jr. Surpreendentemente, o Coach Jr (pediátrico) impôs um trabalho respiratório maior que o Coach. Com exceção do Coach Jr, que é um espirômetro de incentivo orientado a volume, os outros dois que impuseram maior trabalho respiratório são orientados a fluxo (Triflo II e Lung Volume Exerciser).

Weindler e Kiefer[52] avaliaram o impacto do trabalho respiratório imposto por dois diferentes espirômetros de incentivo (Coach, orientado a volume, e Mediflo, orientado a fluxo) utilizados por pacientes no pós-operatório de cirurgias torácicas, abdominais e toracoabdominais. Em ambos os grupos estudados – pacientes com alto risco e pacientes com risco moderado para complicações pulmonares pós-operatórias –, o trabalho imposto pelo espirômetro de incentivo orientado a fluxo foi duas vezes maior do que o observado durante o uso do espirômetro de incentivo a volume, o que reduziu significativamente a capacidade inspiratória dos pacientes durante o uso do espirômetro a fluxo.

O trabalho respiratório imposto pelos espirômetros de incentivo a fluxo pode estar relacionado ao peso e ao tamanho da esfera a ser levantada, ao formato e ao diâmetro do cilindro e à relação entre esses fatores.[51,52] Além disso, a diferença no trabalho respiratório imposto observada entre os espirômetros de incentivo orientados a volume e a fluxo pode estar relacionada ao deslocamento predominante do tórax ou do abdome durante a espirometria de incentivo.

Quando o padrão de recrutamento dos músculos respiratórios ocorre preferencialmente sem o diafragma, o que é observado quando o movimento torácico é predominante, o trabalho respiratório imposto pode ser maior.[53]

A configuração toracoabdominal foi avaliada por meio da pletismografia respiratória por indutância, durante a realização da espirometria de incentivo em sujeitos normais, em decúbito dorsal, com 45º de elevação da cabeceira.[56] Foi observado maior movimento da caixa torácica durante o uso de espirômetros de incentivo orientados a fluxo (Respirex e Triflo II) em comparação aos espirômetros orientados a volume (Coach e Voldyne).

Os espirômetros de incentivo orientados a volume foram relacionados a menor trabalho respiratório adicional imposto em relação aos espirômetros a fluxo, o que permitiu aos pacientes atingirem maior volume inspirado no estudo de Weindler e Kiefer.[52] Além disso, espirômetros de incentivo a volume permitiram maior movimento do compartimento abdominal,[54] o que pode estar relacionado a um menor trabalho respiratório. Esses fatores podem ter significância clínica, e deveriam ser considerados na implementação da espirometria de incentivo.

Espirometria de incentivo X Posição corporal

O posicionamento do paciente durante a realização da espirometria de incentivo deve permitir que ele fique confortável e, ao mesmo tempo, permitir que o espirômetro de incentivo seja segurado na posição vertical pelo paciente, ficando próximo do seu campo de visão.

Parece não haver determinação sobre a posição exata em que o paciente deve ficar para realizar a espirometria de incentivo. Sabe-se, no entanto, que a posição corporal é um dos fatores que influenciam o deslocamento abdominal, pressuposto básico para a ventilação das bases pulmonares.[53] Melendez et al.[55] realizaram um estudo com o objetivo de caracterizar o deslocamento dos compartimentos torácico e abdominal, em pacientes submetidos a toracotomia, em função do ângulo de inclinação da cabeceira durante a realização da espirometria de incentivo orientado a volume. Esses autores observaram uma diminuição significativa do deslocamento abdominal durante a espirometria de incentivo realizada com a inclinação de 60º, quando comparada à inclinação de 30º.

A influência da posição corporal na configuração toracoabdominal e no volume corrente foi avaliada durante a realização da espirometria de incentivo em indivíduos saudáveis.[54] Houve maior contribuição do compartimento abdominal para o volume corrente com inclinação de 30º em relação à inclinação de 45º. Esses resultados foram semelhantes aos obtidos por Melendez et al.,[55] que observaram maior deslocamento abdominal a 30º.

Já foi demonstrado que durante a respiração de repouso há um aumento da contribuição do compartimento abdominal para o volume corrente em decúbito dorsal,[57] e que isso poderia estar relacionado à relação comprimento/tensão favorável do diafragma, facilitando sua contração.[58] Esse fato poderia explicar o observado quando se utiliza 30º de inclinação. Considerando essas observações e os resultados dos estudos realizados, tanto com pacientes no pós-operatório de cirurgia abdominal e torácica como com indivíduos saudáveis,[55,56,59] é provável que a inclinação de 30º possibilite melhor desempenho do paciente durante a realização da espirometria de incentivo.

Nos estudos que avaliaram a influência da posição corporal no volume corrente durante a realização da espirometria de incentivo, não foram observadas diferenças significativas quando se comparou o volume atingido nas diferentes posições corporais.[55,56]

A espirometria de incentivo está indicada nas condições que predispõem o desenvolvimento de complicações pulmonares pós-operatórias, especialmente a atelectasia. Embora essa terapia seja largamente usada no período pós-operatório, existe controvérsia em relação a sua eficácia. Em parte, os resultados conflitantes na literatura são atribuídos a limitações dos estudos, como falhas na aplicação do tratamento e ausência de dados sobre adesão. Para que se tenha sucesso no tratamento com a espirometria de incentivo é importante que o paciente seja corretamente instruído e o fisioterapeuta acompanhe a adesão ao tratamento.

A Tabela 16.1 apresenta, de forma resumida, estudos que avaliaram a eficácia dos espirômetros de incentivo.

Pontos-chave

- O objetivo terapêutico primário da espirometria de incentivo é promover, por meio de *feedback* visual e/ou auditivo, a inspiração máxima sustentada, e, assim, prevenir ou reverter o colapso alveolar.
- A manobra ideal para expandir os alvéolos colapsados deve incluir: aumento do volume pulmonar, pausa pós-inspiratória e fluxo inspiratório com velocidade baixa.
- O número de repetições e a frequência de uso do espirômetro de incentivo, o tipo de equipamento (orientado a volume ou a fluxo) e o posicionamento do paciente são fatores que podem influenciar nos resultados esperados com a espirometria de incentivo.

Tabela 16.1 Descrição resumida de alguns estudos que avaliaram a eficácia da espirometria de incentivo.

Autores	Amostra	Descrição resumida	Principais resultados
Celli et al. (1984)	N = 172 Cirurgia abdominal alta e baixa	4 grupos. Compararam RPPI; EI; EIP; grupo controle (sem intervenção). A EI foi feita 4x/dia com um mínimo de 10 inspirações. *Follow-up* de no máximo 4 dias. Supervisão em todas as sessões.	A incidência de complicações clínicas foi menor nos grupos tratados (21 a 22%) em relação ao controle (48%) ($p < 0,05$). Sem diferença significativa entre os grupos de tratamento. O tempo de estadia hospitalar foi menor com o grupo EI.
Stock et al. (1984)	N = 38 Cirurgia cardíaca	3 grupos. Compararam EIP + tosse; EI a volume; CPAP. Supervisão em todas as sessões. A EI foi feita por 15 minutos a cada 2 horas (paciente acordado). Foram dadas instruções no pré-operatório. *Follow-up* de 3 dias.	Observaram redução significativa dos valores da prova de função pulmonar nos 3 grupos após a cirurgia. Não houve diferença significativa entre os grupos em relação a valores de função pulmonar, gasometria arterial, incidência de atelectasia e sons respiratórios diminuídos.
Stock et al. (1985)	N = 65 Cirurgia abdominal alta	3 grupos. Compararam EIP + tosse; EI a volume; CPAP. A EI foi feita por 15 minutos a cada 2 horas (paciente acordado). Foram dadas instruções pré-operatórias. *Follow-up* de 3 dias. Sem supervisão. A adesão foi registrada pelo paciente em formulário próprio.	A recuperação da função pulmonar foi similar entre os grupos. A prevalência de atelectasia nas primeiras 72 horas foi de 23% com CPAP, 41% com EI, 42% com EIP + tosse. A proporção de picos de febre foi similar nos 3 grupos. Um paciente do grupo EIP + CPAP e um do grupo EI preencheram critérios diagnósticos para pneumonia.
Schwieger et al. (1986)	N = 40 Colecistectomia	Compararam o EI com grupo controle. Supervisão em todas as sessões. A EI foi feita por 5 minutos a cada hora (paciente acordado), 12 vezes ao dia durante 3 dias.	Não observaram diferença significativa em relação à incidência de complicações pulmonares, evolução clínica, medidas espirométricas e PaO_2.
Jenkins et al. (1989)	N = 110 Cirurgia cardíaca	Compararam FC com FC + EI e FC + EIP. No 1º e 2º DPO supervisão 2x/dia, e 1x/dia do 3º ao 5º DPO. Foram dadas instruções no pré-op. Foram feitas no mínimo 10 respirações a cada hora (vigília), durante 5 dias.	A frequência de complicações pulmonares (10%) não diferiu significativamente entre os grupos. A artéria mamária interna foi associada a uma redução mais acentuada de volumes pulmonares do que a veia safena.

(continua)

Autores	Amostra	Descrição resumida	Principais resultados
Davies et al. (1990)	N = 26 Cirurgia abdominal baixa	Compararam EI e EIP + tosse. Foram feitos a cada 2 horas (paciente acordado) no período de 9h às 21h. A adesão foi registrada pelo paciente em formulário próprio. Foram dadas instruções no pré-operatório. A deambulação foi incentivada.	O percentual da diminuição da excursão diafragmática no PO, observada através de raio X, foi similar entre os grupos. Não observaram diferença na frequência de CPs e nos valores da função pulmonar entre os grupos.
Oikkonen et al. (1991)	N = 52 Cirurgia cardíaca	Compararam FC + EI a volume com FC + RPPI EI: 5 repetições a cada hora (paciente acordado); RPPI: 4x/dia com mínimo de 10 inspirações. Foram dadas instruções no pré-operatório. Supervisão pelo menos 1x/dia.	A frequência de atelectasias, os valores de PaO_2 e $PaCO_2$, CV e *peak-flow* não diferiram significativamente entre os grupos.
Crowe e Bradley (1997)	N = 185 Cirurgia cardíaca	Compararam FC com FC + EI a volume. EI foi realizado a cada hora (paciente acordado). *Follow-up* até a alta hospitalar. Supervisão pelo menos 1x/dia. Não foram dadas instruções pré-operatórias.	Valores de VEF_1, CVF, $SatO_2$, tempo de estadia hospitalar, incidência de atelectasia e infecção pulmonar não diferiram entre os grupos.
Gosselink et al. (2000)	N = 67 Ressecção pulmonar ou esofágica	Compararam FC com FC + EI a volume EI: 2 séries de 5 a 10 repetições a cada hora (paciente acordado). *Follow-up* até a alta hospitalar. Supervisão pelo menos 1x/dia. Foram dadas instruções no pré-operatório.	VEF_1 e peso corporal no grupo do EI foram significativamente maiores. Não observaram diferença entre os grupos em relação a recuperação da função pulmonar, frequência de atelectasias e estadia hospitalar.
Dias et al. (2008)	N = 12 Cirurgia abdominal	Compararam EI (a volume) e *breath stacking*. Os pacientes foram treinados no pré-operatório. No 1° DPO, cada técnica foi realizada 5x, em ordem randomizada.	A CI foi maior durante o *breath stacking* do que durante o uso de EI, tanto no pré-operatório como no PO. Houve redução significativa dos volumes no PO, independentemente da técnica realizada.

(*continua*)

Autores	Amostra	Descrição resumida	Principais resultados
Renault et al. (2009)	N = 36 Cirurgia cardíaca	Os pacientes foram divididos randomicamente em dois grupos: EIP (n = 18) e EI a fluxo (n = 18). Os pacientes foram orientados a realizar série de 10x a cada 2 horas.	Não foram observadas diferenças significativas nas pressões respiratórias máximas, variáveis espirométricas e $SatO_2$ entre os grupos.
Zoremba et al. (2009)	N = 60 (obesos) Cirurgias periféricas de pequeno porte	Os pacientes foram divididos em dois grupos: controle (sem exercícios respiratórios); tratamento, em que foram realizados exercícios com EI, 15x a cada 10 a 15 minutos nas 2 horas pós-extubação, sob supervisão, na posição assentada.	Os valores de função pulmonar, medidos nas primeiras horas e 24 horas após a cirurgia, foram maiores no grupo tratamento em relação ao grupo controle.
Cattano et al. (2010)	N = 37 Cirurgia bariátrica laparoscópica	Os pacientes foram orientados a usar EI no pré-operatório. Compararam o grupo controle (instrução para uso de EI 3 repetições, 1x/dia) e o grupo tratamento (EI 10 repetições, 5x/dia).	Não houve diferença significativa entre os dois grupos com relação às medidas de função pulmonar.
Ferreira et al. (2010)	N = 16 Cirurgia cardíaca	Compararam dois protocolos: orientações (n = 8, controle); EI (a volume) + EPAP (n = 8, intervenção). No 1° DPO, iniciou-se a intervenção: 12 a 18 respirações por minuto, sessão de 15 minutos, 2x/dia com supervisão e orientação para realizar exercícios mais 2x sem supervisão. Após alta: orientação para realizar exercícios 2x/dia, por 4 semanas.	Dezoito meses após a cirurgia, a pontuação para dispneia e a sensação de esforço após o TC6 foram maiores no grupo controle. Na avaliação da qualidade de vida, o resultado relacionado a limitações físicas foi melhor no grupo EI + EPAP.
Kundra et al. (2010)	N = 50 Colecistectomia laparoscópica	Os pacientes foram randomizados em controle (n = 25), EI no pós-operatório e tratamento (n = 25). Neste grupo, os pacientes foram instruídos a realizar exercícios com EI no pré-operatório, 15x, a cada 4 horas, por uma semana.	Houve melhora significativa da função pulmonar após espirometria de incentivo pré-operatório. A função pulmonar foi melhor preservada no grupo tratamento comparado com o grupo controle.

(*continua*)

Autores	Amostra	Descrição resumida	Principais resultados
Silva et al. (2010)	N = 19 Laparotomia	Uma única sessão de 40 minutos, com EI (a fluxo), exercícios de reexpansão pulmonar e propriocepção diafragmática foi realizada. Todos os exercícios foram feitos em série única de 10x, exceto a propriocepção (15x).	Observaram aumento de VM, VC, PImáx e PEmáx, e também aumento do quadro de dor após o procedimento fisioterapêutico.
Tomich et al. (2010)	N = 24 (obesos) Cirurgia bariátrica	Pacientes realizaram EI orientada a volume, EI orientada a fluxo e exercício diafragmático, no segundo dia de pós-operatório.	Houve maior VC durante o uso de EI a fluxo ou a volume (*versus* ERD), menor FR com EI a volume (*versus* a fluxo), e maior VM com EI (*versus* ERD). Houve aumento na assincronia toracoabdominal, especialmente durante a EI a fluxo.
Yamaguti et al. (2010)	N = 17 Indivíduos sadios	Avaliaram a mobilidade diafragmática, por método ultrassonográfico, durante exercícios diafragmáticos e durante o uso de EI a volume e a fluxo.	A espirometria de incentivo a volume e o exercício diafragmático promoveram maior mobilidade diafragmática do que a espirometria de incentivo a fluxo.
Dias et al. (2011)	N = 35 Cirurgia cardíaca	Compararam três protocolos: tosse e mobilização; tosse, mobilização + EI (a volume); tosse, mobilização + *breath stacking*. Os exercícios foram realizados 2x/dia, por 5 dias.	Os protocolos foram equivalentes no que se refere à recuperação da CVF nos primeiros 5 dias de PO. Quando comparada à EI, a técnica *breath stacking* promoveu maiores volumes inspiratórios.

CI = capacidade inspiratória; CPAP = pressão positiva contínua nas vias aéreas; CPs = complicações pós-operatórias; CV = capacidade vital; CVF = capacidade vital forçada; DPO = dia pós-operatório; EI = espirômetro de incentivo; EIP = exercícios de inspirações profundas; EPAP = pressão expiratória positiva nas vias aéreas; ERD = exercício respiratório diafragmático; FC = Fisioterapia convencional; FR = frequência respiratória; PaO_2 = pressão arterial de oxigênio; $PaCO_2$ = pressão arterial de gás carbônico; PEmáx = pressão expiratória máxima; PImáx = pressão inspiratória máxima; PO = pós-operatório; RPPI = respiração com pressão positiva intermitente; $SatO_2$ = saturação arterial de oxigênio; TC6 = teste de caminhada de 6 minutos; VC = volume corrente; VEF_1 = volume expiratório no 1° segundo; VM = volume minuto.

Referências Bibliográficas

1. Bartlett RH et al. Respiratory maneuvers to prevent postoperative pulmonary complications. A critical review. JAMA 1973; 224(7): 1017-21.
2. Douce FH. Incentive spirometry and others aids to lung inflation. In: Barnes G. Core text book. New York: McGraw Hill, 1994. p.231-41.
3. Bakow ED. Sustained maximal inspiration - a rationale for its use. Respiratory Care 1977; 22(4): 379-82.
4. Branson RD, Hess DR, Chatburn RL. Devices for chest physiotherapy, incentive spirometry, and intermittent positive-pressure breathing. In 1995; 12: 245-63.
5. Overend TJ et al. The effect of incentive spirometry on postoperative pulmonary complications. Chest 2001; 120(3): 971-8.
6. Bendixen HH et al. Pattern of ventilation in young adults. J Appl Physiol 1964; 19(2): 195-8.
7. Knelson JH et al. Effect of respiratory pattern on alveolar gas exchange. J Appl Physiol 1970; 29(3): 328-31.
8. Leff A, Schumacker P. Mecânica pulmonar: estática. In: Fisiologia respiratória - fundamentos e aplicações. Interlivros, 1996. p.3-50.
9. Oyarzún MJ, Clements JA. Ventilatory and cholinergic control of pulmonary surfactant in the rabbit. J Appl Physiol 1977; 43(1): 39-45.
10. Williams JV et al. Surface forces in the lung, atelectais, and transpulmonary pressure. J Appl Physiol 1966; 21(3): 819-27.
11. West JB. Mecânica da respiração. In: Fisiologia respiratória moderna. São Paulo: Editora Manole LTDA., 1996. p.83-108.
12. Anthonisen NR. Effect of volume and volume history of the lungs on pulmonary shunt flow. J Appl Physiol 1964; 207(1): 235-8.
13. Postiaux G. As principais técnicas fisioterapêuticas de higiene broncopulmonar em pediatria (manuais, não instrumentais). In: Postiaux G. Fisioterapia respiratória pediátrica: o tratamento guiado por ausculta pulmonar. Porto Alegre: Artmed, 2004. p.135-233.
14. Ward RJ et al. An evaluation of postoperative respiratory manuevers. Surgery, Gynecology & Obstetrics 1966; 7: 51-4.
15. Wojciechowski WV. Incentive spirometers, secretion evacuation devices, and inspiratory muscle training devices. In: Barnes G. Core text book. New York: McGraw Hill, 1994. p.499-522.
16. Altose MD. Mecânica pulmonar. In: Fishman AP. Diagnóstico das doenças pulmonares. São Paulo: Manole, 1992. p.179-92.
17. Wilkins RL, Scanlan CL. Terapia de expansão pulmonar. In: Fundamentos de terapia respiratória de Egan. Manole, 2000. p.797-816.

18. AARC. Clinical Practice Guideline - Incentive Spirometry. Respiratory Care 1991; 36: 1402-5.
19. Martin LF et al. Postoperative pneumonia. Arch Surg 1984; 119: 379-83.
20. Ford GT. Toward prevention of postoperative pulmonary complications. Am Rev Respir Dis 1984; 130: 4-5.
21. Celli BR et al. A controlled trial of intermittent positive pressure breathing, incentive spirometry, and deep breathing exercises in preventing pulmonary complications after abdominal surgery. Am Rev Respir Dis 1984; 130(1): 12-5.
22. Hall JC et al. Incentive spirometry versus routine chest physiotherapy for prevention of pulmonary complications after abdominal surgery. The Lancet 1991; 337(20): 953-6.
23. Hall JC et al. Prevention of respiratory complications after abdominal surgery: a randomised clinical trial. BMJ 1996; 312(7024): 148-52.
24. Lawrence VA et al. Risk of pulmonary complications after elective abdominal surgery. Chest 1996; 110(3): 744-50.
25. Brooks-Brunn JA. Predictors of postoperative pulmonary complications following abdominal surgery. Chest 1997; 111(3): 564-71.
26. Pereira ED et al. Prospective assessment of the risk of postoperative pulmonary complications in patients submitted to upper abdominal surgery. Sao Paulo Med J 1999; 117(4): 151-60.
27. Craig DB. Postoperative recovery of pulmonary function. Anesth Analg 1981; 60(1): 46-52.
28. Marini JJ. Postoperative atelectasis: pathophysiology, clinical importance, and principles of management. Respiratory Care 1984; 29(5): 516-22.
29. Rezaiguia S, Jayr C. Prévention des complications respiratoires après cherurgie abdominale. Ann Fr Anesth Reanim 1996; 15(5): 623-46.
30. Olsen FM et al. Randomized controlled trial of prophylactic chest physiotherapy in major abdominal surgery. Br J Surg 1997; 84(11): 1535-8.
31. Feltrim MIZ, Parreira VF. Fisioterapia Respiratória - Consenso de Lyon, São Paulo, 2000. p.1. (abstract)
32. O'Donohue WJJ. National survey of the usage of lung expansion modalities for the prevention and treatment of postoperative atelectasis following abdominal and thoracic surgery. Chest 1985; 87(1): 76-80.
33. Jenkins SC, Soutar SA. A survey into the use of incentive spirometry following coranary artery by-pass graft surgery. Physiotherapy 1986; 72: 492-3.
34. Wattie J. Incentive spirometry following coronary artery bypass surgery. Physiotherapy Canada 1998; 84(10): 508-14.
35. Stock MC et al. Prevention of postoperative pulmonary complications with CPAP, incentive spirometry, and conservative therapy. Chest 1985; 87(2): 151-7.

36. Schwieger I et al. Absence of benefit of incentive spirometry in low-risk patients undergoing elective cholecystectomy. A controlled randomized study. Chest 1986; 89(5): 652-6.
37. Jenkins SC et al. Physiotherapy after coronary artery surgery: are breathing exercises necessary? Thorax 1989; 44(8): 634-9.
38. Davies BL et al. The efficacy of incentive spirometers in post-operative protocols for low-risk patients. Can J Nurs Res 1990; 22(4): 19-36.
39. Vilaplana J et al. Ineficacia de la espirometria incentiva como coadyuvante de la fisioterapia conventional en la prevención de las complicaciones respiratorias postoperatorias de la cirurgia torácica y esofagica. Rev Esp Anestesiol Reanim 1990; 37(6): 321-5.
40. Oikkonen M et al. Comparison of incentive spirometry and intermittent positive pressure breathing after coronary artery bypass graft. Chest 1991; 99(1): 60-5.
41. Crowe JM, Bradley CA. The effectiveness of incentive spirometry with physical therapy for high-risk patients after coronary artery bypass surgery. Phys Ther 1997; 77(3): 260-8.
42. Gosselink R et al. Incentive spirometry does not enhance recovery after thoracic surgery. Crit Care Med 2000; 28(3): 679-83.
43. Thomas JA, McIntosh JM. Are incentive spirometry, intermittent positive pressure breathing, and deep breathing exercises effective in the prevention of postoperative pulmonary complications after upper abdominal surgery? A systematic overview and meta-analysis. Phys Ther 1994; 74(1): 3-10.
44. Pasquina P et al. Prophylactic respiratory physiotherapy after cardiac surgery: systematic review. BMJ 2003; 327(7428): 1379.
45. Carvalho CF et al. Incentivador respiratório em cirurgias de grande porte: uma revisão sistemática. Rev Bras Fisiot 2011; 15(5): 343-50.
46. Guimarães MMF et al. Incentive spirometry for prevention of postoperative pulmonary complications in upper abdominal. Cochrane Database of Systematic reviews, Issue 01, 2012.
47. Freitas ERFS et al. Incentive spirometry for preventing of pulmonary complications after coronary artery bypass graft. Cochrane Database of Systematic reviews 2012 Sep 12; 9: CD004466.
48. Grant-Paterson L, Moodie NB. Incentive spirometry: an adjunct to chest physiotherapy. Physiotherapy Canada 1985; 37(6): 388-93.
49. Hall JC et al. The cost-efficiency of incentive spirometry after abdominal surgery. Aust N Z Surg 1993; 63: 356-9.
50. Ruppel GL. Ventilação. In: Scanlan CL, Wilkins RL, Stoller JK. Fundamentos da Terapia Respiratória de Egan. São Paulo: Manole, 2000. p.205-26.

51. Mang H, Obermayer A. Imposed work of breathing during sustained maximal inspiration: comparison of six incentive spirometers. Respiratory Care 1989; 34(12): 1122-8.
52. Weindler J, Kiefer T. The efficacy of postoperative incentive spirometry is influenced by the device-specific imposed work of breathing. Chest 2001; 119(6): 1858-64.
53. Roussos CS et al. Voluntary factors influencing the distribution of inspired gas. Am Rev Respir Dis 1977; 116: 457-67.
54. Parreira VF et al. Assessment of tidal volume and thoracoabdominal motion using volume and flow-oriented incentive spirometers in healthy subjects. Bras J Med Biol Res 2005; 38(7): 1105-12.
55. Melendez JA et al. Postthoracotomy respiratory muscle mechanics during incentive spirometry using respiratory inductance plethysmography. Chest 1992; 101(2): 432-6.
56. Parreira VF et al. Avaliação do volume corrente e da configuração toracoabdominal durante o uso de espirômetros de incentivo a volume e a fluxo, em sujeitos saudáveis: influência da posição corporal. Rev Bras Fisioter 2004; 8(1): 45-51.
57. Sharp JT et al. Relative contribution of the rib cage and abdomen to breathing in normal subjects. J appl Physiol 1975; 39(4): 608-18.
58. Braun NMT et al. Force-length relationship of the normal human diaphragm. J Appl Physiol 1982; 53(2): 405-12.
59. Chuter TA et al. Effect of incentive spirometry on diaphragmatic function after surgery. Surgery 1989; 105(4): 488-93.
60. Dias CM et al. Inspirometria de incentivo e breath stacking: repercussões sobre a capacidade inspiratória em indivíduos submetidos à cirurgia abdominal. Rev Bras Fisiot 2008; 12(2): 94-9.
61. Renault JA, Costa-Val R, Rosseti MB. Comparação entre exercícios de respiração profunda e espirometria de incentivo no pós-operatório de cirurgia de revascularização do miocárdio. Rev Bras Cir Cardiovasc 2009; 24(2): 165-72.
62. Zoremba M et al. Short-term respiratory physical therapy treatment in the PACU and influence on postoperative lung function in obese adults. Obes Surg 2009; 19(10): 1346-54.
63. Cattano D et al. Preoperative use of incentive spirometry does not affect postoperative lung function in bariatric surgery. Transl Res 2010; 156(5): 265-72.
64. Ferreira GM et al. Incentive spirometry with expiratory positive airway pressure brings benefits after myocardial revascularization. Arq Bras Cardiol 2010; 94(2): 230-5.
65. Kundra P. Effect of preoperative and postoperative incentive spirometry on lung functions after laparoscopic cholecystectomy. Surg Laparosc Endosc Percutan Tech 2010; 20(3): 170-2.

66. Silva FA et al. Tratamento fisioterapêutico no pós-operatório de laparotomia. J Health Sci Inst 2010; 28(4): 341-4.
67. Tomich GM et al. Effects of breathing exercises on breathing pattern and thoraco-abdominal motion after gastroplasty. J Bras Pneumol 2010; 36(2): 197-204.
68. Yamaguti WPS et al. Mobilidade diafragmática durante espirometria de incentivo orientada a fluxo e a volume em indivíduos sadios. J Bras Pneumol 2010; 36(6): 738-45.
69. Dias CM et al. Três protocolos fisioterapêuticos: efeitos sobre os volumes pulmonares após cirurgia cardíaca. J Bras Pneumol 2011; 37(1): 54-60.

2

Capítulo 17

VENTILAÇÃO NÃO INVASIVA NO PÓS-OPERATÓRIO DE CIRURGIAS ABDOMINAIS E TORÁCICAS

Verônica Franco Parreira

SUMÁRIO

Introdução

A presença de complicações pulmonares representa uma das principais causas de morbidade e mortalidade após cirurgias cardíacas e abdominais. A incidência dessas complicações varia em função do tipo de cirurgia e incisão, dos agentes anestésicos utilizados, dos fatores de risco individuais e dos métodos utilizados para avaliá-las em cada estudo.[1-4]

No pós-operatório, a maioria dos pacientes apresenta alguma combinação de taquipneia, taquicardia, diminuição da complacência e aumento do *shunt* pulmonar, atelectasia e/ou pneumonia e diminuição dos volumes e capacidades pulmonares. Considerando-se que as complicações pulmonares de significância clínica estão relacionadas às mudanças observadas na função pulmonar, minimizar essas alterações pode evitar repercussões pulmonares mais graves.

A anormalidade na mecânica pulmonar após cirurgia abdominal ou cardíaca é caracterizada por um padrão restritivo com redução da capacidade vital (CV) e da capacidade residual funcional (CRF).[1,5] A CV e a capacidade vital forçada (CVF) estão geralmente reduzidas até aproximadamente 40 a 50% dos valores pré-operatórios[3,6-9] durante um período de, no mínimo, 10 a 14 dias. A CRF é reduzida a cerca de 70% dos níveis pré-operatórios,[1,7,9-12] retornando ao normal no período de 7 a 10 dias. A diminuição na CRF está associada à redução na complacência pulmonar, ao aumento do trabalho respiratório, ao desequilíbrio na relação ventilação/perfusão (V/Q) e à redução na pressão parcial arterial de oxigênio(PaO_2) no pós-operatório.[1,13,14] A relação entre a incidência de complicações respiratórias e a diminuição das capacidades pulmonares em pacientes submetidos à cirurgia abdominal foi analisada em um estudo randomizado. Observou-se que a CV e a CRF no 1º, 3º e 5º dias de pós-operatório (DPO) foram menores nos pacientes que desenvolveram atelectasias e pneumonias quando comparadas àqueles que não apresentaram tais complicações.[15] Assim, o aparecimento de complicações parece estar relacionado ao atraso no tempo de recuperação da CV e CRF no pós-operatório. Além dos efeitos usuais do posicionamento em decúbito dorsal e do uso de anestésicos, a redução da CRF nos pacientes submetidos à cirurgia cardíaca é ainda mais acentuada pelo colapso pulmonar inerente ao próprio procedimento cirúrgico.[14]

Os fatores de risco associados às complicações pulmonares foram amplamente avaliados na literatura.[4,9,16] Atelectasias e pneumonias, causadas por modificações na mecânica respiratória, são as principais complicações pulmonares decorrentes das cirurgias abdominais e cardíacas.[1,9,15,17-22]

A literatura sugere que tanto o padrão respiratório restritivo como a hipoxemia, presentes após cirurgias abdominais ou cardíacas, não podem ser prevenidos, mas modificados. A base das abordagens terapêuticas utilizadas é a manutenção ou a restituição da CRF,[1] que pode ser alcançada por meio da ventilação não invasiva (VNI), realizada com pressão positiva contínua nas vias aéreas ou com dois níveis de pressão positiva.[3,4,6,7,11,18-20,23,24]

Histórico da ventilação não invasiva

Ventilação artificial não invasiva refere-se aos métodos de ventilação artificial que são realizados sem transpor as vias aéreas superiores. Isso exclui, portanto, o uso de tubos endotraqueais ou cânulas de traqueostomia. É difícil citar com precisão a data do início do uso da ventilação mecânica não invasiva. Entretanto, já em 1832, John Daziel (Inglaterra) registrou na literatura um *tank ventilator*. Esse ventilador, no qual a pressão negativa peritorácica era obtida por meio de um fole, foi utilizado no tratamento de falência respiratória. Porém, só em 1928 o pulmão de aço, um ventilador construído por Drinker e colaboradores, nos Estados Unidos, começou a ser utilizado na ventilação artificial.[25] Em 1987, Ellis et al. [26] publicaram os resultados de um estudo em que foi comparado o uso de pressão positiva e negativa em pacientes com insuficiência respiratória crônica, sendo observada a superioridade da pressão positiva. Desde então a VNI tem sido realizada de forma preponderante por meio da aplicação de pressão positiva, com o uso de máscaras nasais ou faciais.

Objetivos da ventilação não invasiva

Um dos principais objetivos da VNI, quando utilizada em pacientes em pós-operatório de cirurgias, é evitar a reintubação daqueles que apresentam insuficiência respiratória aguda.[27] Além disso, outros objetivos podem ser listados, tais como:[28]

- eliminar os sintomas da insuficiência respiratória;
- reduzir o trabalho respiratório;
- melhorar ou estabilizar a hematose;
- proporcionar maior conforto ao paciente.

Modo de ação

Meyer e Hill[29] sugerem que a utilização da VNI promova o aumento da complacência do sistema respiratório por reverter microatelectasias do pulmão, diminuindo então o trabalho respiratório e aumentando a CVF, sem necessariamente promover mudanças nos índices de força dos músculos respiratórios. O uso da VNI é geralmente acompanhado por alterações do padrão respiratório (aumento do volume corrente e redução da frequência respiratória) e, muitas vezes, o aumento da ventilação minuto é observado,[30] assim como a melhora nos valores da gasometria arterial. Um dos objetivos fisiológicos da VNI é a normalização da pressão parcial arterial de gás carbônico ($PaCO_2$) e a melhora da PaO_2.[30,31]

Iniciando a ventilação não invasiva

A seguir, encontram-se listados alguns passos para se iniciar a VNI:[28,32]

- explicar com clareza e cuidado os procedimentos que serão realizados, transmitindo segurança e estabelecendo uma relação de confiança, conseguindo, assim, a colaboração por parte do paciente, item importante para o sucesso da terapêutica;
- observar e avaliar os seguintes dados clínicos e laboratoriais apresentados pelo paciente:
  - frequência respiratória;
  - padrão respiratório;
  - uso de musculatura acessória da respiração;
  - saturação periférica da hemoglobina em oxigênio (SpO_2);
  - níveis de pressão arterial;
  - gasometria arterial, se possível, para avaliação de parâmetros como a $PaCO_2$ e a concentração de hidrogênio (pH).
- escolher e ajustar a interface e o fixador;
- realizar o ajuste dos parâmetros do ventilador.

Escolha da interface

Um fator importante na aplicação da VNI é a escolha da interface, que deve levar em consideração características como o peso da máscara, o conforto do contato, o tipo de fixação (facilitando sua colocação e retirada) e a presença do menor espaço morto. Além disso, a pressão exercida sobre os diferentes pontos de contato na face do paciente deve ser a mais homogênea possível, o que previne o aparecimento de lesões. Pacientes apresentando insuficiência respiratória aguda frequentemente têm dificuldade de manter uma oclusão bucal satisfatória quando a máscara nasal é usada. Sendo assim, com frequência a máscara mais utilizada inicialmente é do tipo facial ou naso-bucal, o que limita os efeitos deletérios, advindos da diminuição significativa do volume corrente que efetivamente chega aos pulmões, relacionados às perdas bucais.[33,34] A Figura 17.1 mostra algumas máscaras faciais e nasais, assim como seus respectivos fixadores.

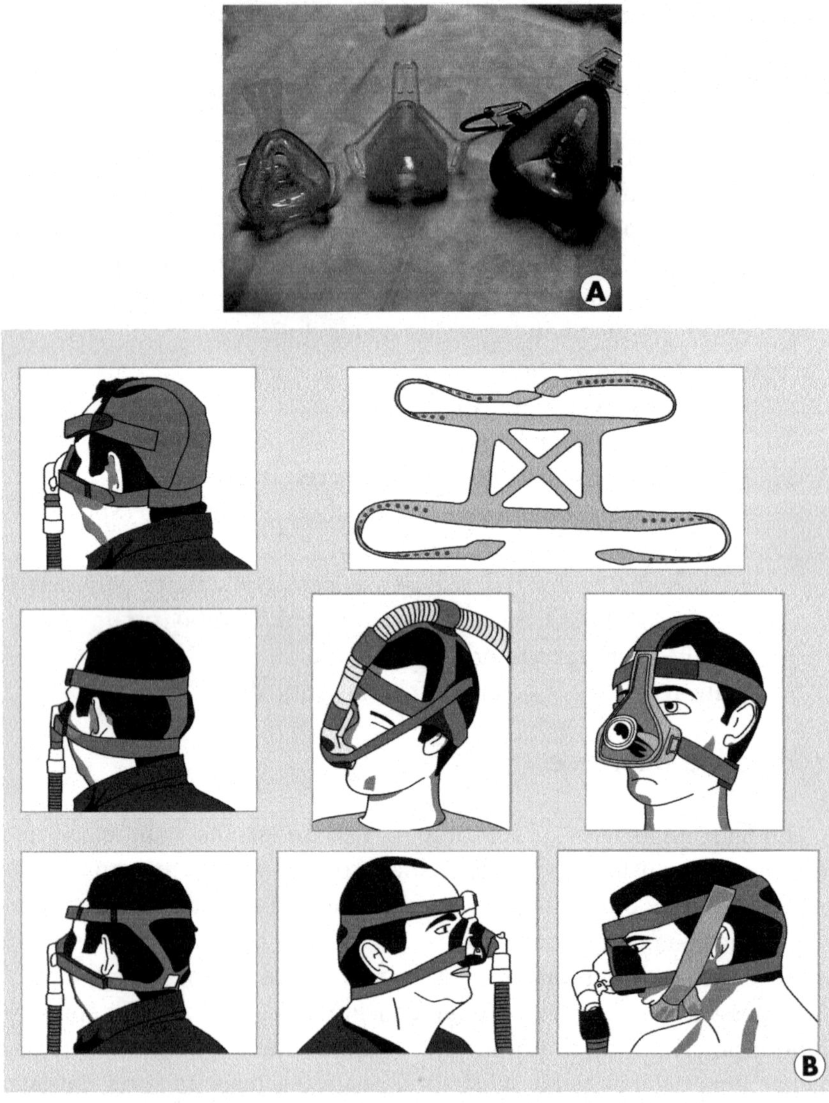

Figura 17.1 Exemplos de máscaras nasais e faciais (A) e fixadores (B).

Uma máscara bem adaptada é fundamental para se obter uma assistência ventilatória eficaz.[35] Entretanto, um leve vazamento ao redor da máscara durante a ventilação não é prejudicial. O escape não pode ser grande o suficiente a ponto de interferir na ciclagem do ventilador. De qualquer forma, a presença de escapes importantes requer atenção especial para o ajuste dos seguintes itens: tamanho, tipo de máscara e níveis pressóricos utilizados.[36] Na prática clínica, às vezes, utiliza-se massa de modelar (material utilizado por crianças na pré-escola) para se ocluir vazamentos entre a máscara e a pele do paciente, principalmente aqueles relacionados à presença de sonda nasogástrica. Previamente a este procedimento, a região da pele deve ser ligeiramente lubrificada com óleo mineral puro.

Modalidades ventilatórias

Para aplicação desta técnica, é necessário um ventilador de pressão positiva conectado a uma interface para direcionar o ar através das vias aéreas superiores até os pulmões.[37] Duas modalidades ventilatórias pressóricas são as mais usadas no pós-operatório de cirurgias abdominais e torácicas: CPAP e BiPAP®.

A pressão positiva contínua nas vias aéreas (CPAP – do inglês, *continuous positive airway pressure*) foi introduzida em 1981 para o tratamento da síndrome da apneia do sono,[18] sendo utilizada na insuficiência respiratória hipoxêmica, em pacientes com falência ventricular esquerda e no tratamento das complicações pós-operatórias.[7,9,11-13,15,19,20,38,39] É uma modalidade ventilatória na qual é aplicada uma pressão contínua nas vias aéreas durante todo o ciclo respiratório, ou seja, a pressão durante a inspiração é semelhante à pressão durante a expiração. A utilização de CPAP é dependente do esforço respiratório inicial do paciente que deve apresentar respiração espontânea eficaz, não sendo efetiva durante períodos de apneia.[4,8,40] Existem vários tipos de equipamentos que possibilitam a aplicação da pressão positiva contínua nas vias aéreas.[18]

A CPAP está indicada essencialmente quando se busca uma melhora da oxigenação em pacientes que não apresentam hipercapnia. Este benefício é atingido por meio do aumento da CRF e da ventilação colateral, da diminuição do *shunt* pulmonar, assim como do contrabalanceamento dos efeitos da hiperinsuflação dinâmica.[32,41,42] O modo espontâneo, que possibilita ao paciente iniciar e finalizar cada ciclo respiratório, é o único disponível quando se utiliza a pressão positiva contínua nas vias aéreas. É necessário que o paciente apresente *drive* respiratório suficiente para desencadear os ciclos respiratórios.[42]

A BiPAP® (*bi-level positive airway pressure*; BiPAP® System; Respironics Inc, Murrysville, PA, USA) é uma modalidade ventilatória pressórica que permite ajuste da pressão positiva durante a inspiração e a expiração de forma independente.[8,24,40,43] Esses ventiladores ciclam entre dois níveis de pressão positiva: um nível pressórico mais elevado durante a inspiração, que auxilia a ventilação, e outro menor durante a expiração.[29] Esta modalidade de ventilação teve como objetivo inicial o tratamento da síndrome da apneia do sono,[44] e atualmente seu uso é frequente como terapêutica na insuficiência respiratória aguda, tanto do tipo hipoxêmica (p. ex., edema agudo pulmonar, pneumonias e atelectasias) como hipercápnica (característica dos pacientes com doença pulmonar obstrutiva crônica[45]), assim como suporte ventilatório no desmame.[46] Atualmente, encontram-se no mercado nacional diferentes tipos de ventiladores que disponibilizam o ajuste diferenciado de dois níveis de pressão positiva. Além disso, esta modalidade ventilatória pode também ser realizada com ventiladores não específicos, ou seja, aqueles utilizados para realização de assistência ventilatória a pacientes intubados.[45]

A VNI com dois níveis de pressão positiva pode ser realizada de três modos diferentes:

- o modo espontâneo requer que o paciente inicie cada ciclo respiratório, sendo necessário realizar o ajuste apenas dos níveis da pressão inspiratória positiva (IPAP) e da pressão expiratória positiva (EPAP);
- no modo assistido-controlado, o ventilador cicla entre inspiração e expiração de acordo com o esforço do paciente, mas o ventilador cicla automaticamente se o paciente não iniciar a inspiração dentro de um intervalo de tempo predeterminado. É necessário realizar o ajuste da IPAP, EPAP e também de uma frequência de segurança;
- no modo controlado, devem ser preestabelecidas a IPAP, EPAP, frequência respiratória e a relação tempo inspiratório/tempo expiratório. Independentemente do esforço do paciente, é o ventilador que controla todo o ciclo respiratório.

Experimentalmente, foi demonstrada a presença de instabilidade do ritmo respiratório, com a ocorrência de períodos de apneias do tipo central, quando se utilizou ventilação com dois níveis de pressão positiva no modo espontâneo, sem interferência da glote.[43] Em um estudo posterior, esse fenômeno ocorreu durante a vigília e foi exacerbado durante o sono, gerando quedas na SpO_2, cujos níveis mínimos ficaram abaixo de 80%.[47] O uso de uma frequência respiratória de segurança é recomendável na aplicação de ventilação com dois níveis de pressão positiva, evitando, assim, o aparecimento de instabilidade do ritmo respiratório, especialmente durante o sono. Além disso, quedas na SpO_2 de pacientes com hipoventilação noturna durante a VNI, realizada por meio de dois níveis de pressão positiva no modo espontâneo, foram observadas por outros autores.[48]

Em situações clínicas distintas, parece recomendável o uso de pressões inspiratórias em torno de 15 ou 20 cmH_2O, com as quais pode-se atingir aumento efetivo de ventilação minuto e melhora clínica significativa, observada por meio da redução da frequência respiratória, da melhora do padrão respiratório e dos gases sanguíneos.[30,45,47] Em pacientes no pós-operatório de cirurgias abdominais e cardíacas, os níveis de IPAP ficam em torno de 12 cmH_2O,[24] ou o suficiente para gerar volumes correntes em torno de 8 a 10 mL/kg.[49] Para se atingir o nível de pressão inspiratória ideal, é interessante realizar um aumento progressivo, permitindo ao paciente um período de adaptação.[28] Em relação à pressão expiratória, a literatura demonstra o uso de pressão em torno de 4 a 5 cmH_2O para pacientes em pós-operatório de cirurgias abdominais e cardíacas.

Complicações

Algumas complicações podem ocorrer durante o uso da VNI, estando relacionadas à presença da máscara ou à aplicação da pressão positiva. As mais frequentes são:[28]

- lesão da pele causada por pressão da máscara;
- perdas de ar entre a máscara e a pele, o que pode diminuir a eficiência da VNI e causar irritação nos olhos;
- desconforto, inclusive nos ouvidos e na região dos seios da face;
- congestão nasal;
- aerofagia.

Estas complicações podem ser, parcial ou totalmente, evitadas quando se faz:

- boa seleção dos pacientes;
- escolha e colocação adequada da interface e fixadores;
- ajuste dos parâmetros do ventilador.

Contraindicações

A VNI está contraindicada na presença de algumas condições clínicas:[28]

- parada respiratória;
- falência de múltiplos órgãos;
- instabilidade hemodinâmica (p. ex., hipotensão, arritmia cardíaca);
- instabilidade na proteção das vias aéreas superiores (alteração no mecanismo da tosse ou deglutição);
- agitação ou falta de cooperação;
- trauma de face ou outras anormalidades anatômicas, como queimaduras, que possam interferir na fixação da máscara.

A literatura relata diferentes resultados em relação às capacidades e volumes pulmonares em pacientes submetidos a cirurgias abdominais e cardíacas. A Tabela 17.1 apresenta de forma sucinta os resultados observados em alguns desses estudos.

Kindgen-Milles et al.[50] avaliaram o uso da CPAP por máscara nasal como método para melhorar a transferência de oxigênio pulmonar e evitar a reintubação endotraqueal em pacientes no pós-operatório de cirurgia torácica, abdominal ou toracoabdominal combinada, os quais apresentavam hipoxemia severa sem hipercapnia associada, após a extubação eletiva. Foram analisados 20 pacientes e a pressão (de 8 a 10 cmH_2O) foi iniciada 24 horas após a extubação e interrompida caso o paciente apresentasse oxigenação arterial satisfatória com oxigenoterapia realizada com máscara facial simples. Os autores observaram aumento significativo da PaO_2 e da relação PaO_2/fração inspirada de oxigênio (FiO_2) na primeira hora de uso da CPAP, com manutenção após sua interrupção. Mais recentemente, este grupo avaliou o efeito da CPAP em 56 pacientes submetidos à cirurgia da aorta toracoabdominal, observando incidência menor de complicações no pós-operatório, assim como menor estadia hospitalar quando a CPAP foi utilizada por um período de 12 a 24 horas no primeiro dia de pós-operatório.[51]

Tabela 17.1 Apresentação de resultados obtidos com a ventilação não invasiva em pacientes após cirurgias abdominais e cardíacas.[56]

Autores (ano)	Tipo de cirurgia (nº de pacientes)	Resultados
Carlsson et al. (1981)	Colecistectomia (24)	Não houve diferença significativa nos valores da capacidade vital (CV) entre os grupos.
Stock et al. (1984)	*Bypass* arteriocoronariano (9)	↑ Capacidade residual funcional (CRF) não significativa com pressão positiva contínua nas vias aéreas (CPAP); sem alterações significativas na capacidade vital forçada (CVF), no volume expiratório forçado no primeiro segundo (VEF_1) e na relação VEF_1/CVF com aplicação da CPAP.
Heitz et al. (1985)	Colecistectomia e outras (10)	↑ CRF durante o uso da CPAP, com ↓ deste valor após sua descontinuidade.
Stock et al. (1985)	Cirurgia abdominal alta (65)	↑ Significativo da CVF no 2° e 3° dia de pós-operatório (DPO) com CPAP; CRF normal no 3° DPO; ↑ CVF não significativo em relação aos outros grupos; ↑ Significativo do VEF_1 no 3° DPO com CPAP. A relação VEF_1/CVF foi similar entre os grupos.
Ricksten et al. (1986)	Cirurgia abdominal alta (43)	↑ Significativo da CVF no 3° DPO no grupo que utilizou CPAP.
Lindner et al. (1987)	Cirurgia abdominal alta (34)	↑ Significativo da CRF no 1°, 3° e 5° DPO com CPAP; valores da CRF normais no 5° DPO neste grupo; ↑ significativo da CV no grupo CPAP a partir do 3° DPO; ↑ Significativo do VRI e VRE no 3° e 5° DPO no grupo CPAP.
Pinilla et al. (1990)	*Bypass* arteriocoronariano (58)	CVF e CRF não diferiram de forma significativa entre o grupo CPAP e o controle; ↑ significativo do VEF_1/CVF no grupo CPAP.
Ingwersen et al. (1993)	Cirurgia cardíaca (60)	Sem diferença significativa da CVF entre os grupos no 4° e 9° DPO.
Joris et al. (1997)	Gastroplastia (33)	↑ Significativo da CVF e VEF_1 no 1°, 2° e 3° DPO (maior em 50% em relação ao grupo controle) no grupo com dois níveis de pressão positiva nas vias aéreas (BiPAP®) 12/4; sem diferenças nos valores da CVF e VEF_1 entre o grupo controle e BiPAP® 8/4.
Matte et al. (2000)	*Bypass* arteriocoronariano (96)	↑ Significativo da CV e VEF_1 nos grupos CPAP e BiPAP® em relação ao controle no 2° DPO; sem diferenças significativas na CV e VEF_1 entre os grupos CPAP e BiPAP.

Principais considerações

A utilização da ventilação não invasiva promove uma normalização mais rápida da função pulmonar, o que implica na diminuição de complicações pulmonares clinicamente importantes.[10,15]

O uso de pressão positiva nas vias aéreas mostra-se efetivo no aumento da CRF.[10,11,24,52] Sabe-se que a cada 5 cmH_2O aplicados nas vias aéreas há um aumento de 6% na CRF.[11] Estudos sugerem que a restauração da CRF apresenta-se maior com a utilização da CPAP em relação a outras formas de tratamento, como a espirometria de incentivo ou a fisioterapia convencional.[9,15] Entretanto, ainda há controvérsias em relação à manutenção do aumento da CRF produzido pela pressão positiva nas vias aéreas.[11,12,24] A aplicação da VNI também promove a modificação de outros volumes e capacidades pulmonares, como o volume de reserva inspiratório (VRI), o volume de reserva expiratório (VRE)[8,9,15,24] e a CVF.[7-10,12,24,39] Porém, não está comprovada a presença de alterações no pico de fluxo expiratório.[24]

Em relação à CRF, alguns estudos observaram seu aumento gradativo no decorrer dos dias de utilização da CPAP, que entretanto era revertido após sua descontinuidade.[9,15] Essa manutenção da CRF parece estar relacionada ao número de dias durante os quais a CPAP foi utilizada. Na maioria dos estudos em que o uso da VNI ocorreu apenas durante o pós-operatório imediato, não foram observados aumentos significativos da CV e CVF.[9,12,13,20] A utilização da VNI precisa se estender por mais dias para que mudanças significativas sejam observadas.[15,39] Aumentos significativos da CV e da CVF foram observados quando o uso de CPAP e BiPAP® foi associado à fisioterapia convencional.[8] Tanto o volume expiratório forçado no 1º segundo (VEF_1) como a relação VEF_1/CVF foram avaliados por Stock et al.,[9] Pinilla et al.,[20] Joris et al.[24] e Matte et al.[8] A realização de outros estudos parece ser necessária para que se possa definir mais precisamente a influência da VNI sobre o VEF_1, visto que não há consenso sobre os resultados. O VRI e o VRE foram avaliados por Lindner et al.,[15] que observaram aumento significativo no valor médio dessas duas medidas no 5º DPO, no grupo CPAP em relação ao grupo controle.[15]

Todos os estudos que avaliaram os índices de oxigenação registraram melhora com a utilização da VNI, apesar de diferenças nas pressões utilizadas e no tempo de intervenção. Carlsson et al.,[13] Lindner et al.,[15] Pinilla et al.[20] e Ingwersen et al.[7] não observaram diferenças com significado estatístico na incidência de atelectasias e pneumonias em pacientes submetidos a cirurgia abdominal ou cardíaca tratados com CPAP quando comparados com pacientes tratados com fisioterapia convencional; enquanto Stock et al.[9] e Ricksten et al.[39] registraram uma prevalência menor de atelectasias no 3º DPO no grupo submetido à CPAP. Alguns estudos mostram melhora nos índices de oxigenação por meio do aumento da PaO_2, da relação V/Q, da relação PaO_2/FiO_2, da diminuição do *shunt* pulmonar e da diferença alvéolo-arterial, quando CPAP ou BiPAP® são utilizadas.[7,8,20,24,39,53]

Auriant et al.[54] avaliaram a eficácia da VNI, realizada por meio de máscara nasal com dois níveis de pressão positiva, na redução da necessidade de ventilação mecânica invasiva e da mortalidade em 24 pacientes com insuficiência respiratória aguda hipoxêmica, no pós-operatório de ressecção pulmonar. Observou-se redução significativa da necessidade de intubação endotraqueal e da mortalidade (*follow-up* de quatro meses) no grupo de pacientes submetidos à VNI associada ao tratamento convencional.

Determinantes da efetividade

A efetividade da VNI é dependente da utilização de níveis adequados de pressão. Nos estudos com resultados positivos com o uso da CPAP, as pressões utilizadas variaram entre 5 e 12 cmH_2O. Lindner et al.[15] sugeriram que o valor mais adequado de pressão para aumentar a CV, o VRI, o VRE e a CRF deve ser maior que 10 cmH_2O. Com a BiPAP®, a pressão inspiratória utilizada variou de 8 a 12 cmH_2O, enquanto a pressão expiratória variou entre 4 e 5 cmH_2O. Utilizando tais níveis pressóricos, foram obtidos aumentos significativos das seguintes variáveis: CV, CVF, VEF_1, PaO_2, SpO_2 e redução na incidência de atelectasias.[8,24] É interessante ressaltar que nos estudos nos quais foi utilizada a BiPAP®, o modo ventilatório foi o espontâneo, apesar de haver a possibilidade de se utilizar o modo assistido controlado. Portanto, sob este ponto de vista, não houve diferença na aplicação entre CPAP e BiPAP®.

Alguns estudos sugerem que a aplicação da VNI deve iniciar-se nas primeiras horas após a cirurgia. Isso parece ser importante devido a maior instabilidade alveolar presente neste período em consequência das alterações impostas pelo uso de anestésicos.[12,13,20] A modificação do padrão respiratório espontâneo no pós-operatório imediato pode levar a uma rápida deterioração na hematose.

É possível que o tempo de intervenção (número de dias) de utilização da VNI também influencie os resultados alcançados. Os estudos que a utilizaram apenas no pós-operatório imediato não obtiveram mudanças significativas tanto nos volumes e capacidades pulmonares como nos índices de oxigenação.[12,13,20] Assim, ficou demonstrado que o uso da VNI, por pelo menos 2 a 3 dias após a cirurgia, apresenta efeitos benéficos significativos nessas variáveis.[39]

O tempo ideal de aplicação diária de CPAP ou BiPAP® ainda não está estabelecido na literatura. Na maioria dos estudos, o tempo varia entre 30 incursões respiratórias a cada hora[39] e 12 horas por dia.[20] Lindner et al.[15] sugeriram um período de aplicação de 3 horas por dia. O intervalo entre cada aplicação deve ser pequeno, visto que o alvéolo, uma vez insuflado, permanece assim por aproximadamente 1 hora. Dessa forma, se o padrão respiratório superficial permanecer por algumas horas, o colapso alveolar ocorrerá e os efeitos benéficos do tratamento não serão mantidos.[5] Entretanto, estudos poderiam ser realizados para definir melhor o período diário de horas necessário e o intervalo entre cada aplicação.

Poucas pesquisas compararam a aplicação de CPAP e BiPAP® no pós-operatório de cirurgias abdominais e cardíacas. Sendo assim, a superioridade de uma modalidade em relação à outra ainda não está claramente definida. Matte et al.[8] sugeriram maior efetividade da BiPAP®, com base na observação da diminuição significativa da frequência respiratória (FR). Porém, devido à possibilidade de uso de índices pressóricos mais elevados, o uso de BiPAP® poderá trazer maiores repercussões hemodinâmicas. Gust et al.[55] concluíram, a partir de um estudo clínico prospectivo e randomizado, que tanto a CPAP como a BiPAP® preveniram o aumento do líquido extrapulmonar após a interrupção da ventilação mecânica em pacientes no pós-operatório de cirurgia cardíaca. Este efeito observado foi mantido por pelo menos durante 1 hora após a retirada da VNI. Pasquina et al.[49] avaliaram a resposta ao uso de CPAP e Bi-level na melhora de atelectasias em pacientes após cirurgia cardíaca e observaram uma resposta superior do Bi-level sem, no entanto, apresentarem diferenças em relação a estadia hospitalar, índices de oxigenação ou testes de função pulmonar.

O uso de CPAP e BiPAP® diminui o trabalho respiratório e não depende do esforço do paciente para gerar inspirações profundas, como quando se usa o espirômetro de incentivo. Esta é uma vantagem da VNI em relação aos outros métodos, principalmente no pós-operatório imediato, período em que o paciente é pouco cooperativo ou encontra-se incapaz de realizar inspirações profundas.[9,15,39]

No estado de arte publicado sobre a VNI em 2001 concluiu-se que o uso desta terapêutica em pacientes em pós-operatório melhora a hematose e a função pulmonar, mas são necessários estudos complementares que avaliem sua influência sobre a redução de intubação, morbidade, mortalidade e custos.[28]

Recentemente, Chiumello et al.[57] publicaram uma revisão sistemática sobre o uso da VNI em pacientes no pós-operatório. O objetivo foi estudar a influência da VNI (profilática ou terapêutica) sobre a hematose. Foram analisados 29 estudos que avaliaram pacientes no pós-operatório de cirurgias abdominais (9), torácicas (3), cardíacas (8), toracoabdominais (3), bariátricas (4) e após transplante (2). Os resultados mostraram que apesar da necessidade de estudos randomizados, a VNI pode ser considerada uma abordagem para a melhora dos gases sanguíneos.

Sumarizando, o uso da VNI no pós-operatório de cirurgias abdominais e cardíacas é efetivo na redução das complicações pulmonares. Os resultados dos estudos randomizados, nos quais a VNI foi utilizada como opção terapêutica, demonstraram aumento significativo dos volumes e capacidades pulmonares, da SpO_2 e PaO_2 e redução na FR, assim como na incidência de atelectasias. A utilização precoce desta modalidade, com pressões variando entre 5 e 12 cmH_2O para CPAP; 8 e 12 cmH_2O de pressão inspiratória associada à pressão expiratória entre 4 e 5 cmH_2O para BiPAP® parecem suficientes para garantir sua efetividade. Os tempos ideais de aplicação diária e de intervenção ainda não foram estabelecidos.

Pontos-chave

- A ventilação não invasiva é a forma de assistência ventilatória artificial na qual não se utilizam tubos endotraqueais ou cânulas de traqueostomia.
- As modalidades ventilatórias mais utilizadas para a aplicação da VNI no pós-operatório de cirurgias abdominais e cardíacas são a CPAP e a BiPAP®.
- Diferentes estudos sobre o uso da VNI no pós-operatório de cirurgias relataram resultados positivos em relação aos parâmetros da função pulmonar e aos índices de oxigenação.

Referências Bibliográficas

1. Craig DB. Postoperative recovery of pulmonary function. Anesth Analg 1981; 60(1): 46-52.
2. Junior OCA. Ventilação mecânica intra e pós-operatória - Relatório do segundo consenso brasileiro de ventilação mecânica. In: Carvalho CRR. Ventilação mecânica. São Paulo: Atheneu, 2000. p.331-6.

3. Lindberg P et al. Atelectasis and lung function in the postoperative period. Acta Anaesthesiol Scand 1992; 36(6): 546-53.
4. Rezaiguia S, Jayr C. Prévention des complications respiratiores aprés chirurgie abdominale. Ann Fr Anesth Reanim 1996; 15(5): 623-46.
5. Bartlett RH et al. Studies on the pathogenesis and prevention of postoperative pulmonary complications. Surg Gynecol Obstet 1973; 137(6): 925-33.
6. Brant TCS. Fisioterapia em cirurgia. In: Petroianu A. Clínica cirúrgica: texto e auto-avaliação. Rio de Janeiro: Revinter, 2001. p.88-94.
7. Ingwersen UM et al. Three different mask physiotherapy regimens for prevention of post-operative pulmonary complications after heart and pulmonary surgery. Intensive Care Med 1993; 19(5): 294-8.
8. Matte P et al. Effects of conventional physiotherapy, continuous positive airway pressure and non-invasive ventilatory support with bilevel positive airway pressure after coronary artery bypass grafting. Acta Anaesthesiol Scand 2000; 44(1): 75-81.
9. Stock MC et al. Prevention of postoperative pulmonary complications with CPAP, incentive spirometry, and conservative therapy. Chest 1985; 87(2): 151-7.
10. Christensen EF et al. Postoperative pulmonary complications and lung function in high-risk patients: a comparison of three physiotherapy regimens after upper abdominal surgery in general anesthesia. Acta Anaesthesiol Scand 1991; 35(2): 97-104.
11. Heitz M et al. Comparison of the effect of continuous positive airway pressure and blowing bottles on functional residual capacity after abdominal surgery. Respiration 1985; 48(3): 277-84.
12. Stock MC et al. Pulmonary function before and after prolonged continuous positive airway pressure by mask. Crit Care Med 1984; 12(11): 973-4.
13. Carlsson C et al. Can postoperative continuous positive airway pressure (CPAP) prevent pulmonary complications after abdominal surgery? Intensive Care Med 1981; 7(5): 225-9.
14. Davis RF, Gammage GW. Tratamento pós-operatório do paciente de cirurgia cardíaca. In: Civetta JM, Kirby RR, Taylor RW. Tratado de medicina intensiva. São Paulo: Manole, 1992. p.633-50.
15. Lindner KH et al. Continuous positive airway pressure effect on functional residual capacity, vital capacity and its subdivisions. Chest 1987; 92(1): 66-70.
16. Brown DL, Kirby RR. Avaliação pré-operatória dos pacientes de alto risco para cirurgia eletiva. In: Civetta JM, Kirby RR. Tratado de terapia intensiva. São Paulo: Manole, 1992. p.123-30.
17. Chuter TA et al. Diaphragmatic breathing maneuvers and movement of the diaphragm after cholecystectomy. Chest 1990; 97(5): 1110-4.

18. Duncan SR et al. Nasal continuous positive airway pressure in atelectasis. Chest 1987; 92(4): 621-4.
19. O'Donohue WJ Jr. National survey of the usage of lung expansion modalities for the prevention and treatment of postoperative atelectasis following abdominal and thoracic surgery. Chest 1985; 87(1): 76-80.
20. Pinilla JC et al. Use of a nasal continuous positive airway pressure mask in the treatment of postoperative atelectasis in aortocoronary bypass surgery. Crit Care Med 1990; 18(8): 836-40.
21. Schwieger I et al. Absence of benefit of incentive spirometry in low-risk patients undergoing elective cholecystectomy. A controlled randomized study. Chest 1986; 89(5): 652-6.
22. Olsén F et al. Randomized controlled trial of prophylactic chest physiotherapy in major abdominal surgery. Br J Surg 1997; 84(11): 1535-8.
23. Chumillas S et al. Prevention of postoperative pulmonary complications through respiratory rehabilitation: a controlled clinical study. Arch Phys Med Rehabil 1998; 79(1): 5-9.
24. Joris JL et al. Effect of bi-level positive airway pressure (BiPAP®) nasal ventilation on the postoperative pulmonary restrictive syndrome in obese patients undergoing gastroplasty. Chest 1997; 111(3): 665-70.
25. Woollam CH. The development of apparatus for intermittent negative pressure respiration. (2) 1919-1976, with special reference to the development and uses of cuirass respirators. Anaesthesia 1976; 31(5): 666-85.
26. Ellis ER et al. Treatment of respiratory failure during sleep in patients with neuromuscular disease. Positive-pressure ventilation through a nose mask. Am Rev Respir Dis 1987; 135(1): 148-52.
27. Jaber S et al. Outcomes of patients with acute respiratory failure after abdominal surgery treated with noninvasive positive pressure ventilation. Chest 2005; 128(4): 2688-95.
28. Mehta S, Hill NS. Noninvasive ventilation. Am J Respir Crit Care Med 2001; 163(2): 540-77.
29. Meyer TJ, Hill NS. Noninvasive positive pressure ventilation to treat respiratory failure. Ann Intern Med 1994; 120(9): 760-70.
30. Brochard L et al. Noninvasive ventilation for acute exacerbations of chronic obstructive pulmonary disease. N Engl J Med 1995; 333(13): 817-22.
31. Leger P. Noninvasive positive pressure ventilation at home. Respir Care 1994; 39(5): 501-10.
32. Bachy S. Ventilation non invasive: rôles du kinésithérapeute. Kinerea 1998; 20: 71-5.
33. Carrey Z et al. Ventilatory muscle support in respiratory failure with nasal positive pressure ventilation. Chest 1990; 97(1): 150-8.

34. Meduri GU. Noninvasive positive-pressure ventilation in patients with acute respiratory failure. Clin Chest Med 1996; 17(3): 513-53.
35. Evans TW. International Consensus Conferences in Intensive Care Medicine: non-invasive positive pressure ventilation in acute respiratory failure.Organised jointly by the American Thoracic Society, the European Respiratory Society, the European Society of Intensive Care Medicine, and the Societe de Reanimation de Langue Francaise, and approved by the ATS Board of Directors, December 2000. Intensive Care Med 2001; 27(1): 166-78.
36. Turner RE. NPPV: Face versus interface. Respir Care 1997; 42(4): 389-93.
37. Gonçalves JL. Indicações para ventilação mecânica. In: Carvalho CRR. Ventilação mecânica. São Paulo: Atheneu, 2000. p.57-68.
38. Godet G et al. High-frequency jet ventilation vs continuous positive airway pressure for differential lung ventilation in patients undergoing resection of thoracoabdominal aortic aneurysm. Acta Anaesthesiol Scand 1994; 38(6): 562-8.
39. Ricksten SE et al. Effects of periodic positive airway pressure by mask on postoperative pulmonary function. Chest 1986; 89(6): 774-81.
40. Elliot M, Simonds AK, Moxham J. Noninvasive ventilation. In: Moxham J, Goldstone J. Assisted ventilation. London: BMJ Publishing Group, 1994. p. 80-106.
41. Appendini L et al. Physiologic effects of positive end-expiratory pressure and mask pressure support during exacerbations of chronic obstructive pulmonary disease. Am J Respir Crit Care Med 1994; 149(5): 1069-76.
42. Elliott M, Simonds AK, Moxham J. Noninvasive mechanical ventilation by nasal or face mask. In: Tobin MJ. Principles and practice of mechanical ventilation. New York: McGraw Hill, 1994. p.427-53.
43. Parreira VF et al. Glottic aperture and effective minute ventilation during nasal two-level positive pressure ventilation in spontaneous mode. Am J Respir Crit Care Med 1996; 154(6 Pt 1): 1857-63.
44. Sanders MH, Kern N. Obstructive sleep apnea treated by independently adjusted inspiratory and expiratory positive airway pressures via nasal mask. Physiologic and clinical implications. Chest 1990; 98(2): 317-24.
45. Antonelli M et al. A comparison of noninvasive positive-pressure ventilation and conventional mechanical ventilation in patients with acute respiratory failure. N Engl J Med 1998; 339(7): 429-35.
46. Goldwasser R. Desmame - Relatório do segundo consenso brasileiro de ventilação mecânica. In: Carvalho CRR. Ventilação mecânica. São Paulo: Atheneu, 2000. p.425-38.

47. Parreira VF et al. Effectiveness of controlled and spontaneous modes in nasal two-level positive pressure ventilation in awake and asleep normal subjects. Chest 1997; 112(5): 1267-77.
48. Restrick LJ et al. Comparison of nasal pressure support ventilation with nasal intermittent positive pressure ventilation in patients with nocturnal hypoventilation. Eur Respir J 1993; 6(3): 364-70.
49. Pasquina P et al. Continuous positive airway pressure versus noninvasive pressure support ventilation to treat atelectasis after cardiac surgery. Anesth Analg 2004; 99(4): 1001-8, table.
50. Kindgen-Milles D et al. Nasal continuous positive airway pressure: A method to avoid endotracheal reintubation in postoperative high-risk patients with severe nonhypercapnic oxygenation failure. Chest 2000; 117(4): 1106-11.
51. Kindgen-Milles D et al. Nasal-continuous positive airway pressure reduces pulmonary morbidity and length of hospital stay following thoracoabdominal aortic surgery. Chest 2005; 128(2): 821-8.
52. Layon J et al. Continuous positive airway pressure and expiratory positive airway pressure increase functional residual capacity equivalently. Chest 1986; 89(4): 517-21.
53. Andersen JB et al. Periodic continuous positive airway pressurre, CPAP, by mask in the treatment of atelectasis. Eur J Respir Dis 1980; 61: 20-5.
54. Auriant I et al. Noninvasive ventilation reduces mortality in acute respiratory failure following lung resection. Am J Respir Crit Care Med 2001; 164(7): 1231-5.
55. Gust R et al. Effects of continuous (CPAP) and bi-level positive airway pressure (BiPAP®) on extravascular lung water after extubation of the trachea in patients following coronary artery bypass grafting. Intensive Care Med 1996; 22(12): 1345-50.
56. Ferreira FR et al. Ventilação não-invasiva no pós-operatório de cirurgias abdominais e cardíacas. Revista Brasileira de Fisioterapia 2002; 6(2): 47-54.
57. Chiumello D, Chevallard G, Gregoretti C. Non-invasive ventilation in ostoperative patients: a systematic review. Intensive Care Med 2011; 37(6): 918-29.

Capítulo 18

TREINAMENTO ESPECÍFICO DA MUSCULATURA RESPIRATÓRIA

Raquel Rodrigues Britto

Josiane Alves Caldeira de Vasconcellos

Roberta Berbert Lopes

Dayane Montemezzo

SUMÁRIO

Introdução

A força e a *endurance* dos músculos respiratórios podem estar reduzidas em algumas condições, como na doença pulmonar obstrutiva crônica (DPOC) e na insuficiência cardíaca crônica (ICC).[1]

Na DPOC, a disfunção muscular respiratória parece ser resultado de mudanças geométricas do tórax devido ao aumento do volume pulmonar e ao encurtamento das fibras do diafragma, que são causados pela hiperinsuflação, colocando os músculos respiratórios em posição anatômica que dificulta a ação. A disfunção muscular também pode ser causada por fatores sistêmicos, como desnutrição, distúrbios iônicos e alterações de gases arteriais. Além disso, pode ser decorrente de mudanças estruturais dos músculos respiratórios que, provavelmente, representam efeitos adaptativos relacionados ao aumento das fibras tipo I.[2]

A função muscular periférica é alterada, em estágios iniciais da ICC, devido a anormalidades metabólicas, histoquímicas e vasculares dos músculos esqueléticos.[3] As anormalidades histoquímicas incluem atrofia de fibras, aumento da porcentagem de fibras tipo II, que são facilmente fadigáveis, e diminuição da atividade oxidativa e enzimática lipolítica.[1]

As anormalidades metabólicas são representadas por diminuição do metabolismo oxidativo, com mudanças no metabolismo glicolítico. É provável que essas mudanças intrínsecas dos músculos esqueléticos não sejam limitadas aos músculos dos membros,[1] pois biópsias de músculos respiratórios mostraram anormalidades histológicas com atrofia das fibras tipo I em diafragma de ratos.[3]

A disfunção muscular esquelética e o aumento da carga de trabalho de maneira crônica podem resultar em diminuição da força muscular e *endurance* de músculos respiratórios na ICC. Padrão respiratório restritivo, ineficiência ventilatória e aumento da ventilação do espaço morto podem ocorrer na ICC e, parcialmente, contribuir para a sobrecarga da musculatura respiratória, embora o *drive* respiratório e a pressão arterial de gás carbônico em repouso não estejam aumentados.[3] Há evidências sugerindo que a fraqueza muscular inspiratória é parte da causa de dispneia no esforço em pacientes com ICC.[1] Alguns pesquisadores consideram a condição de fraqueza muscular inspiratória quando há valores menores que 70% da pressão inspiratória máxima (PImáx) predita[4,5] ou como ponto de corte a PImáx menor que 60 cmH_2O.[6]

Além das doenças citadas anteriormente, ressaltamos que um dos principais problemas dos pacientes com doenças neuromusculares é a deficiência progressiva da função muscular inspiratória. Isto leva à fadiga e, eventualmente, à falência respiratória, a qual é a mais importante causa de morte nesses pacientes.[7] Portanto, o uso deste recurso neste grupo de indivíduos vem crescendo, embora o número de publicações ainda seja pequeno.

Recentemente, esse recurso vem sendo utilizado em indivíduos saudáveis para otimizar o desempenho em atividades que demandam maior trabalho muscular respiratório, como esportes e instrumentos musicais de sopro.[8]

Por essas razões, o treinamento muscular respiratório (TMR) específico pode ser justificado como uma estratégia, com benefícios clínicos potenciais em pacientes com DPOC que permanecem sintomáticos apesar da terapia otimizada,[2] em pacientes com ICC[3] e com doenças neuromusculares,[7] pois visa aumentar a força e/ou resistência de músculos respiratórios para proporcionar melhora da função muscular.[9] Além disso, apresenta potencial de utilização na área de esportes e música (instrumentos de sopro).

Princípios do treinamento

Como no caso de outros músculos esqueléticos, o treinamento dos músculos respiratórios deve seguir os princípios básicos, tais como a especificidade, a sobrecarga (intensidade e duração do estímulo) e a reversibilidade.

O princípio da especificidade estabelece que os efeitos funcionais e estruturais do treinamento são específicos para o músculo treinado.[2] Nesse sentido, os equipamentos utilizados para esse treino são desenvolvidos com este objetivo.

O princípio de sobrecarga pode ser realizado com o aumento da frequência e duração de treinamento, intensidade da carga ou combinação desses fatores.[10] A carga de treinamento deve exceder a carga diária habitual do músculo.[11] O treinamento muscular específico tem sido descrito como capaz de aumentar a função muscular inspiratória, quando a intensidade é monitorada e excede 30% da PImáx,[11,12] podendo ser gradualmente aumentada até alcançar 60 a 70% da PImáx.[13]

A reversibilidade está relacionada à transitoriedade dos efeitos do treinamento. Assim, quando o indivíduo interrompe o treinamento, haverá perda das mudanças estruturais e funcionais adquiridas.[10]

A prescrição baseada em detalhada avaliação e o acompanhamento de um profissional contribuem para garantir o atendimento a esses princípios e, consequentemente, para um resultado satisfatório.

Tipos de treinamento

O treinamento da musculatura respiratória pode ser feito com o objetivo de aumentar a força ou a *endurance*. Em geral, para ganho de força deve-se utilizar uma intensidade alta e baixo número de repetições (5 a 20), enquanto para o ganho de *endurance* deve-se enfatizar o fator tempo, sendo considerado adequado um mínimo de 15 minutos, de maneira contínua ou intervalada.[10]

O treinamento intervalado permite que cargas maiores sejam repetidamente alcançadas, devido ao repouso permitido nos períodos de recuperação. É um método bem estabelecido para maximizar a magnitude da carga para músculos esqueléticos periféricos. Os períodos de recuperação permitem que ocorra um tempo para a reposição parcial de ATP e fosfocreatina, consequentemente, o acúmulo de ácido lático pode ser mais lento e a fadiga muscular pode ser reduzida, ou até mesmo evitada.[14]

Os estudos apresentados na literatura variam em relação à duração e à frequência de treinamento e serão descritos, posteriormente, neste capítulo.

As necessidades e as habilidades dos indivíduos deverão ser consideradas antes da elaboração do programa de exercícios, sendo necessária a realização de medidas de força muscular e *endurance* respiratória, anteriormente descritas neste livro.

Medidas seriadas de *endurance* e força muscular para avaliação dos efeitos do treinamento devem ser criteriosamente utilizadas, pois o aumento rápido dessas medidas, como evidenciado em alguns estudos, pode estar relacionado à melhora na coordenação muscular, e não às alterações inerentes à contratilidade.[15] Essa situação pode estar relacionada ao efeito aprendizado, o que pode gerar superestimação da influência do treinamento na função muscular respiratória.[14]

Técnicas utilizadas

A literatura descreve três técnicas de treinamento utilizadas:

1. Hiperpneia voluntária isocápnica

O indivíduo deve hiperventilar por 15 a 25 minutos utilizando um equipamento para monitorar os gases sanguíneos arteriais, pois há queda da pressão arterial de gás carbônico devido à hiperventilação. Não é uma técnica viável para um grande número de pacientes, em decorrência do alto custo dos equipamentos, assim como não é conveniente como técnica de treinamento no domicílio, apesar de alguns estudos terem demonstrado bons resultados.[10,16]

Nos estudos que utilizaram esse tipo de treinamento, a duração da sessão variou de 15 a 30 minutos, com frequência semanal de 3 a 6 vezes. O efeito do treinamento foi identificado entre 4 e 6 semanas. Estudos sugerem que indivíduos saudáveis e com doença pulmonar podem aumentar a *endurance* com este tipo de treinamento.[10,17]

2. Treinamento resistivo inspiratório – carga alinear

Este tipo de treinamento é realizado, em geral, com resistência a fluxo, como o P-Flex® (Health Scan Products, Inc.) (Figura 18.1). O indivíduo deve inspirar por meio de um orifício cujo diâmetro é predeterminado (entre 1,8 a 5,3 mm), o que impõe um aumento do esforço inspiratório. A expiração é realizada de forma fisiológica. O treinamento deve ser iniciado utilizando-se o maior orifício disponível.[18] O menor orifício é o que proporciona maior sobrecarga para os músculos respiratórios, desde que o esforço gere uma pressão adequada, o que, por sua vez, depende do padrão respiratório. Resumindo, o problema desse tipo de treinador é que a resistência não é linear,[10] ou seja, ela é fluxo-dependente. Sendo assim, quanto menor o fluxo gerado, menor é o esforço necessário. Portanto, faz-se necessário encorajar a manutenção de um padrão respiratório constante, mesmo com a variação do tamanho do orifício.[18]

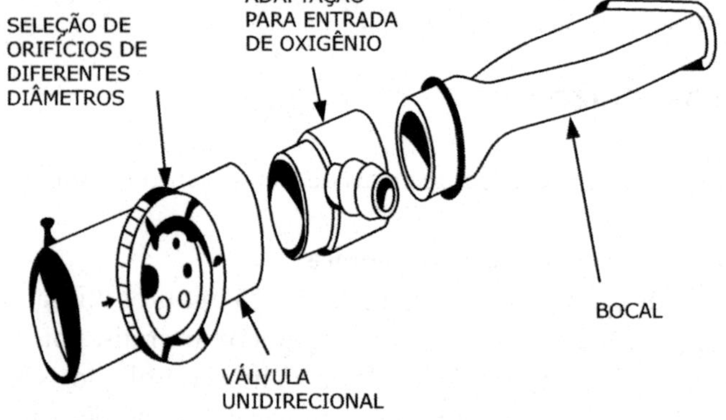

Figura 18.1 Detalhamento do aparelho P-Flex®.

Nesta técnica, em geral, utiliza-se duração de treinamento de 30 minutos, frequência de 5 vezes por semana ou diariamente; entre 4 semanas e 6 meses observam-se os efeitos do treinamento.

A avaliação da eficácia desta técnica é controversa, pois muitos estudos não utilizaram grupo controle, não controlaram o padrão respiratório ou monitorizaram a pressão gerada durante o treinamento e os testes.[10]

3. Treinamento resistivo inspiratório – carga linear

Provavelmente, é a estratégia mais utilizada para treinar músculos inspiratórios, devido ao fato de ser realizada com carga linear que se mantém constante, independentemente do fluxo gerado pelo paciente. Além disso, o aparelho disponível para este tipo de treinamento (Threshold® – Health Scan Products, Inc.) apresenta baixo custo, o que facilita sua utilização. Neste aparelho, a sobrecarga é do tipo *spring-load* (mola), que impõe uma carga de trabalho aos músculos inspiratórios mensurada em centímetros de água (cmH_2O).[10,18] O Threshold® é um cilindro de plástico (1,5 cm de diâmetro interno) que possui uma válvula com regulador de pressão interna, controlada pela tensão da mola (Figura 18.2). O indivíduo deve inspirar através do bocal com utilização de clipe nasal e gerar uma pressão subatmosférica capaz de abrir a válvula (Figura 18.3). Quando a pressão gerada for maior que a exercida pela mola, o ar é inspirado através do apa-

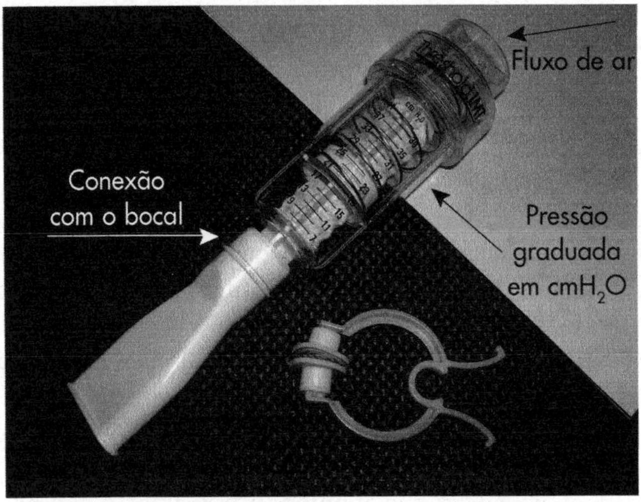

Figura 18.2 Detalhamento do aparelho Threshold®.

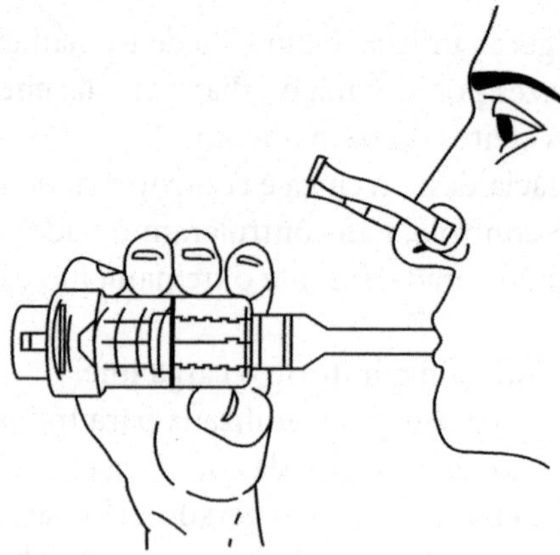

Figura 18.3 Figura ilustrativa da realização do TMR com o aparelho Threshold®.

relho. A sobrecarga é aumentada com o aumento de resistência da mola. O Threshold® teve sua validade testada nos estudos de Johnson[19] e Gosselink,[20] sendo muito utilizado no treinamento da musculatura respiratória de pacientes com DPOC.[8]

Os últimos anos foram marcados por importante crescimento do interesse por este tipo de treinamento, não apenas para indivíduos com alteração da função muscular respiratória, mas também para esportistas e musicistas (instrumentos de sopro). Assim, surgem novos equipamentos que permitem maior variação na sobrecarga inspiratória imposta, condizente com a força muscular inspiratória em diferentes condições musculares. Dentre eles podemos citar o POWERbreathe® (mais informações em www.powerbreathe.com), o qual tem sido objeto de diversos estudos científicos.[8,21]

Para ganho de força, a maioria dos estudos científicos descreve esse treinamento sendo realizado de 3 a 7 vezes por semana, com duração de 10 a 30 minutos (1 ou 2 vezes ao dia) e intensidade de 30 a 70% da PImáx.[7,22,23] Os resultados geralmente são observados entre 5 e 12 semanas. Metanálise recente evidenciou que o TMI em indivíduos com ICC com duração de 6 ou 8 semanas mostrou melhora da força muscular inspiratória avaliada por meio da PImáx, porém, o aumento foi maior quando o treinamento teve duração de 12 semanas.[24]

Não existem evidências que apontam o treinamento alinear ou linear como o método de escolha. O alinear tem a desvantagem de ser fluxo-dependente e o linear necessita da geração de pressão adequada antes que o fluxo ocorra. O treinamento linear, além de ser fluxo-independente, possibilita uma melhor relação de tempo inspiratório e expiratório, pois o aumento da velocidade de contração muscular inspiratória necessária para superar a carga imposta leva a uma diminuição do tempo inspiratório e, consequentemente, a um aumento do tempo expiratório (tempo de relaxamento da musculatura inspiratória).[25]

Efeitos do treinamento muscular respiratório (TMR)

Diversos estudos foram realizados nos últimos anos com o objetivo de avaliar a eficácia do treinamento respiratório. Os efeitos são controversos, independentemente da estratégia de treinamento, e podem ser influenciados pelas métodos de avaliação dos resultados e pela qualidade metodológica dos estudos.[11,26]

Dentre os efeitos observados podemos destacar:

- aumento da força da musculatura inspiratória;[25]
- diminuição da dispneia;[25]
- aumento da proporção de fibras tipo I (38%) e do tamanho de fibras tipo II (21%) de músculos intercostais externos;[10]
- aumento da tolerância ao exercício de alta intensidade em indivíduos saudáveis;[17]
- melhora da qualidade de vida em indivíduos com DPOC;[27-29]
- aumento da capacidade funcional em indivíduos com DPOC.[27]

Quando associado ao treinamento geral, observou-se a melhora da *endurance* em indivíduos saudáveis[30] e em indivíduos com fraqueza muscular.[31]

A melhora da força muscular e/ou *endurance* não foi relacionada com a função pulmonar, força muscular inspiratória e pressão arterial de gás carbônico anteriores ao treinamento.[25] Não foram observadas alterações nos parâmetros de função pulmonar em decorrência do TMR.[31,32]

O aumento da capacidade funcional é controverso, pois em alguns estudos não se observou variação na distância caminhada nos testes de 6 ou 12 minutos. Pode ser que a *performance* muscular não tenha sido o fator limitante da capacidade ao exercício, assim como pode ser que a presença de outros fatores fisiológicos, como a fraqueza muscular periférica e limitações na extração de oxigênio, possa ter interferido nos resultados.[25]

Atualmente, considera-se o treinamento respiratório específico uma estratégia importante dentro do programa de reabilitação pulmonar direcionado aos pacientes com DPOC que apresentam diminuição da força muscular respiratória.[11,13,25] Nos indivíduos com ICC, o TMR tem sido proposto como estratégia complementar nos programas de reabilitação cardíaca,[24,33] ou ainda como alternativa aos indivíduos com importante descondicionamento cardiorrespiratório ou no período de transição para o condicionamento geral.[34] Entretanto, não há consenso sobre sua utilização em indivíduos com doenças neuromusculares.[4] Estudos recentes isolados têm mostrado o efeito do TMR em indivíduos com sequela de acidente vascular encefálico após treinamento domiciliar durante 8 semanas, 5 vezes por semana, 30 minutos diários.[35] Em indivíduos com miastenia gravis, o TMR foi combinado com respiração diafragmática e freno-labial, totalizando 30 minutos, 3 vezes por semana, durante 8 semanas.[36]

TMR como auxiliar no desmame

A dependência da ventilação mecânica (VM) prolongada, após resolução da fase aguda de uma doença, é um problema importante encontrado em pacientes internados em uma Unidade de Terapia Intensiva. A fraqueza muscular respiratória está frequentemente relacionada ao insucesso no desmame.[37] Essa disfunção dos músculos respiratórios pode estar relacionada à atrofia pelo desuso durante a VM, aos distúrbios metabólicos, às polineuropatias do doente crítico e/ou à desnutrição.[38,39]

Algumas estratégias de treinamento são propostas, porém, os estudos são escassos, utilizam pequeno número de pacientes em suas amostras e, dessa forma, os resultados, apesar de positivos, são questionados.[6,40-44] Estes estudos foram desenvolvidos utilizando principalmente o treinamento de *endurance*.

O treinamento de força é frequentemente realizado com 3 a 4 séries de 6 a 8 repetições e intensidade entre 30 e 50% da PImáx (ou de acordo com escalas de percepção de esforço)[37,45] e 1 vez ao dia, em geral utilizando o dispositivo comercial Threshold® (Figura 18.4). Os testes de respiração espontânea com tubo T podem ser realizados diariamente, de maneira sistemática[45] ou de acordo com a tolerância do paciente.[37] Resultados positivos foram observados em relação ao aumento da carga utilizada durante o TMR, aumento progressivo do tempo de respiração espontânea com o tubo T e aumento da força muscular.

Essa abordagem pode preparar os músculos para o trabalho necessário durante a respiração espontânea de uma maneira mais adequada que outras técnicas de desmame tradicionais, o que pode ser justificado da seguinte forma:

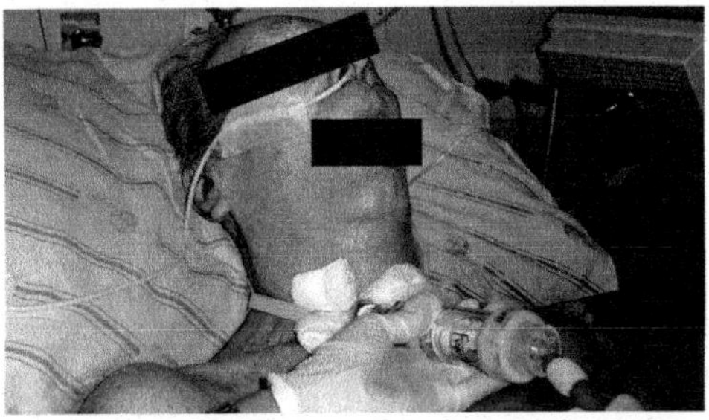

Figura 18.4 Paciente no leito da Unidade de Terapia Intensiva realizando treinamento respiratório muscular com Threshold®.

- assim como os demais músculos esqueléticos, os músculos respiratórios se enfraquecem com o desuso. Os métodos tradicionais de desmame, como as alterações dos modos de VM para fornecer descanso muscular, diminuição da pressão de suporte e respirações espontâneas pelo tubo T podem não fornecer um estímulo de treinamento adequado para melhorar a força muscular inspiratória;[37]
- uma intensidade moderada de treinamento pode recrutar um número maior de fibras e, consequentemente, um grande número delas será treinado, o que facilitará a realização de atividades com cargas menores, reduzindo a possibilidade de fadiga;[10]
- a carga de treinamento pode também induzir mudanças intracelulares no diafragma, tais como aumento da densidade mitocondrial, aumento de estoques de substrato de lipídio e glicogênio e aumento da densidade capilar;[10]
- observa-se, em alguns pacientes, insucesso nas tentativas de desmame baseadas na percepção de dificuldade em manter o esforço de uma respiração espontânea em períodos prolongados, a despeito de um volume minuto e níveis de gases sanguíneos adequados;[37]
- a percepção do esforço respiratório é inversamente proporcional à força muscular. O treinamento de força reduz a percepção do esforço respiratório durante a respiração espontânea.[37]

Não existem critérios bem estabelecidos para a seleção de pacientes, assim como para definir qual o melhor protocolo de treinamento. Contudo, devemos compreender a etiologia da disfunção muscular respiratória que contribui para a falência do desmame. A intensidade da carga é um fator muito importante a ser considerado com o objetivo de evitarmos injúria muscular.[10] Estudos controlados são necessários para confirmar o benefício do TMR em pacientes com dificuldade no desmame.

Pontos-chave

- O TMR é um recurso a ser utilizado em situações clínicas em que a fraqueza da musculatura respiratória é identificada.
- Não está claramente definido o papel do TMR na prevenção da redução da força da musculatura respiratória, frequentemente encontrada em diversas doenças respiratórias, cardíacas e neuromusculares ou mesmo no processo fisiológico de envelhecimento.
- São necessários mais estudos para identificar o papel do treinamento muscular respiratório como auxiliar no desmame da ventilação mecânica.

Referências Bibliográficas

1. Mancini DM et al. Benefit of selective respiratory muscle training on exercise capacity in patients with chronic congestive heart failure. Circulation 1995; 91(2): 320-9.
2. Ramirez-Sarmiento A et al. Inspiratory muscle training in patients with chronic obstructive pulmonary disease: structural adaptation and physiologic outcomes. Am J Respir Crit Care Med 2002; 166(11): 1491-7.
3. Meyer FJ et al. Respiratory muscle dysfunction in congestive heart failure: clinical correlation and prognostic significance. Circulation 2001; 103(17): 2153-8.
4. Dall'Ago P et al. Inspiratory muscle training in patients with heart failure and inspiratory muscle weakness: a randomized trial. J Am Coll Cardiol 2006; 47: 757-63.
5. Ribeiro JP et al. Respiratory muscle function and exercise intolerance in heart failure. Curr Heart Fail Rep 2009; 6(2): 95-101.
6. Gosselink R et al. Impacto f inspirator muscle training in patients with COPD: what is the evidence? Eur Respir J 2011; 37(2): 416-25.
7. Koessler W et al. 2 Years' experience with inspiratory muscle training in patients with neuromuscular disorders. Chest 2001; 120(3): 765-9.

8. Sapienza CM. Respiratory muscle strength training applications. Curr Opin Otolaryngol Head Neck Surg 2008; 16(3): 216-20.
9. Oliveira LC et al. Treinamento dos músculos respiratórios associado a exercícios de recondicionamento geral em pacientes com doença pulmonar obstrutiva crônica. Revista Brasileira de Fisioterapia 1999; 3(2): 61-7.
10. Reid WD, Samrai B. Respiratory muscle training for patients with chronic obstructive pulmonary disease. Phys Ther 1995; 75(11): 996-1005.
11. Pulmonary rehabilitation: joint ACCP/AACVPR evidence-based guidelines. ACCP/AACVPR Pulmonary Rehabilitation Guidelines Panel. American College of Chest Physicians. American Association of Cardiovascular and Pulmonary Rehabilitation. Chest 1997; 112(5): 1363-96.
12. Johnson PH et al. A randomized controlled trial of inspiratory muscle training in stable chronic heart failure. Eur Heart J 1998; 19(8): 1249-53.
13. Pulmonary rehabilitation-1999. American Thoracic Society. Am J Respir Crit Care Med 1999; 159(5 Pt 1): 1666-82.
14. Sturdy G et al. Feasibility of high-intensity, interval-based respiratory muscle training in COPD. Chest 2003; 123(1): 142-50.
15. Eastwood PR et al. The effects of learning on the ventilatory responses to inspiratory threshold loading. Am J Respir Crit Care Med 1998; 158(4): 1190-6.
16. Scherer TA et al. Respiratory muscle endurance training in chronic obstructive pulmonary disease: impact on exercise capacity, dyspnea, and quality of life. Am J Respir Crit Care Med 2000; 162(5): 1709-14.
17. Powers SK et al. Exercise training-induced changes in respiratory muscles. Sports Med 1997; 24(2): 120-31.
18. Wojciechowski WV. Incentive spirometers, secretion evacuation devices, and inspiratory muscle training devices. In: Barnes G. Core text book. New York: McGraw Hill, 1994. p.499-522.
19. Johnson PH et al. Evaluation of the THRESHOLD trainer for inspiratory muscle endurance training: comparison with the weighted plunger method. Eur Respir J 1996; 9(12): 2681-4.
20. Gosselink R et al. Reliability of a commercially available threshold loading device in healthy subjects and in patients with chronic obstructive pulmonary disease. Thorax 1996; 51(6): 601-5.
21. Langer D et al. Measurement validity of an electronic inspiratory loading device during a loaded breathing task in patients with COPD. Respir Med 2013; 107(4): 633-5.
22. Lisboa C et al. Inspiratory muscle training in chronic airflow limitation: comparison of two different training loads with a threshold device. Eur Respir J 1994; 7(7): 1266-74.

23. Preusser BA et al. High- vs low-intensity inspiratory muscle interval training in patients with COPD. Chest 1994; 106(1): 110-7.
24. Plentz RD et al. Inspiratory muscle training in patients with heart failure: meta-analysis of randomized trials. Arq Bras Cardiol 2012; 99(2): 762-71.
25. Lotters F et al. Effects of controlled inspiratory muscle training in patients with COPD: a meta-analysis. Eur Respir J 2002; 20(3): 570-76.
26. Lacasse Y et al. The components of a respiratory rehabilitation program: a systematic overview. Chest 1997; 111(4): 1077-88.
27. Sanchez RH et al. Inspiratory muscle training in patients with COPD: effect on dyspnea, exercise performance, and quality of life. Chest 2001; 120(3): 748-56.
28. Goldstein RS et al. Randomised controlled trial of respiratory rehabilitation. Lancet 1994; 344(8934): 1394-7.
29. Wijkstra PJ et al. Long term benefits of rehabilitation at home on quality of life and exercise tolerance in patients with chronic obstructive pulmonary disease. Thorax 1995; 50(8): 824-8.
30. Sheel AW. Respiratory muscle training in healthy individuals: physiological rationale and implications for exercise performance. Sports Med 2002; 32(9): 567-81.
31. Dekhuijzen PN et al. Target-flow inspiratory muscle training during pulmonary rehabilitation in patients with COPD. Chest 1991; 99(1): 128-33.
32. Harver A et al. Targeted inspiratory muscle training improves respiratory muscle function and reduces dyspnea in patients with chronic obstructive pulmonary disease. Ann Intern Med 1989; 111(2): 117-24.
33. Winkelmann ER et al. Addition of IMT to aerobic training improves cardiorespiratory responses to exercise in patients with HF and inspiratory muscle weakness. Am Heart J 2009; 158: 768e2-768e7.
34. Smart NA, Giallauria F, Dieberg G. Efficacy of inspiratory muscle training in chronic heart failure patients: A systematic review and meta-analysis. Int J Cardiol 2013 Aug 20; 167(4): 1502-7.
35. Britto RR et al. Inspiratory muscular training in chronic stroke survivors: a randomized controlled trial. Arch Phys Med Rehabil 2011; 92(2): 184-90.
36. Fregonezi GA et al. Effects of 8-week, interval-based inspiratory muscle training and breathing retraining in patients with generalized myasthenia gravis. Chest 2005; 128(3): 1524-30.
37. Martin AD et al. Use of inspiratory muscle strength training to facilitate ventilator weaning: a series of 10 consecutive patients. Chest 2002; 122(1): 192-6.
38. Arora NS, Rochester DF. Respiratory muscle strength and maximal voluntary ventilation in undernourished patients. Am Rev Respir Dis 1982; 126(1): 5-8.
39. Hund E. Myopathy in critically ill patients. Crit Care Med 1999; 27(11): 2544-7.

40. Abelson K, Brewer K. Inspiratory muscle training in the mechanically ventilated patients. Physiotherapy Canada 1987; 39: 305-7.
41. Aldrich TK, Karpel JP. Inspiratory muscle resistive training in respiratory failure. Am Rev Respir Dis 1985; 131(3): 461-2.
42. Aldrich TK et al. Weaning from mechanical ventilation: adjunctive use of inspiratory muscle resistive training. Crit Care Med 1989; 17(2): 143-7.
43. Belman MJ. Respiratory failure treated by ventilatory muscle training (VMT). A report of two cases. Eur J Respir Dis 1981; 62(6): 391-5.
44. Decramer M et al. Relationship between diaphragm length and abdominal dimensions. J Appl Physiol 1986; 61(5): 1815-20.
45. Sprague SS, Hopkins PD. Use of inspiratory strength training to wean six patients who were ventilator-dependent. Phys Ther 2003; 83(2): 171-81.

2

Capítulo 19

CONDICIONAMENTO FÍSICO GERAL

Roberta Berbert Lopes

Raquel Rodrigues Britto

Danielle Soares Rocha Vieira

SUMÁRIO

Introdução

O condicionamento físico geral é um importante tópico do programa de reabilitação pulmonar de pacientes com pneumopatias crônicas, principalmente a doença pulmonar obstrutiva crônica (DPOC), pois a disfunção muscular esquelética, representada pela fraqueza ou pela atrofia muscular, é um dos acometimentos sistêmicos da DPOC.

Nos pacientes com DPOC, a fraqueza da musculatura ventilatória e/ou a redução da *endurance* respiratória predispõem à limitação ao exercício e reduzem o consumo máximo de oxigênio ($\dot{V}O_2$ máximo). Além destas alterações musculares, outras, como o aumento da resistência das vias aéreas, o comprometimento da hematose, o estado nutricional inadequado e o comprometimento da função cardíaca, também limitam o exercício, causando aumento da sensibilidade para a dispneia.[1-4] Com isso, cria-se um ciclo vicioso entre inatividade física e descondicionamento, maior disfunção muscular esquelética geral e respiratória, com maior intolerância ao exercício em grande parte dos pacientes.[5]

Portanto, a disfunção muscular é claramente um fator prognóstico negativo. O potencial para uma reversibilidade, pelo menos parcial, é um importante determinante dos ganhos fisiológicos alcançados com o programa de reabilitação pulmonar.[5]

A reabilitação pulmonar é um programa multidisciplinar de atenção ao paciente com distúrbios respiratórios crônicos que, embora muitas vezes seja desenvolvido em grupos, é planejado individualmente para aperfeiçoar o desempenho físico e social, assim como a autonomia.[6] Trata-se de um processo abrangente constituído por exercícios de treinamento ou condicionamento, educação, intervenção psicossocial e avaliação de resultados.[6] Todos esses componentes são extremamente importantes e não devem ser aplicados independentemente.

O treinamento físico tem sido o componente mais utilizado nos programas de reabilitação pulmonar e, considerando o propósito deste livro, o objetivo deste capítulo é abordar os aspectos relacionados ao condicionamento geral, que na maioria dos serviços fica sob a responsabilidade dos fisioterapeutas. Isto não significa que os fisioterapeutas não devam contribuir com o restante da equipe nos demais componentes do programa.

Princípios da prescrição de exercícios

Várias associações propõem diretrizes para a prescrição de exercícios para indivíduos com DPOC. Dentre elas, a American College of Sports Medicine (ACSM)[6] recomenda o condicionamento físico para indivíduos com DPOC leve, moderada e grave por meio da participação em programas de exercícios aeróbicos, de resistência, de flexibilidade e musculares.

O treinamento com exercícios baseia-se nos princípios gerais de fisiologia do exercício: sobrecarga, especificidade e reversibilidade.

A definição do programa de exercícios deve ser precedida de uma avaliação individual da capacidade funcional acompanhada de avaliação da tolerância subjetiva aos exercícios, utilizando-se, por exemplo, a Escala de Borg modificada[7] (Tabela 19.1 – Escala de Borg de 10 pontos). Vários testes podem ser utilizados para avaliar a capacidade funcional e orientar a prescrição de exercícios, dentre eles os testes incrementais em esteira ou bicicleta, o teste de caminhada de 6 minutos e o *shuttle test* (descritos em outros capítulos deste livro), entre outros.[8] Mesmo que um teste padrão ouro, como o teste de esforço cardiometabólico, esteja disponível, é importante que o fisioterapeuta utilize um teste para seu parâmetro de acompanhamento durante o programa.

Tabela 19.1 Escala de Borg modificada.

Categoria-Índice	
0	Nenhum
0,5	Muito, muito fraco (apenas observável)
1	Muito fraco
2	Fraco (leve)
3	Moderado
4	Pouco forte
5	Forte (pesado)
6	
7	Muito forte
8	
9	Muito, muito forte (quase máximo)
10	Máximo

Modificado de: Borg G. Psycological bases of perceived exertions. Medical and Science in Sport and Exercise 1982; 14: 380.

A ACSM orienta que o protocolo de prescrição deve ser individualizado e definido de forma criteriosa e necessariamente deve conter parâmetros de intensidade (sobrecarga), duração, frequência e tipo de exercício.

O treinamento pode ser submáximo, abaixo do limiar anaeróbico, ou de alta intensidade, próxima ou no limiar anaeróbico. Revisões de literatura[9,10] mostram que ainda não está claro que tipo de intensidade produz melhores resultados. Estes estudos consideram não apenas as respostas fisiológicas, mas também a eficiência e a eficácia da intervenção, assim como o real impacto na melhoria da qualidade de vida destes indivíduos. O exercício de alta intensidade pode levar a adaptações fisiológicas, o que resulta em aumento do metabolismo aeróbico e da tolerância ao exercício, mas requer que o paciente com DPOC se exercite em um nível em que a dispneia resultante da limitação ventilatória frequentemente não o permite.[3,4,11,12] Portanto, exercícios de intensidades mais baixas (p. ex., menor que 60% da capacidade máxima) podem ser a única opção em determinados casos, apesar de resultarem em respostas fisiológicas mais discretas em relação aos de maior intensidade (p. ex., entre 60 e 90% da capacidade máxima).[9,10] Alguns estudos atribuem os benefícios de intensidades mais baixas aos efeitos psicológicos, uma vez que não se observam evidências de mudanças fisiológicas.[3,12]

Nos indivíduos com limitações predominantemente respiratórias, a monitorização da frequência cardíaca (FC) não se torna medida acurada da intensidade de exercício.[13] Dessa forma, muitos programas de reabilitação utilizam os sintomas respiratórios como fator limitante, mais do que as medidas fisiológicas. O uso de recursos que avaliam a percepção de esforço, como a Escala de Borg modificada,[7] ajuda na autopercepção do limite físico.[3,11] Para que o indivíduo tolere a prescrição, a intensidade de exercício deve ser inversamente proporcional à duração. Utilizando a Escala de Borg modificada como referência, seria conveniente manter um nível de treinamento em torno de 2 a 3 se a duração de exercício for maior (20 a 30 minutos). Se o treinamento for de curta duração (menor que 20 minutos), pode-se utilizar a Escala de Borg entre 4 e 6, o que indicará uma intensidade de leve a moderada.[13] Ainda não está claro se os escores de sintomas são confiáveis para o estabelecimento de uma prescrição de exercícios, contudo, a Escala de Borg tem sido usada em muitos estudos clínicos para guiar o incremento da carga de treinamento.[5,14]

A determinação da frequência depende da intensidade e da duração toleradas pelos pacientes. Aqueles que toleram intensidades moderadas e duração de até 30 minutos devem exercitar-se no mínimo 3 vezes por semana. Os que toleram intensidades mais leves e tempo menor que 30 minutos devem exercitar-se diariamente ou no mínimo 5 vezes por semana.[13] Portanto, os exercícios podem ser realizados com frequência semanal entre 3 e

5 vezes, com intensidade acima de 40 a 85% do $\dot{V}O_2$ de reserva (diferença entre o repouso e o $\dot{V}O_2$ pico), por mais de 20 minutos, continuamente ou intervalado.[5]

A duração total do programa deve ser de no mínimo 8 semanas, mas programas longos (mais de 6 meses) geralmente apresentam melhores resultados.[5]

Estudos sistemáticos para se determinar a duração mínima do programa, o tempo da sessão e o número de sessões por semana devem ser realizados, pois os estudos disponíveis variam consideravelmente nos parâmetros de prescrição do treinamento.[3,12,15]

Componentes da sessão

As sessões de exercícios físicos visando ao condicionamento são compostas geralmente pelas seguintes fases: aquecimento, treinamento e recuperação. Os exercícios aeróbicos, de treinamento de força muscular, equilíbrio e flexibilidade são divididos de acordo com a dinâmica, espaço físico e disponibildidade de equipamentos e equipe de cada serviço.

Durante toda a sessão, o paciente deverá ser monitorado por meio das medidas de FC, frequência respiratória (FR), oximetria de pulso, pressão arterial (PA) e pela Escala de Borg modificada. Uma fonte de oxigênio disponível é essencial e, em geral, é prescrita pelo médico assistente. Os valores considerados da saturação periférica da oxiemoglobina (SpO_2) para prescrição do oxigênio variam entre as sociedades, sendo igual ou menor que 88% pela ACSM[6] ou maior que 90% pela British Thoracic Society.[17] Em caso de queda da SpO_2 para níveis mais baixos que esses valores, a atividade deverá ser interrompida ou a intensidade reduzida até a estabilização da saturação, com o objetivo de manter a SpO_2 acima de 90%.

Na fase de aquecimento, devem ser incluídos exercícios com o objetivo de promover o aumento gradual da temperatura corporal e os ajustes cardiorrespiratórios necessários para a manutenção da oxigenação tecidual durante o exercício (conhecidos como exercícios calistênicos). Devem ser alternados exercícios de membros superiores (MMSS) e tronco, com exercícios de membros inferiores (MMII). Exercícios de resistência muscular periférica também são essenciais, pois otimizam o treinamento, principalmente nos pacientes com maior atrofia muscular.[16] O treino de resistência muscular segue o mesmo princípio que o utilizado em indivíduos saudáveis, ou seja: devem ser treinados os grandes grupos musculares envolvidos em atividades de vida diária (AVD), especialmente MMII e MMSS, tronco e abdome. Treinamentos do tipo agonista e antagonista também podem ser utilizados. É importante considerar o controle da fadiga por meio da Escala de Borg e o controle da respiração durante a realização dos exercícios: expirando durante a fase de trabalho e inspirando durante a fase de repouso. Como as musculaturas se adaptam ao treinamento, estímulos progressivos, baseados na resposta individual ao treinamento, são desejáveis.

Na fase de treinamento, deve-se respeitar os limites de intensidade predeterminados, conforme descrito anteriormente, a fim de viabilizar o condicionamento. Os períodos de descanso podem ser necessários, principalmente no início do programa, caracterizando um treino intervalar. Com a continuidade do treinamento, os intervalos para descanso serão progressivamente reduzidos e até mesmo deixarão de ser necessários. Nesta fase, devem ser incluídos exercícios de MMII e de MMSS, com ou sem o uso de ergômetros específicos.

A fase de recuperação é essencial para observar o retorno fisiológico às condições de repouso e em especial a ocorrência de efeitos indesejados do exercício, como o broncoespasmo. Nesta fase podem ser utilizados os exercícios de flexibilidade, estáticos ou balísticos, sustentando por 20 a 30 segundos com no mínimo 2 repetições.[18] Os exercícios de equilíbrio também são considerados importantes pela AACVPR, sendo esta necessidade maior em determinados pacientes. Nestes, deverá ser realizada uma avaliação minuciosa do equilíbro durante o desenvolvimento de AVD.

Treinamento dos membros inferiores

Os exercícios para MMII são os mais utilizados em programas de reabilitação pulmonar,[11,12] com evidências científicas disponíveis que suportam a sua recomendação.[11] Além disso, os pacientes com DPOC submetidos a um programa de treinamento de MMII melhoram as medidas de tolerância ao exercício sem evidência de efeitos adversos.[12]

Uma variedade de exercícios pode ser incluída nesse programa, como caminhada, bicicleta ergométrica, *step* ou esteira. A caminhada é a atividade mais empregada nos programas de reabilitação pulmonar.[2-4,12]

Treinamento dos membros superiores

Os pacientes com DPOC utilizam alguns músculos da cintura escapular durante a ventilação pulmonar, especialmente quando os MMSS encontram-se apoiados.[19] A elevação dos MMSS (não apoiados) aumenta o $\dot{V}O_2$

máximo e a produção de CO_2 (VCO_2) nesses pacientes, além de diminuir a participação dos músculos da cintura escapular na ventilação.[20]

Durante a realização das AVD, os pacientes com DPOC apresentam padrões respiratórios anormais.[21]

A habilidade dos pacientes de sustentar o exercício de MMSS é determinada não só pela força e *endurance* dos músculos, mas também pela influência da posição dos braços na mecânica ventilatória.

Não há padronização quanto ao treinamento dos MMSS como parte do programa de reabilitação pulmonar. O tipo de exercício usado para treinar os pacientes com doenças respiratórias crônicas pode e deve ser variado, dependendo da avaliação inicial. É importante verificar as atividades específicas em que os pacientes têm dificuldades de trabalhar.

Dois tipos de exercícios para os MMSS merecem atenção:

- no cicloergômetro (apoiado, Figura 19.1);
- elevando pesos acima do nível dos ombros (não apoiado, Figura 19.2).

Alguns estudos sugerem que o treinamento de MMSS não apoiados deve ser realizado utilizando exercícios de elevação de pesos graduados (halteres)[11,22-25] e a resposta monitorada por sinais de fadiga e dispneia.[11] Dois movimentos em diagonal são utilizados: (1) com o braço em extensão ao longo do corpo, faz-se um movimento a partir do trocanter maior do fêmur homolateral em direção ao ombro contralateral (Figura 19.2A); (2) com o braço em adução, faz-se um movimento a partir da crista ilíaca contralateral realizando uma abdução com o braço estendido (Figura 19.2B). Ries et al.[26] inferem que esses exercícios simulem com maior fidelidade as AVD, tendo em vista que os músculos e as articulações trabalham habitualmente em diagonal.

Sugere-se, ainda, a realização dos exercícios de MMSS com faixa ou tubo elástico de resistência variada, de acordo com a tolerância do paciente (Figura 19.3).[24,27]

Criner e Celli (1988)[19] demonstraram que o exercício com os MMSS não apoiados está associado a maiores alterações respiratórias quando comparado aos exercícios realizados com MMSS apoiados. A maior parte da carga ventilatória durante os exercícios com MMSS não apoiados é realizada pelo diafragma. Portanto, em decorrência desta demanda adicional, o treinamento com exercícios de MMSS não apoiados revela, em geral, melhores resultados quando comparado à utilização do cicloergômetro, pois aumenta a capacidade de trabalho, reduz o $\dot{V}O_2$ máximo para um mesmo nível de trabalho e diminui a demanda metabólica e ventilatória.[28,29]

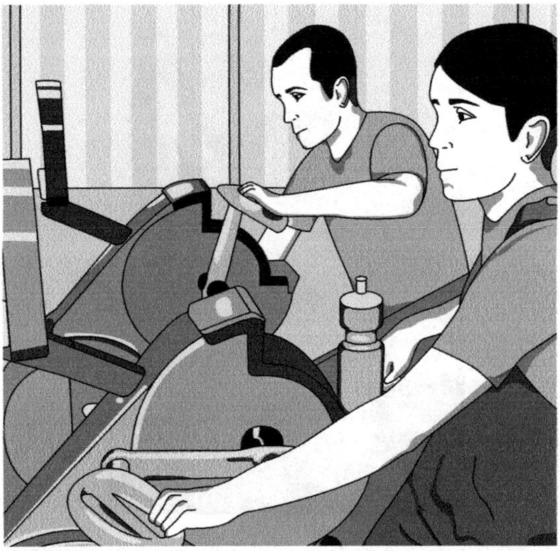

Figura 19.1 Ilustração dos exercícios de membros superiores no cicloergômetro.

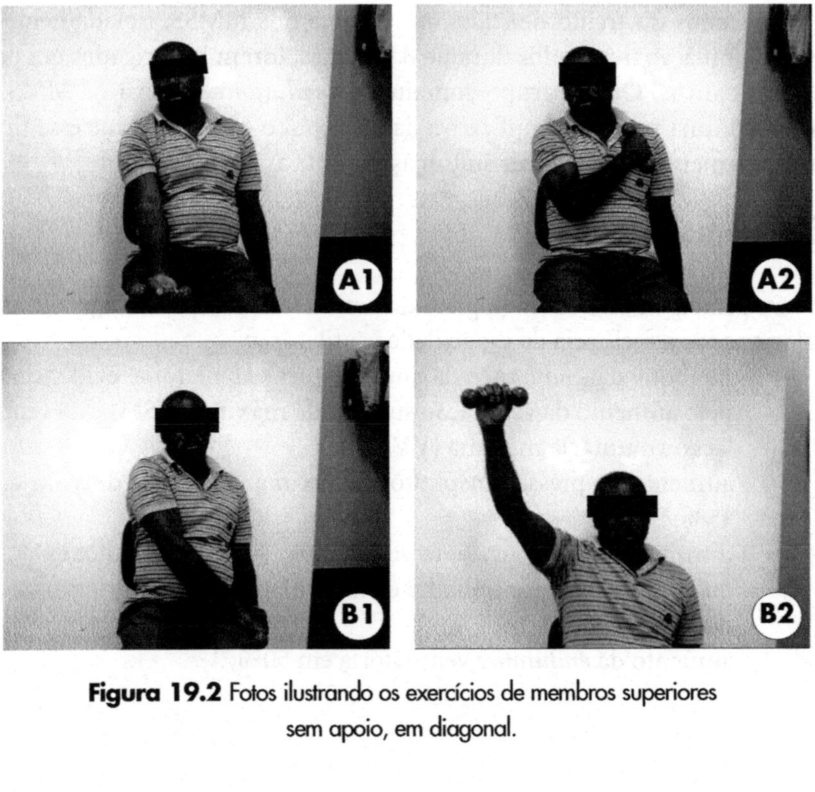

Figura 19.2 Fotos ilustrando os exercícios de membros superiores sem apoio, em diagonal.

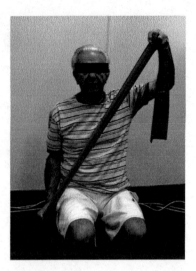

Figura 19.3 Foto ilustrando exercícios de membros superiores não apoiados com utilização de faixa elástica.

Os efeitos do treino de *endurance* e força dos MMSS, isoladamente e em combinação, realizados durante 8 semanas, foram investigados em pacientes com DPOC. O grupo combinado (*endurance* + força de MMSS) mostrou uma redução significativa da dispneia, o que revela que esse tipo de treinamento pode reduzir sintomas durante as AVD.[30]

Efeitos fisiológicos

Os principais efeitos fisiológicos do condicionamento físico geral estão relacionados à melhoria da capacidade ventilatória:

- melhora da *endurance* da musculatura ventilatória evidenciada pelo aumento da ventilação sustentada máxima (VSM) e da ventilação voluntária máxima (VVM);[31,32]
- aumento da pressão inspiratória máxima (PImáx) e da VSM em 15%;[32]
- diminuição do equivalente ventilatório (volume minuto/$\dot{V}O_2$), o que significa menor trabalho da musculatura respiratória para um dado exercício;[33,34]
- aumento da *endurance* ventilatória em 50%;[35]

- aumento do tempo de *endurance*, da carga máxima de trabalho[36,37] e da distância percorrida no teste de caminhada de 10 a 25%;[22,38]
- melhora do desempenho da musculatura periférica e da qualidade de vida.[25]

O estudo de Mercken et al.[39] indicou um possível efeito biológico dos exercícios físicos em indivíduos com DPOC: menor estresse oxidativo sistêmico e pulmonar induzido pelo exercício após 8 semanas de um programa de exercícios físicos.

Os benefícios psicológicos incluem aumento na motivação e perda do medo da atividade física, efeito antidepressivo e dessensibilização da dispneia.

O treinamento dos MMSS isolado é menos efetivo que o treinamento dos MMII para melhorar a função geral,[40,41] porém, quando associados, há um aumento considerável da capacidade funcional.

O condicionamento geral, componente essencial dos programas de reabilitação pulmonar, produz efeitos benéficos não apenas no desempenho global, mas também no desempenho da musculatura respiratória, o que contribui para a melhora funcional de pacientes com disfunções respiratórias crônicas.

Finalizando, vale ressaltar que a intensidade ideal ainda não está bem estabelecida na literatura, devendo ser definida de acordo com a duração do exercício e a tolerância do paciente. Melhores resultados são obtidos com a utilização conjunta do condicionamento físico geral e do treinamento das musculaturas respiratórias.

As recomendações gerais das principais sociedades de reabilitação pulmonar[6,16,42,43] encontram-se sumarizadas na Tabela 19.2.

Pontos-chave

- O condicionamento geral é um componente essencial dos programas de reabilitação pulmonar.
- Os princípios (sobrecarga, especificidade e reversibilidade) e os parâmetros (frequência, duração e intensidade) de prescrição de exercício devem ser considerados.
- A associação de exercícios de MMSS e MMII produz melhores resultados no desempenho funcional de pneumopatas crônicos.

Tabela 19.2 Síntese das recomendações das principais sociedades.

ACSM[6]	AACVPR[11]	ATS/ERS[16]	GOLD[43]
Recomendações gerais			
Usa os parâmetros FIDT	Usa MMSS e MMII em conjunto, direcionando para os mais utilizados nas AVD	Usa MMSS e MMII em ergômetros, pesos livres ou faixas elásticas	NI
Frequência			
> 3 a 5 dias/semana de exercício contínuo ou intermitente	3 a 5 dias/semana	3 dias/semana	3 a 7 dias/semana
Duração			
20 a 60 min/dia	20 a 90 min/sessão No início com repousos mais frequentes	> 30 minutos Pode ser intervalar	10 a 45 min/sessão
Intensidade			
DPOC leve: moderada (5 a 6) ou vigorosa (7 a 8) pela Escala de Borg DPOC moderada-grave: 60 a 80% do pico de trabalho ou 3 a 5 na Escala de Borg	Alta: 60 a 80% do pico de trabalho Intervalado se preciso Basear-se em metas de atividade do paciente Predefinido em MET ou com base em Escala de Borg (ou dispneia)	60% da carga de trabalho pico Sensação de esforço entre 4 e 6 (Escala de Borg) MET predefinido	50% do $\dot{V}O_2$ pico ao máximo tolerado ou 60 a 80% da capacidade de exercício máxima
Tipo de treino aeróbico			
Caminhada (preferencialmente) ou cicloergômetro	Caminhada (esteira, com ou sem apoio), cicloergômetro, ergômetro de braço, escadas, natação, dança Enfatiza o aquecimento e a recuperação	Caminhada (ou esteira) ou cicloergômetro	Caminhada (contínua ou intervalar)

(continua)

Tabela 19.2 Síntese das recomendações das principais sociedades (*continuação*).

ACSM[6]	AACVPR[11]	ATS/ERS[16]	GOLD[43]
Treinamento de força muscular			
Treino de cada grupo muscular com 2 a 4 séries com intervalos de 2 a 3 minutos entre elas, 2 a 3 x/semana, com ao menos 48 horas de intervalo Intensidade: 60 a 80% de 1RM para força ou 15 a 25 repetições a ≥ 50% de 1 RM para *endurance* Mais limitados: 10 a 15 repetições em um nível de esforço 5 a 6 na Escala de Borg	Uso de halteres e caneleiras, aparelhos de musculação, faixas elásticas e peso do corpo Intensidade: inicia-se com baixa resistência e alto n° de repetições para melhorar a *endurance* Em alguns casos específicos, alta resistência e baixo n° de repetições para melhorar a força	2 a 4 séries de 6 a 12 repetições a 50 a 85% de 1RM	NI
Flexibilidade, postura e equilíbrio			
Mínimo de 2 a 3 x/semana com os principais grupos musculares com ≥ 4 repetições por músculo Flexibilidade: estática, balística ou FNP	Treino de equilíbrio e alongamento para aumentar a amplitude de movimento, p. ex., ioga e alongamento coordenando com respiração	NI	NI

ACSM: American College of Sports Medicine; AACVPR: American Association of Cardiovascular and Pulmonary Rehabilitation; ATS: American Thoracic Society; ERS: European Respiratory Society; GOLD: Global Initiative for Chronic Obstructive Lung Disease; AVD: atividades de vida diária; NI: não informou; D: duração; DPOC: doença pulmonar obstrutiva crônica; F: frequência; FNP: facilitação neuromuscular proprioceptiva; I: intensidade; MET: unidade metabólica; T: tipo; MMII: membros inferiores; MMSS: membros superiores; RM: repetição máxima; $\dot{V}O_2$: consumo de oxigênio.

Referências Bibliográficas

1. Ambrosino N, Foglio K. Selection criteria for pulmonary rehabilitation. Respir Med 1996; 90(6): 317-22.
2. Berry MJ, Walschlager SA. Exercise training and chronic obstructive pulmonary disease: past and future research directions. J Cardiopulm Rehabil 1998; 18(3): 181-91.
3. Donner CF, Muir JF. Selection criteria and programmes for pulmonary rehabilitation in COPD patients. Rehabilitation and Chronic Care Scientific Group of the European Respiratory Society. Eur Respir J 1997; 10(3): 744-57.
4. Spruit MA et al. Resistance versus endurance training in patients with COPD and peripheral muscle weakness. Eur Respir J 2002; 19(6): 1072-8.
5. Troosters T et al. Pulmonary rehabilitation in chronic obstructive pulmonary disease. Am J Respir Crit Care Med 2005; 172(1): 19-38.
6. American College of Sports Medicine. Prescrição do exercício para outras populações clínicas. In: Diretrizes do ACSM para os testes de esforço e sua precrição. Rio de Janeiro: Guanabara Koogan, 2010. p. 52-182.
7. Borg GA. Psychophysical bases of perceived exertion. Med Sci Sports Exerc 1982; 14(5): 377-81.
8. Solway S et al. A qualitative systematic overview of the measurement properties of functional walk tests used in the cardiorespiratory domain. Chest 2001; 119(1): 256-70.
9. Datta D, Zuwallack R. High versus low intensity exercise training in pulmonary rehabilitation: is more better? Chron Respir Dis 2004; 1(3): 143-9.
10. Puhan MA et al. How should COPD patients exercise during respiratory rehabilitation? Comparison of exercise modalities and intensities to treat skeletal muscle dysfunction. Thorax 2005; 60(5): 367-75.
11. Ries AL et al. Pulmonary rehabilitation: Joint ACCP/AACVPR Evidence-Based Clinical Practice Guidelines. American College of Chest Physicians. American Association of Cardiovascular and Pulmonary Rehabilitation. Chest 2007; 131(5 Suppl): 4S-42S.
12. Singh SJ. Exercise training (b): aerobic exercise training in patients with COPD. In: Morgam M, Singh S. Practical pulmonary rehabilitation. London: Chapman & Hall, 1997. p.81-98.
13. Ludwick SK. Testes de exercícios e treinamento: disfunção cardiopulmonar primária. In: Frownfelter D, Dean E. Fisioterapia cardiopulmonar: princípios e prática. Rio de Janeiro: Revinter, 2004. p.327-32.
14. Horowitz MB et al. Dyspnea ratings for prescribing exercise intensity in patients with COPD. Chest 1996; 109(5): 1169-75.
15. Celli BR. Pulmonary rehabilitation in patients with COPD. Am J Respir Crit Care Med 1995; 152(3): 861-4.

16. Nici L et al. American Thoracic Society/European Respiratory Society statement on pulmonary rehabilitation. Am J Respir Crit Care Med 2006; 173(12): 1390-413.
17. BTS guidelines for the management of chronic obstructive pulmonary disease. The COPD Guidelines Group of the Standards of Care Committee of the BTS. Thorax 1997; 52(Suppl 5): S1-28.
18. Garvey C, Fullwood D, Rigler J. Pulmonary rehabilitation exercise prescription in chronic obstructive lung disease. Journal of Cardiopulmonary Rehabilitation and Prevention 2013. [Epub ahead of print]
19. Criner GJ, Celli BR. Effect of unsupported arm exercise on ventilatory muscle recruitment in patients with severe chronic airflow obstruction. Am Rev Respir Dis 1988; 138(4): 856-61.
20. Martinez FJ et al. Factors influencing ventilatory muscle recruitment in patients with chronic airflow obstruction. Am Rev Respir Dis 1990; 142(2): 276-82.
21. Celli BR et al. Dyssynchronous breathing during arm but not leg exercise in patients with chronic airflow obstruction. N Engl J Med 1986; 314(23): 1485-90.
22. Goldstein RS et al. Randomised controlled trial of respiratory rehabilitation. Lancet 1994; 344(8934): 1394-7.
23. Neder JA. Reabilitação pulmonar: fatores relacionados ao ganho aeróbico de pacientes com DPOC. J Pneumol 1997; 23(3): 115-23.
24. Reardon J et al. The effect of comprehensive outpatient pulmonary rehabilitation on dyspnea. Chest 1994; 105(4): 1046-52.
25. Simpson K et al. Randomised controlled trial of weightlifting exercise in patients with chronic airflow limitation. Thorax 1992; 47(2): 70-5.
26. Ries AL et al. Upper extremity exercise training in chronic obstructive pulmonary disease. Chest 1988; 93(4): 688-92.
27. Engstrom CP et al. Long-term effects of a pulmonary rehabilitation programme in outpatients with chronic obstructive pulmonary disease: a randomized controlled study. Scand J Rehabil Med 1999; 31(4): 207-13.
28. Couser JI Jr et al. Pulmonary rehabilitation that includes arm exercise reduces metabolic and ventilatory requirements for simple arm elevation. Chest 1993; 103(1): 37-41.
29. Martinez FJ et al. Supported arm exercise vs unsupported arm exercise in the rehabilitation of patients with severe chronic airflow obstruction. Chest 1993; 103(5): 1397-402.
30. McKeough ZJ, Bye PT, Alison JA. Arm exercise training in chronic obstructive pulmonary disease: A randomized controlled trial. Chron Respir Dis 2012; 9(3): 153-162.
31. O'Kroy JA, Coast JR. Effects of flow and resistive training on respiratory muscle endurance and strength. Respiration 1993; 60(5): 279-83.

32. Robinson EP, Kjeldgaard JM. Improvement in ventilatory muscle function with running. J Appl Physiol 1982; 52(6): 1400-6.
33. Niederman MS et al. Benefits of a multidisciplinary pulmonary rehabilitation program. Improvements are independent of lung function. Chest 1991; 99(4): 798-804.
34. Yerg JE et al. Effect of endurance exercise training on ventilatory function in older individuals. J Appl Physiol 1985; 58(3): 791-4.
35. Orenstein DM et al. Exercise conditioning and cardiopulmonary fitness in cystic fibrosis. The effects of a three-month supervised running program. Chest 1981; 80(4): 392-8.
36. Maltais F et al. Skeletal muscle adaptation to endurance training in patients with chronic obstructive pulmonary disease. Am J Respir Crit Care Med 1996; 154(2 Pt 1): 442-7.
37. Vallet G et al. Comparison of two training programmes in chronic airway limitation patients: standardized versus individualized protocols. Eur Respir J 1997; 10(1): 114-22.
38. O'Donnell DE et al. The impact of exercise reconditioning on breathlessness in severe chronic airflow limitation. Am J Respir Crit Care Med 1995; 152(6 Pt 1): 2005-13.
39. Mercken EM et al. Rehabilitation decreases exercise-induced oxidative stress in chronic obstructive pulmonary disease. Am J Respir Crit Care Med 2005; 172(8): 994-1001.
40. Lake FR et al. Upper-limb and lower-limb exercise training in patients with chronic airflow obstruction. Chest 1990; 97(5): 1077-82.
41. Ries AL et al. Effects of pulmonary rehabilitation on physiologic and psychosocial outcomes in patients with chronic obstructive pulmonary disease. Ann Intern Med 1995; 122(11): 823-32.
42. ZuWallack R, Crouch R. American Association of Cardiovascular and Pulmonary Rehabilitation Guidelines for pulmonary rehabilitation programs. 4th ed. Champaign: Human Kinetics, 2011.
43. Global Initiative for Chronic Obstructive Lung Disease. Global strategy for diagnosis, management, and prevention of COPD Update 2013. Disponível em: http://www.goldcopd.org/guidelines-global-strategy-for-diagnosis-management.html.

2

Capítulo 20

TÉCNICAS DE CONSERVAÇÃO DE ENERGIA

Marcelo Velloso

Fabiana Barroso Rocha Moreira

SUMÁRIO

Introdução

Pacientes com doença pulmonar obstrutiva crônica (DPOC) geralmente são menos ativos em sua vida diária quando comparados a indivíduos saudáveis da mesma faixa etária.[1] A literatura mostra que 78% desses pacientes apresentam dispneia para realizar atividades simples e rotineiras do dia a dia e que 55% deles necessitam de ajuda para realizá-las.[2]

Como a DPOC é uma doença progressiva e seus sintomas vão se acentuando com o passar do tempo, os pacientes inconscientemente vão reduzindo suas atividades na tentativa de reduzir ou minimizar o desconforto causado pela intensidade dos sintomas, o que acabará levando à redução da atividade física e, consequentemente, ao descondicionamento físico.[3,4]

Diante dos fatos relatados e de posse dos resultados de uma avaliação funcional realizada por meio de instrumentos válidos, citados em capítulo anterior deste livro (Capítulo 6), o fisioterapeuta poderá planejar sua intervenção na funcionalidade do paciente com pneumopatia crônica, levando em consideração suas principais limitações e suas expectativas.

Diversas formas de intervenção vêm sendo estudadas por vários pesquisadores[5-15] com a intenção de aumentar a capacidade funcional e a independência desses pacientes na realização de suas atividades de vida diária (AVD). No entanto, a intervenção deve ser sistematizada, o que implica organização por etapas, sempre considerando o grau de limitação funcional de cada paciente. Nesse sentido, as etapas que compõem as técnicas de conservação de energia, descritas por Ogden e Deveene,[16] são adequadas e, em conjunto, buscam abranger as necessidades e limitações dos pacientes, organizando em etapas as abordagens para aumentar a sua capacidade funcional. Essas técnicas devem ser seguidas por todos os profissionais de saúde envolvidos no acompanhamento do paciente, motivando sua utilização durante a realização de atividades que envolvem maior gasto energético e consequentemente maior demanda de oxigênio.

Definição

É um conjunto de procedimentos que visa a diminuir o gasto energético dos pacientes durante a realização de cada atividade, fazendo com que o paciente consiga realizar mais atividades no seu dia a dia.[16]

Descrição

Conforme citado anteriormente, a técnica é composta por um conjunto de procedimentos que serão descritos a seguir.

1. Treinamento da respiração diafragmática

A técnica de respiração diafragmática foi descrita com detalhes em capítulo anterior (Capítulo 15). Essa técnica, conforme descrita, deve ser treinada inicialmente em repouso para que o paciente tenha percepção dos movimentos respiratórios durante a inspiração e a expiração.

A seguir, a respiração diafragmática deve ser treinada durante a realização das tarefas. Esta etapa do treinamento é essencial e visa evitar que o paciente faça breves períodos de apneia durante a realização das atividades, principalmente aquelas que requerem maior atenção ou movimentos coordenados.

Outro ponto importante é treinar o uso da respiração diafragmática associada ao uso dos membros superiores, pois alguns estudos[17-20] mostram que o posicionamento desses membros durante atividades modifica a impedância dos músculos acessórios da respiração e do diafragma. Nesse sentido, o paciente deverá ser instruído a inspirar sempre que os membros superiores ainda estiverem em repouso e expirar durante a realização do movimento. O uso associado da técnica de freno-labial (também descrita anteriormente no Capítulo 15) contribuirá para reduzir a sensação de dispneia.

Recomenda-se avaliar as demandas individuais dos pacientes para atividades específicas, por exemplo, relacionadas a atividades profissionais ou recreacionais e observar o uso desta respiração nessas situações.

2. Treinamento de força e *endurance* dos membros superiores e inferiores

O treinamento de força e *endurance* dos membros superiores e inferiores visa ao aumento da tolerância ao trabalho. Este procedimento é adotado nos programas de reabilitação pulmonar, sendo considerado pela Global Initiative for Chronic Obstructive Lung Disease[21] a forma de tratamento não farmacológico mais indicada para pacientes com DPOC em fase estável, pois aumenta a capacidade de exercício; reduz a percepção de dispneia; reduz a ansiedade e a depressão associadas à DPOC; melhora a recuperação dos pacientes após períodos de hospitalização por exacerbação da doença e em conjunto estes efeitos aumentam a qualidade de vida (Evidência A).

O aumento da força e *endurance* dos braços contribuirá para a melhora da capacidade funcional global (Evidência B). Nesses programas os pacientes são submetidos a treinamento aeróbio em bicicleta ou esteira e exercício para fortalecimento dos membros superiores com o uso de halteres, faixas elásticas ou cicloergômetro com cargas para os membros superiores.

Os parâmetros de prescrição de intensidade, frequência e duração destes treinamentos foram detalhados no Capítulo 19 deste livro.

3. Programação das atividades diárias

Esta programação tem como objetivo ensinar o paciente a organizar as atividades que deverá desempenhar no seu dia a dia, levando em conta os níveis distintos de exigência física de cada atividade. Além disso, o paciente deverá ser treinado a realizar as atividades com redução do gasto energético necessário, por meio de posicionamento adequado, apoio dos braços sempre que possível e associando a respiração diafragmática conforme citado anteriormente.

O treinamento do uso desta técnica deve ser iniciado com atividades leves, lentas e que demandam menor gasto energético, e a seguir com atividades que demandam maior gasto energético e utilização dos membros superiores sem apoio, por exemplo:

- treinar atividades de higiene pessoal que podem ser realizadas em posição sentada e com apoio de membros superiores (escovar dentes, pentear cabelos, fazer a barba, lavar o rosto, maquiar-se – Figura 20.1);
- depois treinar atividades de higiene pessoal que podem ser realizadas em posição sentada, porém, sem apoio de membros superiores (depilar axilas e tomar banho);
- em seguida treinar atividades que deverão ser realizadas sem apoio de membros superiores e em posição ortostática (afazeres domésticos, por exemplo);
- treinar e dentro do possível planejar a realização de atividades específicas do dia a dia de cada paciente.

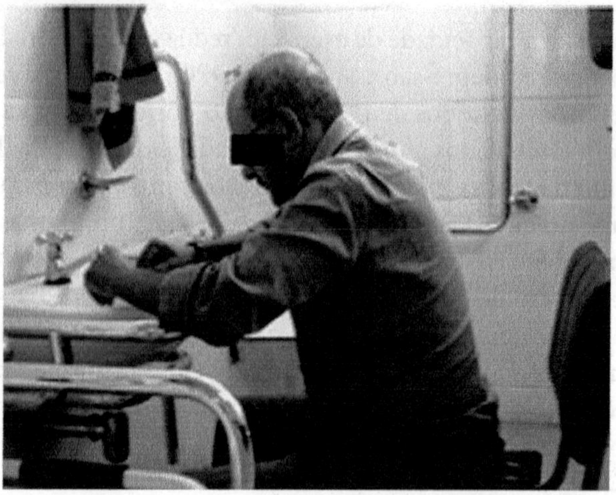

Figura 20.1 Realização de atividades de higiene pessoal em posição sentada com os membros superiores apoiados.

4. Facilitar a realização das tarefas

A realização de algumas tarefas pode ser simplificada por meio de adaptação do ambiente, por exemplo (Figura 20.2):

- elevação de vaso sanitário no banheiro;
- prescrição de barras de apoio e corrimão.

Outra forma de facilitar a realização das tarefas é fazendo uso de tecnologia assistiva, tais como (Figura 20.3):

- dispositivos de alcance para cozinha;
- calçadeira de cabo longo;
- pente com cabo longo;
- andadores com assento e cesta de bagagem.

5. Eliminar atividades desnecessárias

Algumas atividades podem ser substituídas com a utilização de recursos apropriados, por exemplo:

- enxugar louças: incentivar o uso de escorredor;
- secar-se após o banho: utilizar roupão felpado;
- amarrar sapatos: preferir calçados sem cadarços.

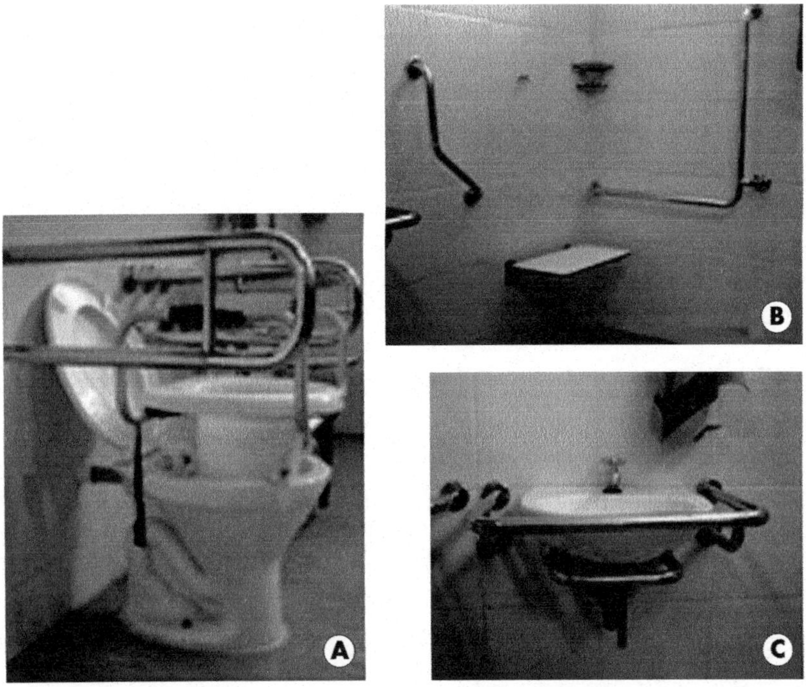

Figura 20.2 Equipamentos para adaptação de ambiente: (A) elevador de assento de vaso sanitário com as barras de apoio lateral; (B) modelo de box para banho com barras de apoio e cadeira de banho; (C) lavatório com barras de apoio.

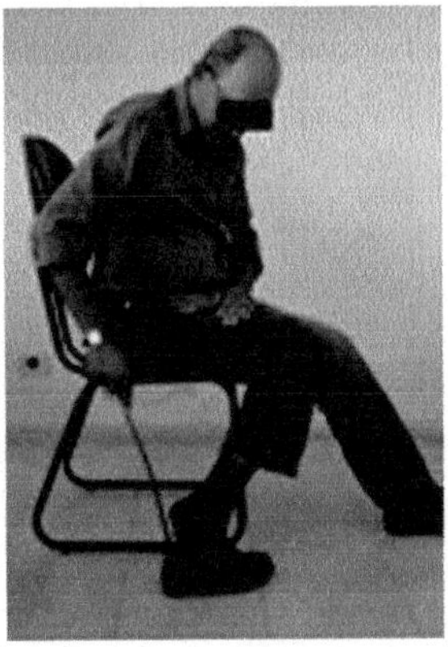

Figura 20.3 Recurso de tecnologia assistiva: mostra o uso de uma calçadeira com cabo longo.

6. Incentivo à solicitação de auxílio

Os pacientes devem ser orientados quanto à importância em solicitar auxílio de familiares, cuidadores ou outros, quando necessário. Alguns pacientes têm dificuldade de solicitar ou mesmo aceitar a ajuda de terceiros por sentirem-se dependentes. Entretanto, eles devem entender a importância desse auxílio em determinadas atividades ou momentos nos quais eles podem contar com outras pessoas, para que eles tenham condições de realizar outras sem auxílio ao longo do dia.

7. Planejamento de atividades ao longo da semana

Atividades profissionais, recreativas e afazeres domésticos deverão ser organizados e distribuídos ao longo da semana. O tempo deverá ser organizado, planejando o dia e a semana, considerando o tempo gasto na realização de cada atividade, a demanda energética e o tempo necessário para descanso entre elas. O uso de agendas deve ser incentivado.

8. Organização dos objetos no ambiente

O ambiente deve ser organizado de modo que os materiais a serem utilizados pelo paciente em seu autocuidado ou na realização das tarefas permaneçam em locais de fácil acesso. O ideal é o posicionamento destes objetos entre as cinturas escapular e pélvica, evitando a necessidade de grandes amplitudes de movimento de membros superiores sem sustentação, além da flexão de tronco ou agachamento.

Neste item é importante ressaltar que os objetos de maior uso devem estar posicionados entre a cintura pélvica e a escapular, os de uso ocasional entre a cintura pélvica e os joelhos ou entre a cintura escapular e a altura da cabeça. Os objetos de pouco uso podem ficar abaixo dos joelhos e acima da cabeça (Figura 20.4).

9. Orientação quanto às posturas mais adequadas na realização de cada tarefa

A demanda energética para realização das atividades varia muito em função da postura adotada. Adaptar a forma de realizar as atividades é uma maneira de conservar energia para realização de outras atividades.

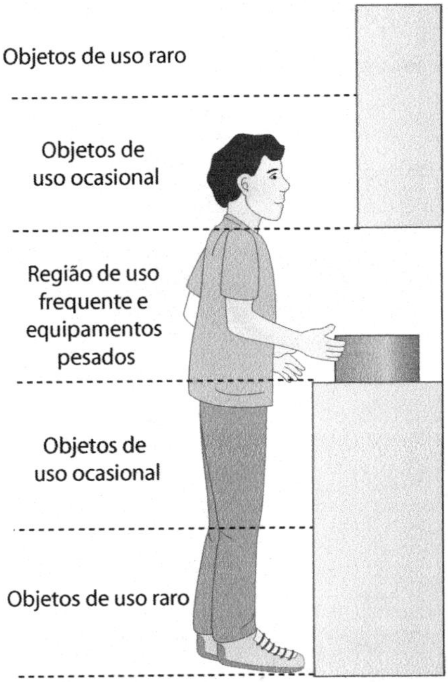

Figura 20.4 Organização do ambiente de acordo com o uso dos instrumentos.
Fonte: Adaptado de Mayer AF, Cardoso F, Velloso M, Ramos RR. Fisioterapia Respiratória In: Tarantino AF. Doenças pulmonares. 5ª ed. São Paulo: Guanabara Koogan, 2002. p. 547.

De maneira geral, quando o paciente tiver que utilizar os braços, ele deve fazê-lo, dentro do possível, com apoio em uma mesa, bancada ou mesmo no lavatório do banheiro. Outro cuidado é evitar a flexão do tronco para não dificultar a ação do diafragma pelo aumento da pressão abdominal. A Figura 20.5 ilustra algumas atividades realizadas com e sem a técnica de conservação de energia.

Benefícios e limitações

A utilização das técnicas de conservação de energia, segundo relato dos pacientes com DPOC, melhora o desempenho na realização das AVD, porém, na prática clínica verifica-se que existe uma grande dificuldade destes pacientes para mudar seu estilo de vida e se adaptar ao uso rotineiro destas técnicas no cotidiano. Apesar dessa dificuldade, as técnicas de conservação de energia devem ser ensinadas e treinadas, pois em momentos de exacerbação da doença ou de crises respiratórias elas serão muito importantes para o paciente manter sua independência funcional.

Um estudo realizado por Velloso et al.[14] comprovou que a simples mudança na postura e pequenas adaptações ambientais são capazes de reduzir

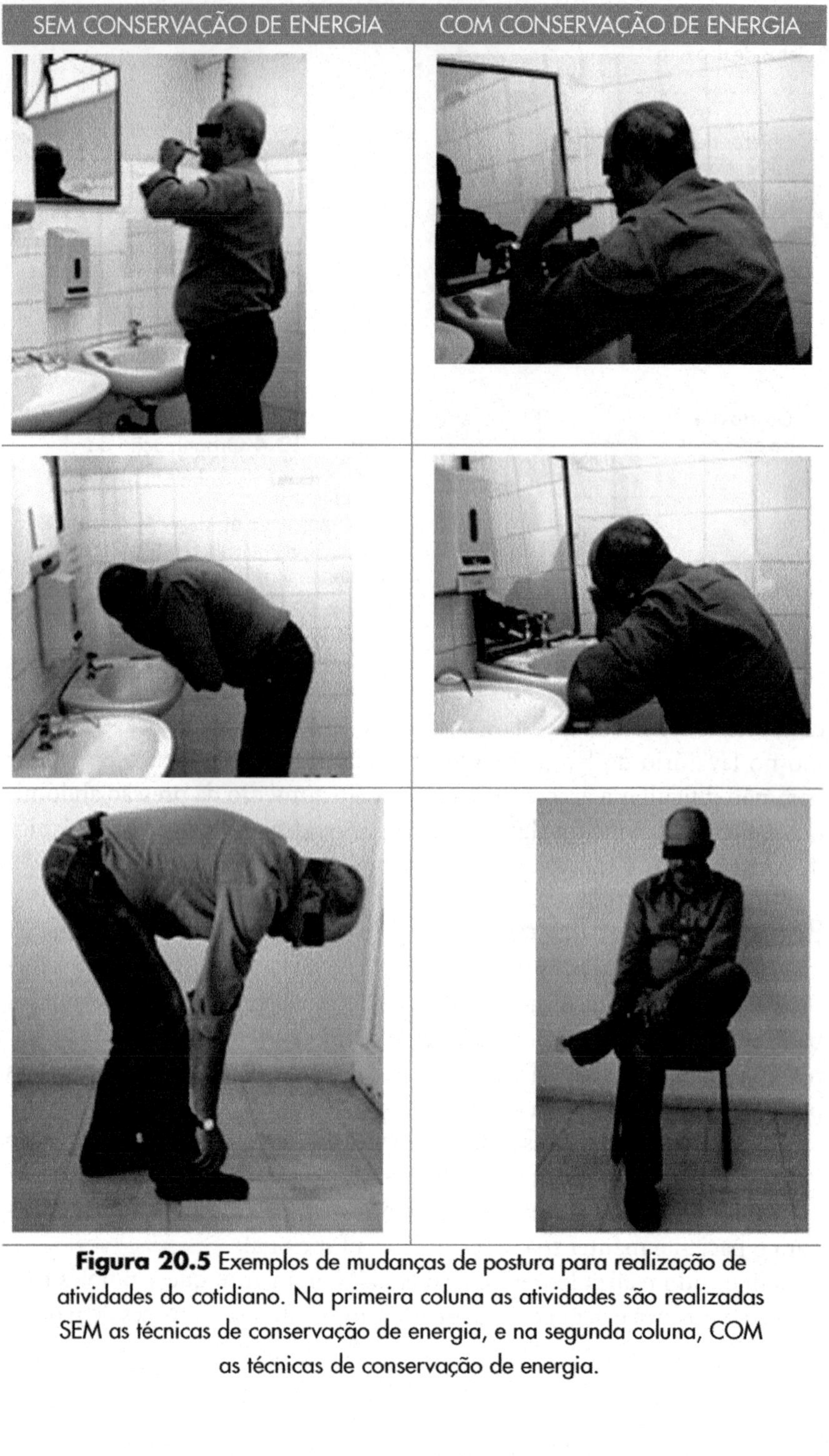

Figura 20.5 Exemplos de mudanças de postura para realização de atividades do cotidiano. Na primeira coluna as atividades são realizadas SEM as técnicas de conservação de energia, e na segunda coluna, COM as técnicas de conservação de energia.

o consumo de oxigênio (VO_2), a sensação de dispneia e a frequência cardíaca dos pacientes com DPOC, o que pode significar economia de energia para o aumento do número de atividades realizadas durante o dia.

Considerações finais

Atualmente, é preconizada em todos os programas de reabilitação pulmonar a utilização das técnicas de conservação de energia para diminuir a sensação de dispneia, prevenir, reduzir e retardar o aparecimento das disfunções durante a realização das AVD, aumentando a capacidade funcional dos pacientes, levando-os a ter uma vida funcional o mais independente possível e consequentemente aumentando sua participação social e melhorando sua qualidade de vida.

Esta abordagem vai de encontro com o modelo de função e incapacidade e sistema de classificação proposto pela Organização Mundial de Saúde, a Classificação Internacional de Funcionalidade, Incapacidade e Saúde (CIF).[22] Este modelo ressalta a importância da ampla abordagem do sujeito com foco maior na participação social dos indivíduos do que no agravo de saúde responsável pela redução da funcionalidade. É importante desenvolver habilidades individuais para executar determinadas tarefas com menor custo energético e reorganizar o ambiente onde estas atividades são realizadas.

O aspecto educativo desta abordagem é essencial e, para isso, o uso de cartilhas e vídeos pode contribuir para a educação e conscientização dos pacientes, cuidadores e familiares na utilização destes recursos.

Pontos-chave

- É possível reduzir a energia desperdiçada na realização de algumas atividades para viabilizar a realização de outras.
- O planejamento das atividades ao longo do dia e da semana é essencial.
- O levantamento das demandas deve ser individualizado.
- Existem vários recursos para adaptação dos ambientes que podem contribuir para a redução de gasto energético na realização das atividades.
- O paciente deve ser educado e conscientizado sobre a importância de utilização destas técnicas.

Referências Bibliográficas

1. Pitta F, Troosters T, Spruit MA, Probst VS, Decramer M, Gosselink R. Characteristics of physical activities in daily life in chronic obstructive pulmonary disease. Am J Respir Crit Care Med 2005 May; 171(9): 972-7.
2. Garrod R, Bestall JC, Paul EA, Wedzicha JA, Jones PW. Development and validation of a standardized measure of activity of daily living in patients with severe COPD: the London Chest Activity of Daily Living Scale (LCADL). Respir Med 2000 Jun; 94(6): 589-96.
3. Reardon JZ, Lareau SC, Zuwallack R. Functional status and quality of life in chronic obstructive pulmonary disease. Am J Med 2006 Oct; 119(10 Suppl 1): 327.
4. Lareau SC, Breslin EH, Meek PM. Functional status instruments: outcome measure in the evaluation of patients with chronic obstructive pulmonary disease. Heart Lung 1996 May-Jun; 25(3): 212-24.
5. Pasqua F, Biscione GL, Crigna G, Gargano R, Cardaci V, Ferri L, Cesario A, Clini E. Use of functional independence measure in rehabilitation of inpatients with respiratory failure. Respir Med 2009 Mar; 103(3): 471-6
6. Tangri S, Woolf CR. The breathing pattern in chronic obstructive lung disease during the performance of some common daily activities. Chest 1973 Jan; 63(1): 126-7.
7. Velloso M, Stella SG, Cendon S, Silva AC, Jardim JR. Metabolic and ventilatory parameters of four activities of daily living accomplished with arms in COPD patients. Chest 2003 Apr; 123(4): 1047-53.
8. Jeng C, Chang W, Wai PM, Chou CL. Comparison of oxygen consumption in performing daily activities between patients with chronic obstructive pulmonary disease and a healthy population. Heart Lung 2003 Mar-Apr; 32(2): 121-30.
9. Soguel Schenkel N, Burdet L, de Muralt B, Fitting JW. Oxygen saturation during daily activities in chronic obstructive pulmonary disease. Eur.Respir.J 1996 Dec; 9(12): 2584-9.
10. Probst VS, Troosters T, Coosemans I, Spruit MA, Pitta F de O, Decramer M, Decramer M, Gosselink R. Mechanisms of improvement in exercise capacity using a rollator in patients with COPD. Chest 2004 Oct; 126(4): 1102-7.
11. Skumlien S, Haave, Morland L, Bjørtuft O, Ryg MS. Gender differences in the performance of activities of daily living among patients with chronic obstructive pulmonary disease. Chron Respir Dis 2006; 3(3): 141-8.
12. Pitta F, Troosters T, Spruit MA, Decramer M, Gosselink R. Activity monitoring for assessment of physical activities in daily life in patients with chronic obstructive pulmonary disease. Arch Phys Med Rehabil 2005 Oct; 86(10): 1979-85.

13. Velloso M, Jardim JR. Funcionalidade do paciente com doença pulmonar obstrutiva crônica e técnicas de conservação de energia. J Bras Pneumol 2006; 32(6): 580-6.
14. Velloso M, Jardim JR. Study of energy expenditure during activities of daily living using and not using body position recommended by energy conservation techniques in patients with COPD. Chest 2006 Jul; 130(1):126-32.
15. Panka GFL, Oliveira MM, França DC, Parreira VF, Britto RR, Velloso M. Ventilatory and muscular assessment in healthy subjects during an activity of daily living with unsupported arm elevation. Rev Bras Fisioter 2010 Jul-Ago; 14(4): 337-44.
16. Ogden LD, Deveene C. COPD program guidelines for occupational therapists and other health professionals. In: O'Dell-Rossi P, Browning G, Barry J, et al. Occupational therapy in pulmonary rehabilitation. Laureu, Maryland: Ramsco Publ., 1985.
17. Celli BR, Criner G, RASSULO J. Ventilatory muscle recruitment during unsupported arm exercise in normal subjects. J Appl Physiol 1988 May; 64(5): 1936-41.
18. Celli BR, Rassuro J, Make BJ. Dyssynchronous breathing during arm but not leg exercise in patients with chronic airflow obstruction. N Engl J Med 1986 Jun; 314(23): 1485-90.
19. Couser JI Jr, Martinez FJ, Celli BR. Respiratory response and ventilatory muscle recruitment during arm elevation in normal subjects. Chest1992 Feb; 101(2): 336-40.
20. Celli BR. The clinical use of upper extremity exercise. Clin Chest Med 1994 Jun; 15(2): 339-49.
21. GOLD. Global Strategy for the Diagnosis, Management and Preventation of COPD. 2013. Disponível em: http://www.goldcopd.org/ Acesso em: maio/2013.
22. Organização Mundial de Saúde/Organização Panamericana de Saúde. CIF – Classificação Internacional de Funcionalidade, Incapacidade e Saúde. Universidade de São Paulo, 2003.

ÍNDICE REMISSIVO

R

S

T

V